D1922890

Oliver Kretz

Sobotta Malbuch

Oliver Kretz

Sobotta Malbuch

Mit 120 Abbildungen

2. Auflage

ELSEVIER
URBAN & FISCHER

URBAN & FISCHER München

Zuschriften und Kritik an:
Elsevier GmbH, Urban & Fischer Verlag, Hackerbrücke 6, 80335 München, E-Mail: medizinstudium@elsevier.de

Anschrift des Verfassers:
PD Dr. Oliver Kretz
Huber lab – Clinical Research Center Division
Department of Medicine
University Hospital Freiburg
Breisacher Str. 66
79106 Freiburg

Wichtiger Hinweis für den Benutzer
Die Erkenntnisse in der Medizin unterliegen laufendem Wandel durch Forschung und klinische Erfahrungen. Herausgeber und Autoren dieses Werkes haben große Sorgfalt darauf verwendet, dass die in diesem Werk gemachten Angaben dem derzeitigen Wissensstand entsprechen.

Bibliografische Information Der Deutschen Bibliothek
Die Deutsche Bibliothek verzeichnet diese Publikation in der Deutschen Nationalbibliografie; detaillierte bibliografische Daten sind im Internet unter http://www.d-nb.de abrufbar.

2. Auflage 2016

Der Urban & Fischer Verlag ist ein Imprint der Elsevier GmbH.

16 17 18 19 20 5 4 3 2 1

Um den Textfluss nicht zu stören, wurde bei Patienten und Berufsbezeichnungen die grammatikalisch maskuline Form gewählt. Selbstverständlich sind in diesen Fällen immer Frauen und Männer gemeint.

Planung: Benjamin Rempe
Lektorat und Projektmanagement: Dr. rer. nat. Andrea Beilmann
Druck und Bindung: Drukarnia Dimograf, Bielsko-Biala/Polen
Fotos/Zeichnungen: Holger Keller, Freiburg
Umschlaggestaltung: SpieszDesign, Neu-Ulm

ISBN 978-3-437-41427-5

Aktuelle Informationen finden Sie im Internet unter **www.elsevier.de** und **www.elsevier.com**

Vorwort

Eine genaue Kenntnis der makroskopischen Anatomie ist die Grundlage der Medizinerausbildung und die Voraussetzung für jede ärztliche Tätigkeit. Dies gilt für die körperliche Untersuchung des Patienten, die Beurteilung bildgebender Verfahren und selbstverständlich für jeden operativen Eingriff.

Für das Verständnis komplexer topographischer Zusammenhänge ist ein gutes räumliches Vorstellungsvermögungen notwendig. Daher lernt und begreift man im wörtlichen Sinne die Lagebeziehungen anatomischer Strukturen am besten durch praktisches Arbeiten im Präparierkurs.

Weil diese Möglichkeit nur in einer begrenzten Zeit der Ausbildung zur Verfügung steht, braucht man Lehrbücher der Anatomie mit gutem Bildmaterial. Darüber hinaus fertigen viele Studentinnen und Studenten auf der Basis von Anatomie-Lehrbüchern und Atlanten selbst Skizzen mit kurzen Erläuterungen zu anatomischen Strukturen an. Dies steht im Einklang mit Lerntheorien, nach denen komplexe Lerninhalte besser erinnert werden, wenn sie aktiv reproduziert werden.

Auf der Grundlage dieser Erkenntnisse haben wir ein Malbuch der Anatomie entwickelt, das auch zeichnerisch weniger Begabten eine Vorlage liefert, um wichtige und topographisch komplexe Körperregionen durch Malen spielerisch zu verstehen.

Das Sobotta Malbuch richtet sich an Studentinnen und Studenten der Medizin, Schülerinnen und Schüler medizinischer Heilberufe sowie an alle, die an der Anatomie des Menschen interessiert sind.

Die **Zeichnungen** dieses Malbuches sind dem Sobotta-Atlas der Anatomie entlehnt, der als Standardwerk Generationen von Lernenden durch ihr Studium begleitet hat. Dort kann man beim Bearbeiten des Malbuchs leicht weiterführende Bilder nachschlagen.

Ergänzt werden die Zeichnungen durch **Lerntexte**, die in präziser und gut verständlicher Form alle wesentlichen Informationen enthalten und die Leserin/den Leser beim interaktiven Erarbeiten der Zeichnungen „an die Hand nehmen“. Die Lerntexte enthalten sowohl eine **Bildbeschreibung** als auch die wichtigsten **prüfungs- und examensrelevanten Fakten** zur dargestellten Körperregion. Die Kernaussagen jedes Themas sind zusätzlich in **Merkkästen** hervorgehoben. Darüber hinaus wird auf **klinisch relevante Zusammenhänge** verwiesen, die als „Bonbons“ das Lernen zum einen interessanter machen, zum anderen das Gelernte dauerhafter im Gedächtnis verankern helfen.

Zur Benutzung dieses Buches

Das Malbuch ist in Kapitel nach Körperregionen gegliedert, in denen auf zusammengehörenden Text- und Bildseiten Subregionen und Organe behandelt werden. Die Bildseiten liefern schwarz-weiße Malvorlagen, die am besten mit Buntstiften ausgemalt werden können. Die Farbwahl ist zwar grundsätzlich offen, wir empfehlen jedoch ähnliche Farben wie in den gängigen anatomischen Atlanten und Lehrbüchern zu verwenden (Arterien: rot; Venen: blau; Nerven: gelb; Lymphgefäße: grün; Muskeln: rotbraun etc.). Die Strukturen der Bildseite sind durchnummeriert und können in Quizform selbst beschriftet werden.
Die korrespondierende Textseite liefert eine detaillierte Bildbeschreibung, in der alle nummerierten Strukturen erklärt werden. Der Text kann vor der Bearbeitung des Bildes oder als „Auflösung" nach der quizartigen Bildbeschriftung gelesen werden. Darüber hinaus stellt der Text in Kürze die wichtigsten Fakten zur gezeigten Körperregion dar. Das Malbuch beinhaltet wichtige und topographisch komplexe Körperregionen. Zum Erlernen der vollständigen, systematischen Anatomie verweisen wir auf ausführliche Lehrbücher der Anatomie, wie z. B. das Sobotta Lehrbuch oder den „Benninghoff".

Kritische Anmerkungen und Verbesserungsvorschläge zu diesem Buch sind herzlich willkommen.

Danksagung

Mein besonderer Dank gilt Herrn Holger Keller, Freiburg, der mit viel Kreativität und Engagement die künstlerisch ansprechenden und anatomisch präzisen Zeichnungen, von denen dieses Buch lebt, erstellt hat. Des weiteren bedanke ich mich bei den Mitarbeiterinnen und Mitarbeitern des Lektorats Medizinstudium und der Herstellabteilung des Urban & Fischer-Verlags für eine harmonische und konstruktive Zusammenarbeit. Für die kritische Durchsicht der Texte danke ich meinem ehemaligen Chef und Lehrer, Herrn Prof. Dr. med. R. Bock, Homburg/Saar.

Allen Leserinnen und Lesern wünsche ich viel Erfolg und viel Spaß bei der Arbeit mit diesem Buch.

Freiburg i. Breisgau, Januar 2016 Dr. med. Oliver Kretz

Allgemeine Richtungs- und Lagebezeichnungen des Körpers

Die folgenden Termini bezeichnen die gegenseitige Lage von Organen und Teilen des Körpers zueinander, z. T. ohne Rücksicht auf die Stellung des Körpers im Raum, sowie Lage und Richtung an den Extremitäten. Diese Begriffe werden nicht nur der menschlichen Anatomie, sondern auch der praktischen Medizin und der vergleichenden Anatomie gerecht.

Allgemeine Bezeichnungen

anterior – posterior = vorne – hinten (z. B. Arteriae tibiales anterior et posterior)

ventralis – dorsalis = bauchwärts – rückenwärts gelegen

superior – inferior = oben – unten (z. B. Conchae nasales superior et inferior)

cranialis – caudalis = kopfwärts – schwanzwärts gelegen

dexter – sinister = rechts – links (z. B. Arteriae iliacae communes dextra et sinistra)

internus – externus = innen liegend – außen liegend

superficialis – profundus = oberflächlich gelegen – tief gelegen (z. B. Musculi flexores digitorum superficialis et profundus)

medius, intermedius = in der Mitte zwischen zwei anderen Gebilden liegend (Die Concha nasalis media z. B. liegt in der Mitte zwischen Concha nasalis superior und inferior.)

medianus = in der Mittellinie gelegen (Fissura mediana anterior des Rückenmarks). Durch einen „medianen Sagittalschnitt“ wird der Körper in zwei spiegelbildlich gleiche Teile zerlegt.

medialis – lateralis = gegen die Mitte des Körpers gelegen, gegen die Seite zu gelegen (z. B. Fossae inguinales medialis et lateralis)

frontalis = in der Stirnebene (Frontalebene) liegend, auch zur Stirn ziehend (z. B. Processus frontalis der Maxilla)

longitudinalis = längs verlaufend (z. B. Musculus longitudinalis superior der Zunge)

sagittalis = in der Sagittalebene liegend

transversalis = in der Transversalebene liegend

transversus = quer verlaufend (z. B. Processus transversus des Brustwirbels)

Richtungs- und Lagebezeichnungen für die Extremitäten

proximalis – distalis = gegen die Extremitätenwurzel zu gelegen – gegen das Extremitätenende zu gelegen (z. B. Articulationes radioulnares proximalis et distalis)

für die Brustgliedmaße:
radialis – ulnaris = auf der Radialseite – auf der Ulnarseite gelegen (z. B. Arteriae radialis et ulnaris)

für die Hand:
palmaris – dorsalis = hohlhandwärts – handrückenwärts gelegen (z. B. Aponeurosis palmaris, Musculus interosseus dorsalis)

für die Beckengliedmaße:
tibialis – fibularis = auf der Tibial-, auf der Fibularseite gelegen (z. B. Arteria tibialis anterior)

für den Fuß:
plantaris – dorsalis = fußsohlenwärts – fußrückenwärts gelegen (z. B. Arteriae plantares lateralis et medialis, Arteria dorsalis pedis)

Abkürzungsverzeichnis

A.; Aa.	=	Arteria; Arteriae (Plural)
Art.	=	Articulatio
Gl.; Gll.	=	Glandula; Glandulae (Plural)
Lig.; Ligg.	=	Ligamentum; Ligamenta (Plural)
M.; Mm.	=	Musculus; Musculi (Plural)
N.; Nn.	=	Nervus; Nervi (Plural)
Ncl.; Ncll.	=	Nucleus; Nuclei (Plural)
Proc.; Procc.	=	Processus; Processus (Plural)
R.; Rr.	=	Ramus; Rami (Plural)
V.; Vv.	=	Vena; Venae (Plural)

Inhaltsverzeichnis

1.1 Oberflächliche, eingewanderte Rückenmuskulatur

Die Muskulatur des Rückens besteht aus zwei Gruppen unterschiedlicher Herkunft:

- Die **oberflächlichen Rückenmuskeln** stammen überwiegend von der Anlage der oberen Extremität und sind während der Entwicklung **sekundär** zum Rücken hin eingewandert.
- Die **tiefen Rückenmuskeln** sind **ortsständig (autochthon)** aus dorsalen Myotomen entstanden (Kap. 3.2).

Eingewanderte (oberflächliche) Muskulatur Diese Muskulatur entspringt im Wesentlichen von der Wirbelsäule bzw. dem Kopf und inseriert an der oberen Extremität. Man unterscheidet folgende Muskelgruppen:

- **spinoskapuläre Gruppe,**
- **spinohumerale Gruppe** und
- **spinokostale Gruppe**.

Spinoskapuläre Gruppe Zu dieser Gruppe gehören der M. trapezius, die Mm. rhomboidei und der M. levator scapulae. Die Mm. rhomboidei und der M. levator scapulae werden erst nach Entfernung des M. trapezius sichtbar.

Der **M. trapezius (1a–d)** entspringt von der Linea nuchalis superior, dem Nackenband sowie von den Dornfortsätzen der Brustwirbelkörper. Im Zentrum der beiden Muskeln (etwa in Höhe des 7. Halswirbelkörpers) findet sich ein rautenförmiger **Sehnenspiegel (1d)**. Die Fasern des M. trapezius konvergieren nach lateral und setzen an der Clavicula, dem Acromion und der Spina scapulae an. Entsprechend dem breit gefächerten Ursprung und der Konvergenz der Muskelfasern zum Ansatz hin kann man eine **Pars descendens (1a)**, eine **Pars horizontalis (1b)** und eine **Pars ascendens (1c)** unterscheiden. Der M. trapezius kann die Scapula nach unten, oben oder medial ziehen. Wird die Scapula zum Punctum fixum, so legt die Pars descendens (1a) den Kopf in den Nacken. Der M. trapezius wird vom N. accessorius (N. XI) und von Ästen aus dem Plexus cervicalis innerviert.

Die **Mm. rhomboidei major (2)** und **minor (3)** entspringen von den Dornfortsätzen der unteren Hals- und oberen Brustwirbel und ziehen zum medialen Rand der Scapula. Sie fixieren die Scapula am Rumpf und ziehen sie nach medial-oben.

Der **M. levator scapulae (4)** entspringt von den Querfortsätzen der ersten vier Halswirbel und zieht zum Angulus superior der Scapula. Diese hebt er nach oben und bewirkt gleichzeitig eine Drehung des Schulterblatts, so dass der Angulus inferior sich der Wirbelsäule nähert. Die Mm. rhomboidei und levator scapulae werden vom N. dorsalis scapulae aus dem Plexus brachialis innerviert. Die Drehung und Verschiebung der Scapula durch die verschiedenen eingewanderten Rückenmuskeln ermöglichen eine größere Beweglichkeit der oberen Extremität.

Spinohumerale Gruppe Diese Gruppe besteht nur aus dem breiten **M. latissimus dorsi (5)**. Er entspringt von den Dornfortsätzen der unteren Brust- und sämtlicher Lendenwirbel sowie von der **Fascia thoracolumbalis (6)**. Die Fasern des M. latissimus dorsi konvergieren spiralförmig und inserieren an der Crista tuberculi minoris des Humerus. Der M. latissimus dorsi retrovertiert, adduziert und innenrotiert im Schultergelenk („Schürzenbinder") und wird vom N. thoracodorsalis aus dem Plexus brachialis innerviert.

Spinokostale Gruppe Zu dieser Gruppe gehören der **M. serratus posterior inferior (7)** und der **M. serratus posterior superior** (nicht sichtbar). Der M. serratus posterior superior hebt die 2.–5. Rippe und wird durch anteriore Äste aus C6–C8 innerviert. Der M. serratus posterior inferior senkt die Rippen und wird durch anteriore Äste aus Th12–L2 innerviert.

Merke

Die **oberflächliche Rückenmuskulatur** stammt im Wesentlichen von der Anlage der oberen Extremität ab. Daher werden viele Muskeln dieser Gruppe auch von Nerven des Plexus brachialis, also aus **Rr. anteriores der Spinalnerven C5–Th1**, innerviert. Der **M. trapezius** bildet hierbei eine Ausnahme: Er wird vom **N. accessorius** innerviert.

Klinik

Bei **Lähmung der Mm. rhomboidei** steht der Angulus inferior der Scapula von Rumpf ab (Scapula alata).

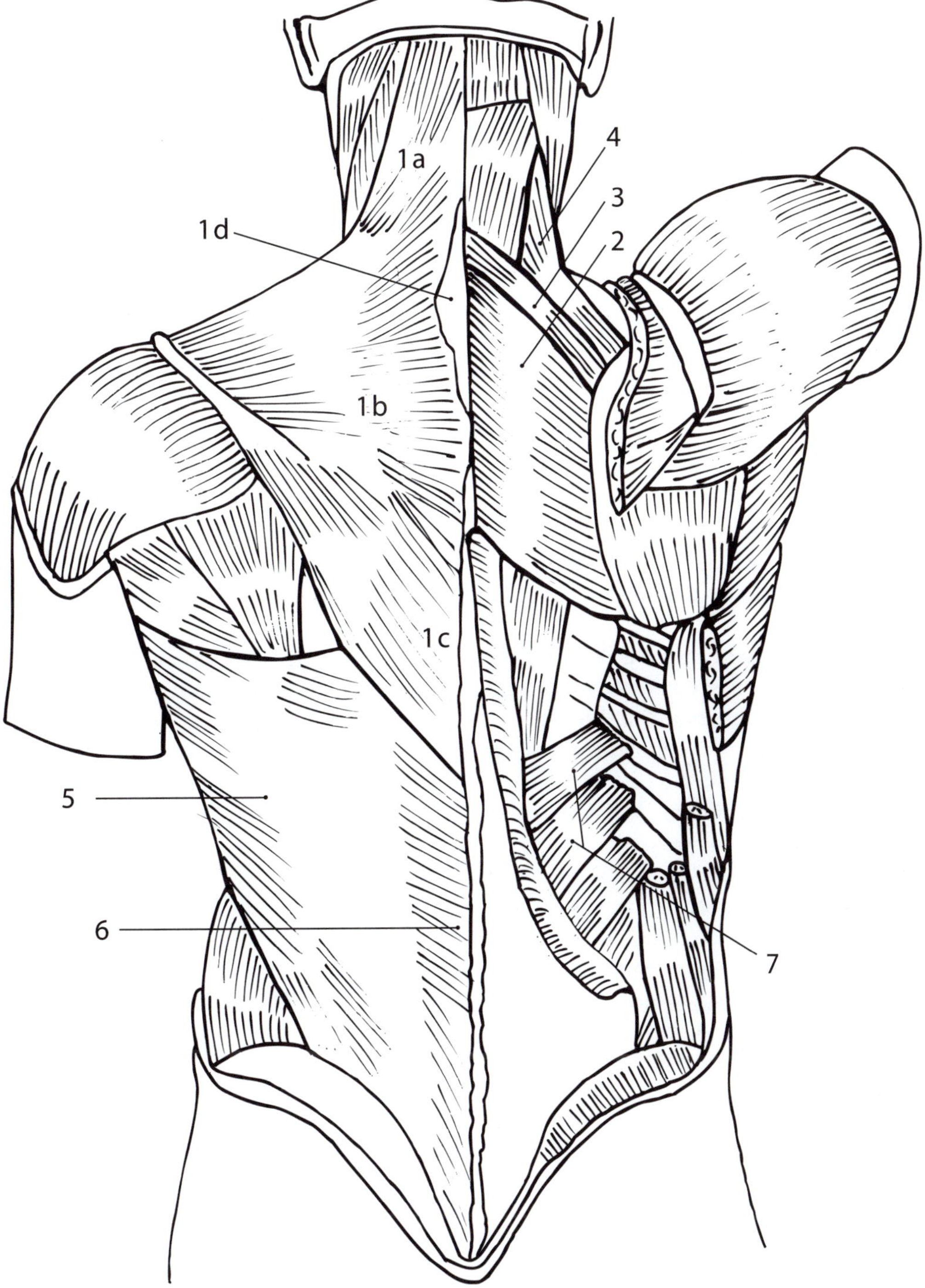
1a
1d
4
3
2
1b
1c
5
6
7

1.2 Tiefe Rückenmuskulatur

Die tiefe Rückenmuskulatur ist autochthon (ortsständig) aus dorsalen Myotomen entstanden und wird daher von den Rr. posteriores der Spinalnerven innerviert. Die Gesamtheit der autochthonen Rückenmuskeln, die aus zahlreichen Einzelmuskeln besteht, wird auch als **M. erector spinae** bezeichnet. Sie bildet zwei Muskelstränge lateral der Dornfortsätze der Wirbel:

- den oberflächlicheren **lateralen Trakt** und
- den tiefer gelegenen **medialen Trakt.**

Lateraler Trakt Die wichtigsten Muskeln dieses Traktes sind:

- der **M. iliocostalis (1),**
- der **M. longissimus (2a–c)** und
- die **Mm. splenii.**

Der **M. iliocostalis (1)** wird aufgrund seines Verlaufs zum sakrospinalen System gezählt. Er entspringt in unterschiedlichen Etagen von der Darmbeinschaufel sowie den unteren und oberen Rippen, zieht aufwärts und setzt wiederum etagenweise an den Rippen oder Querfortsätzen der Halswirbel an. Daher lassen sich ein lumbaler, thorakaler und zervikaler Teil des Muskels unterscheiden. Auf der rechten Seite der Abbildung sind schematisch die überlappenden Ursprünge und -ansätze des **M. iliocostalis (Ia und Ib)** dargestellt. Die einseitige Kontraktion des Muskels führt zur Seitneigung, die beidseitige Kontraktion zur Streckung der Wirbelsäule.

Etwas weiter medial findet sich der **M. longissimus (2a–c)**. Er wird ebenfalls zum sakrospinalen System gezählt und besteht aus einem Brust-, Hals- und Kopfteil. Der **M. longissimus thoracis (2a)** entspringt vom Os sacrum und inseriert mit zahlreichen Ansatzzacken an den Procc. accessorii der Lendenwirbel, den Querfortsätzen der Brustwirbel und an den Rippen. Der **M. longissimus cervicis (2b)** entspringt von den Querfortsätzen der Brustwirbel und zieht zu den Querfortsätzen der Halswirbel. Der **M. longissimus capitis (2c)** verläuft von den Querfortsätzen der unteren Hals- und oberen Brustwirbel zum Proc. mastoideus. Der Verlauf der verschiedenen Ursprungs- und Ansatzzacken des **M. longissimus (IIa–c)** ist auf der rechten Bildseite schematisch dargestellt. Die Funktion des M. longissimus entspricht weitgehend der des M. iliocostalis. Der M. longissimus capitis neigt zusätzlich den Kopf und dreht ihn zur gleichen Seite.

Die **Mm. splenii** gehören zum **spinotransversalen System.** Dieses verläuft von den Dornfortsätzen zu Querfortsätzen kranial gelegener Wirbel und zum Hinterhaupt. Sein Verlauf bewirkt bei einseitiger Kontraktion eine Drehung der Wirbelsäule bzw. des Kopfes zur gleichen Seite.

Medialer Trakt Dieser Trakt liegt in der Rinne zwischen Dorn- und Querfortsätzen der Wirbel. Aufgrund des Faserverlaufs können das **spinale** und das **transversospinale** System unterschieden werden:

Vom **spinalen System** ist der **M. spinalis (3)** zu erkennen. Er kommt hauptsächlich im thorakalen Bereich vor und verläuft von Dornfortsatz zu Dornfortsatz, wobei er mehrere Segmente überspringt. Zum spinalen System gehören noch die Mm. interspinales, die nur ein Segment überbrücken. Aufgrund seines Verlaufs bewirkt das spinale System vor allem eine Streckung der Wirbelsäule.

Das **transversospinale System** verläuft von den **Wirbel-Querfortsätzen (4)** aufwärts zu den **Dornfortsätzen (5)** kranial gelegener Wirbel. Zu den kürzesten Vertretern dieser Gruppe gehören die **Mm. rotatores breves (6)** und **longi (7).** Sie überbrücken je ein bzw. zwei Segmente. Zum **transversospinalen System** gehören auch die **Mm. multifidi**, deren Faserbündel besonders im lumbalen Bereich vorkommen und 3–5 Wirbel überbrücken (nicht dargestellt), sowie der **M. semispinales**, der 4–6 Segmente überspringt und sich in einen Brust-, Hals- und Kopfteil gliedert. In der Abbildung sind die **Mm. semispinales thoracis (8a)** und **capitis (8b)** zu erkennen. Das transversospinale System streckt die Wirbelsäule und neigt sie bei einseitiger Wirkung zur Seite. Zudem wird bei einseitiger Wirkung die Wirbelsäule bzw. der Kopf zur Gegenseite gedreht.

Merke

Die **autochthone Rückenmuskulatur** ist aus dorsalen Myotomen entstanden und wird von **Rr. posteriores der Spinalnerven (C1–S1)** innerviert.

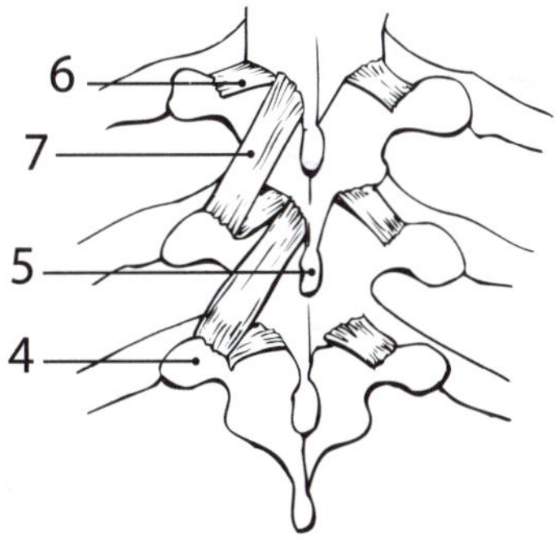
6
7
5
4

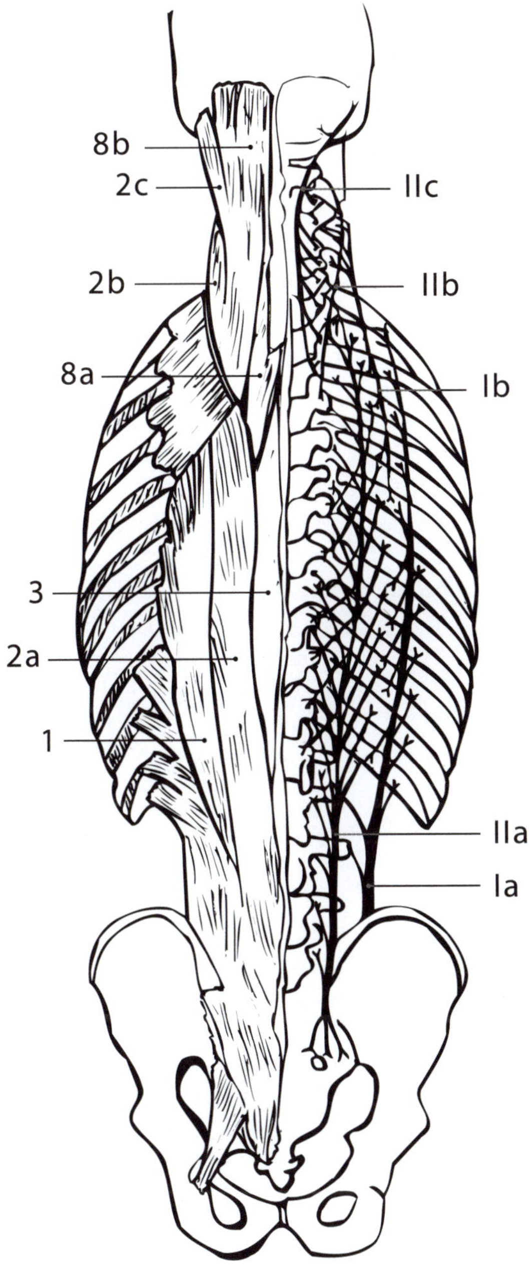
8b
2c
2b
8a
3
2a
1
IIc
IIb
Ib
IIa
Ia

1.3 Kurze Nackenmuskulatur und Trigonum arteriae vertebralis

Kurze Nackenmuskulatur Präpariert man den M. trapezius sowie die Mm. splenius und semispinalis capitis in der Nackenregion ab, so gelangt man zur tiefen Nackenmuskulatur. Es handelt sich dabei um autochthone Nackenmuskeln, die das untere und obere Kopfgelenk überspannen. Im unteren Kopfgelenk zwischen Atlas und Axis können u.a. Drehbewegungen des Kopfes um eine senkrechte Achse (durch den Dens axis) ausgeführt werden. Im oberen Kopfgelenk zwischen den Kondylen des Os occipitale und den Facies articulares superiores des Atlas kann man den Kopf zur Seite neigen und nicken. Zur tiefen Nackenmuskulatur gehören:

- der **M. rectus capitis posterior major** (1),
- der **M. rectus capitis posterior minor** (2),
- der **M. obliquus capitis superior** (3) und
- der **M. obliquus capitis inferior** (4).

Der **M. rectus capitis posterior major** (1) entspringt vom **Dornfortsatz des Axis** (5) und zieht aufwärts zur Linea nuchalis inferior.
Von ihm teilweise verdeckt verläuft der **M. rectus capitis posterior minor** (2) vom **Tuberculum posterius des Atlas** (6a) aufwärts und setzt etwas kaudal der Linea nuchalis inferior am Hinterhaupt an. Beide Muskeln führen bei beidseitiger Wirkung zu einer Dorsalflexion des Kopfes und bei einseitiger Wirkung zu einer Drehung zur gleichen Seite.
Der **M. obliquus capitis superior** (3) entspringt vom **Querfortsatz des Atlas** (6b). Er zieht schräg aufwärts und setzt lateral vom M. rectus capitis posterior major an der Squama occipitalis an. Er resultiert in einer Dorsalextension im oberen Kopfgelenk sowie bei einseitiger Wirkung in einer Seitneigung des Kopfes.
Der **M. obliquus capitis inferior** (4) verbindet den **Dornfortsatz des Axis** (5) mit dem **Querfortsatz des Atlas** (6b). Eine einseitige Kontraktion des Muskels führt im unteren Kopfgelenk zu einer Drehung zur gleichen Seite.

Trigonum arteriae vertebralis Die Mm. obliqui capitis superior (3) und inferior (4) sowie der M. rectus capitis posterior major (1) begrenzen das Trigonum arteriae vertebralis. Es trägt seinen Namen nach der **A. vertebralis** (7), die in der Tiefe des Dreiecks von lateral nach medial auf dem **Arcus atlantis (Atlasbogen, 6c)** zum Foramen magnum des Os occipitale verläuft.

Als wichtigster Nerv findet sich im Trigonum arteriae vertebralis der **N. suboccipitalis** (8). Er repräsentiert den R. posterior des Spinalnervs C1 und innerviert die kurze Nackenmuskulatur. Der N. suboccipitalis besitzt keinen Hautast, so dass die Haut am Hinterkopf vom Hautast aus den Rr. posteriores des Spinalnervs C2 innerviert wird. Der entsprechende Nerv ist der **N. occipitalis major** (9), der die kurze Nackenmuskulatur und den M. semispinalis capitis durchbohrt und schließlich am Ansatz des M. trapezius die Oberfläche erreicht. Als nächster Nerv schließt sich nach kaudal der **N. occipitalis tertius** (10) an, der aus dem R. posterior des dritten zervikalen Spinalnervs hervorgeht.

Merke

Das **Trigonum arteriae vertebralis** wird durch die Mm. rectus capitis posterior major, obliquus capitis superior und obliquus capitis inferior begrenzt. Darin befinden sich unter anderem die **A. vertebralis** und der **N. suboccipitalis.**
Die Nn. suboccipitalis, occipitalis major und occipitalis tertius entstammen den **Rr. posteriores der ersten drei zervikalen Spinalnerven.** In Gegensatz dazu stammt der auch am Hinterhaupt verlaufende N. occipitalis minor aus dem Plexus cervicalis und somit aus **Rr. anteriores** (C2) der zervikalen Spinalnerven.

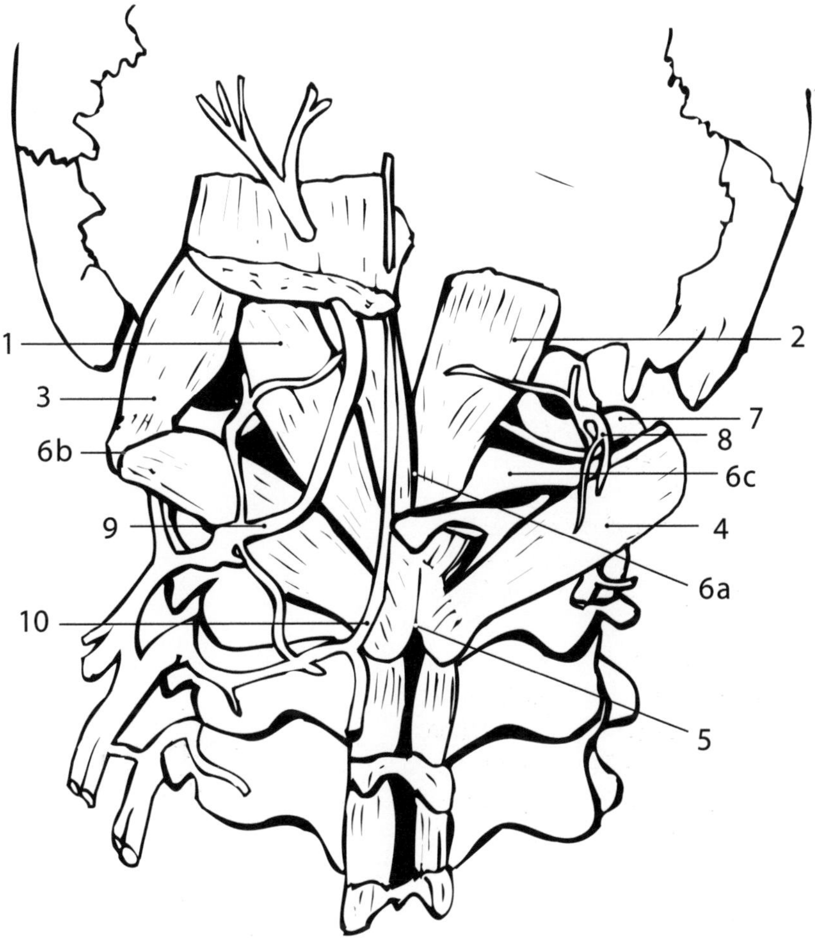
1
3
6b
9
10
2
7
8
6c
4
6a
5

2.1 Schultergelenk

Aufbau Das Schultergelenk ist ein Kugelgelenk mit einer besonders großen Beweglichkeit.

Die **Cavitas glenoidalis (1)** der **Scapula (2)** bildet die knöcherne Gelenkpfanne, die durch einen faserknorpeligen Ring, das **Labrum glenoidale** (3), vergrößert wird. Nur ca. ein Drittel des **Humeruskopfes (Caput humeri, 4)** wird vom Labrum glenoidale umfasst.

Das Dach des Schultergelenks bilden das **Acromion (5)** und das zwischen ihm und dem **Proc. coracoideus (6)** verlaufende **Lig. coracoacromiale** (7). Diese Strukturen dienen dem Humerus als Widerlager beim Vierfüßergang. Sie behindern jedoch auch die Beweglichkeit des Humerus und müssen daher z. B. bei der Elevation des Arms durch Mitbewegung der Scapula aus dem Weg gedreht werden. Da sich der Humeruskopf gegen das Acromion und das Lig. coracoacromiale bewegt, liegt an dieser Druck- und Reibestelle ein Schleimbeutel, die **Bursa subacromialis** (8).

Die **Gelenkkapsel (9)** des Schultergelenks ist schlaff und könnte den Humeruskopf zweimal aufnehmen. Bei angelegtem Arm entsteht so eine Falte, der **Recessus axillaris (10)**. Als einziger Verstärkungszug der Kapsel dient das **Lig. coracohumerale (11)**, das vom Proc. coracoideus zum Tuberculum majus des Humerus zieht.

Die kleine Gelenkpfanne, die schlaffe Gelenkkapsel und die insgesamt nur spärlich ausgeprägte Sicherung durch Bänder erfordern eine muskuläre Führung des Schultergelenks durch die **Rotatorenmanschette** (siehe Kap. 2.2).

Durch die Gelenkkapsel des Schultergelenks zieht die **Sehne des langen Bizepskopfes (M. biceps brachii, Caput longum, Tendo, 12)** und inseriert – z. T. über das **Labrum glenoidale (3)** – am Tuberculum supraglenoidale. Außerhalb der Schultergelenkkapsel setzt das Caput longum des **M. triceps brachii (13)** am Tuberculum infraglenoidale an.

Merke

Das Schultergelenk ist ein **Kugelgelenk,** in dem Humeruskopf und Cavitas glenoidalis der Scapula miteinander artikulieren. Es wird durch die Muskeln der Rotatorenmanschette gesichert.

Klinik

Der Bau des Schultergelenks und dessen muskuläre Sicherung ermöglichen dem Arm als Greiforgan eine große Bewegungsfreiheit. Allerdings ist dadurch das Risiko einer **Schultergelenkluxation** erhöht. Die Luxation kann durch ein Trauma oder habituell bei Bewegungen im Schultergelenk hervorgerufen werden. **Habituelle Luxationen** sind oft Folge von Verletzungen des Labrum glenoidale. Die häufigste Luxation des Schultergelenks ist die **Luxatio subcoracoidea,** bei der der Humeruskopf unter dem Proc. coracoideus zu liegen kommt.

Lange Ruhigstellung des Schultergelenks führt zu einer Schrumpfung der Gelenkkapsel und anschließend zu einer eingeschränkten Beweglichkeit.

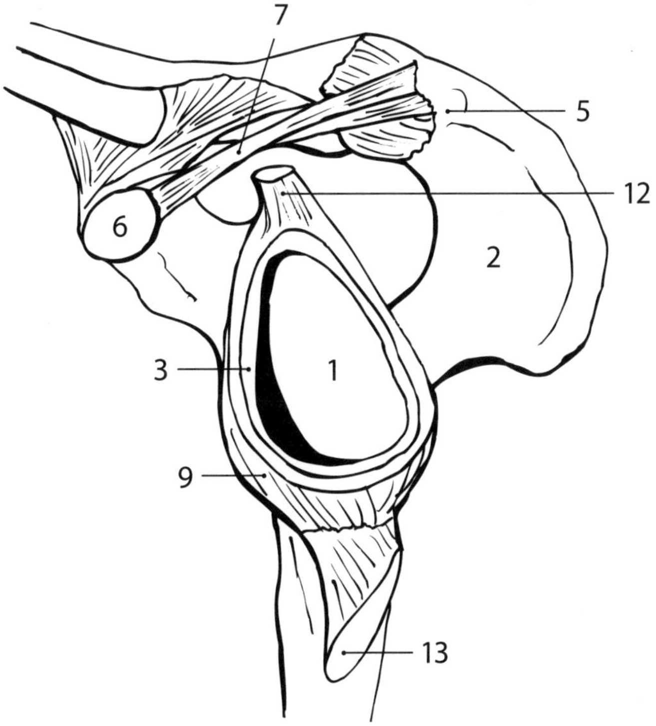
7
5
12
6
2
3
1
9
13

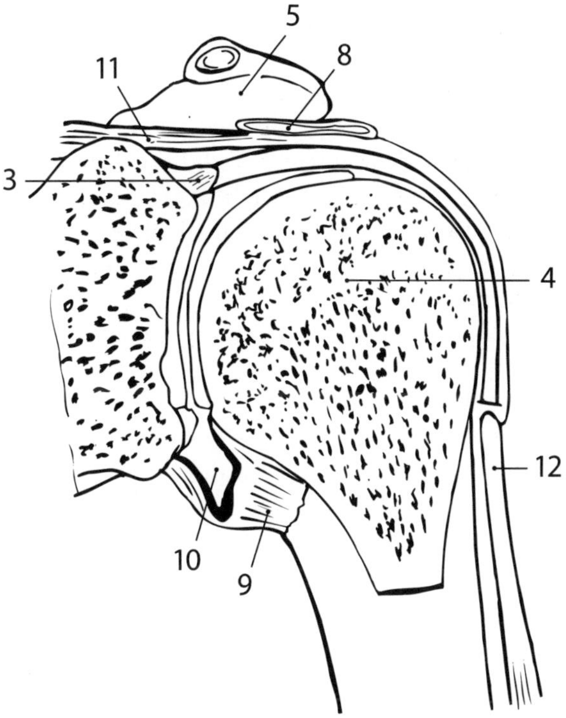
5
8
11
3
4
12
10
9

2.2 Schultermuskeln

Rotatorenmanschette Das Schultergelenk wird durch die Muskelsehnen der Rotatoren (M. supraspinatus, M. infraspinatus, M. subscapularis, M. teres minor) gesichert. Sie verlaufen kranial, ventral und dorsal der Gelenkkapsel, verwachsen z. T. mit ihr und sichern so den Humeruskopf in der Gelenkpfanne. Nur kaudal bleibt eine schwache Stelle der Gelenkkapsel frei.

- **M. infraspinatus**
  Der **M. infraspinatus (1)** entspringt in der Fossa infraspinata der Scapula. Seine Sehne zieht dorsal um den Humeruskopf zum Tuberculum majus des Humerus. Der M. infraspinatus wird vom N. suprascapularis innerviert. Er rotiert den Arm nach außen.
- **M. teres major**
  Der **M. teres major (2)** entspringt vom Angulus inferior der Scapula. Er verläuft dann gemeinsam mit dem **M. latissimus dorsi (3)** zur Crista tuberculi minoris. Der M. teres major innenrotiert im Schultergelenk. Er wird wie der M. latissimus dorsi vom N. thoracodorsalis innerviert.
- **M. teres minor**
  Der **M. teres minor (4)** entspringt vom Margo lateralis der Scapula, zieht dorsal um den Humeruskopf und inseriert am Tuberculum majus. Der M. teres minor rotiert den Arm nach außen. Er wird vom N. axillaris innerviert.
- **M. supraspinatus**
  Der **M. supraspinatus (5)** entspringt in der Fossa supraspinata der Scapula. Seine Sehne zieht zwischen Acromion und Humeruskopf zum Tuberculum majus des Humerus. Zwischen Sehne und Acromion liegt die Bursa subacromialis (siehe Kap. 2.1), die die Reibung der Sehne bei Bewegungen vermindert. Der M. supraspinatus wird vom N. suprascapularis innerviert. Er abduziert den Arm und besitzt zusätzlich bei adduziertem Arm eine leichte Außenrotationskomponente.
- **M. subscapularis**
  Der **M. subscapularis (6)** entspringt von der Fossa subscapularis und zieht ventral des Humeruskopfes zum Tuberculum minus. Er wird vom N. subscapularis innerviert. Der M. subscapularis rotiert den Arm nach innen.
- **M. deltoideus**
  Der **M. deltoideus (7)** entspringt von der **Clavicula (8)**, dem **Acromion** und der **Spina scapulae (9)**. Er bedeckt die Schulterhöhle und inseriert am **Humerus (10)** an der Tuberositas deltoidea. Der M. deltoideus wird vom N. axillaris innerviert. Er abduziert bzw. eleviert den Arm.

Achsellücken Die **Mm. teres major (2)** und **teres minor (4)** begrenzen zusammen mit dem **Humerus (10)** ein Dreieck. Durch dieses Dreieck zieht das **Caput longum des M. triceps brachii (11)** in Richtung Tuberculum infraglenoidale (siehe Kap. 2.1). Dadurch entstehen eine dreieckige **mediale (12)** und eine viereckige **laterale (13) Achsellücke**. In der medialen Achsellücke liegen die A. und V. circumflexa scapulae, in der lateralen der N. axillaris und die A. und V. circumflexa humeri posterior.

Klinik

Schmerzen und Bewegungseinschränkungen, die mit degenerativen Veränderungen im Bereich der Bursa subacromialis und der Sehnen der Rotatorenmanschette (insbesondere des M. supraspinatus) einhergehen, werden als **Periarthropathia humeroscapularis** bezeichnet.

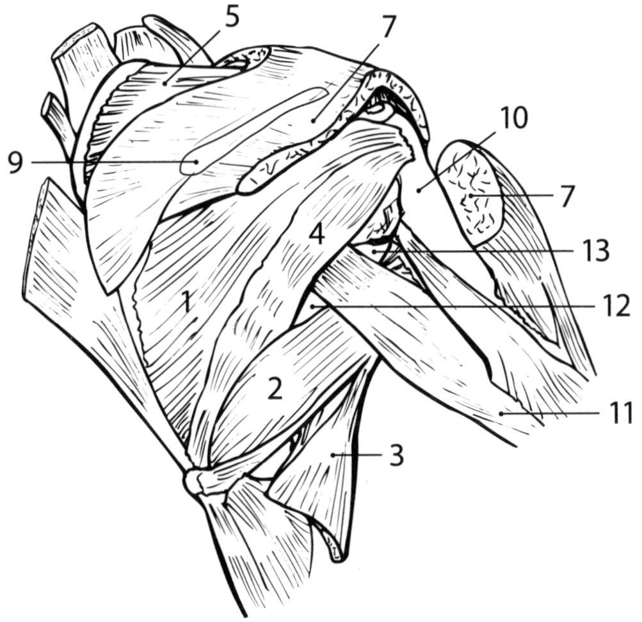
5
7
10
9
7
4
13
1
12
2
11
3

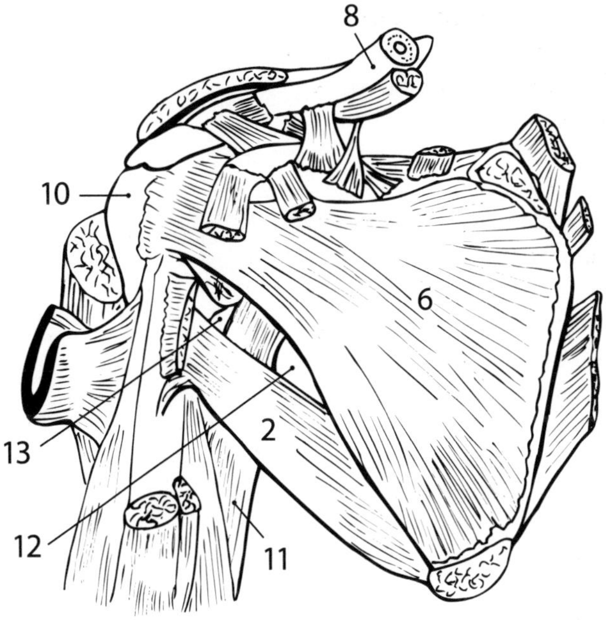
8
10
6
13
2
12
11

2.3 Oberarmmuskeln

Die Oberarmmuskeln werden unterteilt in:
- Extensoren (Strecker),
- Flexoren (Beuger).

Extensoren

- **M. triceps brachii**
  Der **M. triceps brachii (1 a–c)** ist ein dreiköpfiger Muskel. Sein **Caput longum (1 a)** entspringt vom Tuberculum infraglenoidale der Scapula, zieht zum Oberarm zwischen M. teres major und M. teres minor und bildet so einen Teil der Begrenzung der Achsellücken. Das Caput longum inseriert zusammen mit den Endsehnen der beiden anderen Köpfe am **Olecranon (2)**. Aufgrund seines Ursprungs an der Scapula wirkt das Caput longum auch auf das Schultergelenk, in dem es leicht retrovertiert. Das **Caput mediale (1 b)** entspringt von der dorsalen Seite des Humerus distal des Sulcus nervi radialis und vom Septum intermusculare mediale. Das **Caput laterale (1 c)** entspringt proximal des Sulcus nervi radialis bis hinauf zum Tuberculum majus. Die drei Köpfe des M. triceps brachii werden vom N. radialis innerviert.
- **M. anconeus**
  Der **M. anconeus** (nicht sichtbar) läuft vom Epicondylus lateralis des Humerus zum Olecranon und zur proximalen Ulna. Er stellt eine Abspaltung des Caput mediale des M. triceps brachii dar und wird vom N. radialis innerviert.

Flexoren

- **M. biceps brachii**
  Das **Caput longum des M. biceps brachii (3 a)** entspringt vom Tuberculum supraglenoidale der Scapula. Seine Sehne zieht durch das Schultergelenk (siehe Kap. 2.1) und verlässt es durch den Sulcus intertubercularis. Das **Caput breve des M. biceps brachii (3 b)** entspringt von Proc. coracoideus der Scapula. Beide Köpfe vereinigen sich und setzen mit einer **Hauptsehne (3 c)** an der Tuberositas radii an. Die oberflächliche Nebensehne strahlt als **Aponeurosis musculi bicipitis brachii (3 d)** in die Unterarmfaszie ein. Beide Köpfe beugen im Ellenbogengelenk und supinieren den Unterarm. Das Caput longum abduziert und innenrotiert, das Caput breve adduziert und innenrotiert im Schultergelenk. Der M. biceps brachii wird vom N. musculocutaneus innerviert.
- **M. brachialis**
  Der **M. brachialis (4)** entspringt von der Vorderfläche des Humerus und inseriert an der Tuberositas ulnae. Er beugt im Humeroulnargelenk und wird vom N. musculocutaneus innerviert.
- **M. coracobrachialis**
  Der **M. coracobrachialis (5)** entspringt wie das Caput breve des M. biceps brachii vom Proc. coracoideus der Scapula und inseriert an der medialen Seite des Humerus distal der Crista tuberculi minoris. Der M. coracobrachialis wirkt auf das Schultergelenk, in dem er leicht antevertiert und adduziert. Er wird vom N. musculocutaneus durchbohrt und auch innerviert.

Merke

Innervation des Oberarmmuskeln
Flexoren → N. musculocutaneus
Extensoren → N. radialis

Klinik

An den Sehnen der Mm. biceps und triceps brachii können bei der neurologischen Untersuchung des Patienten durch Beklopfen mit einem Reflexhammer **monosynaptische Reflexe (Muskeleigenreflexe)** ausgelöst werden. Dadurch werden mit dem Bizepssehnenreflex die Rückenmarksegmente C5 und C6, mit dem Trizepssehnenreflex die Rückenmarksegmente C6 und C7 geprüft.

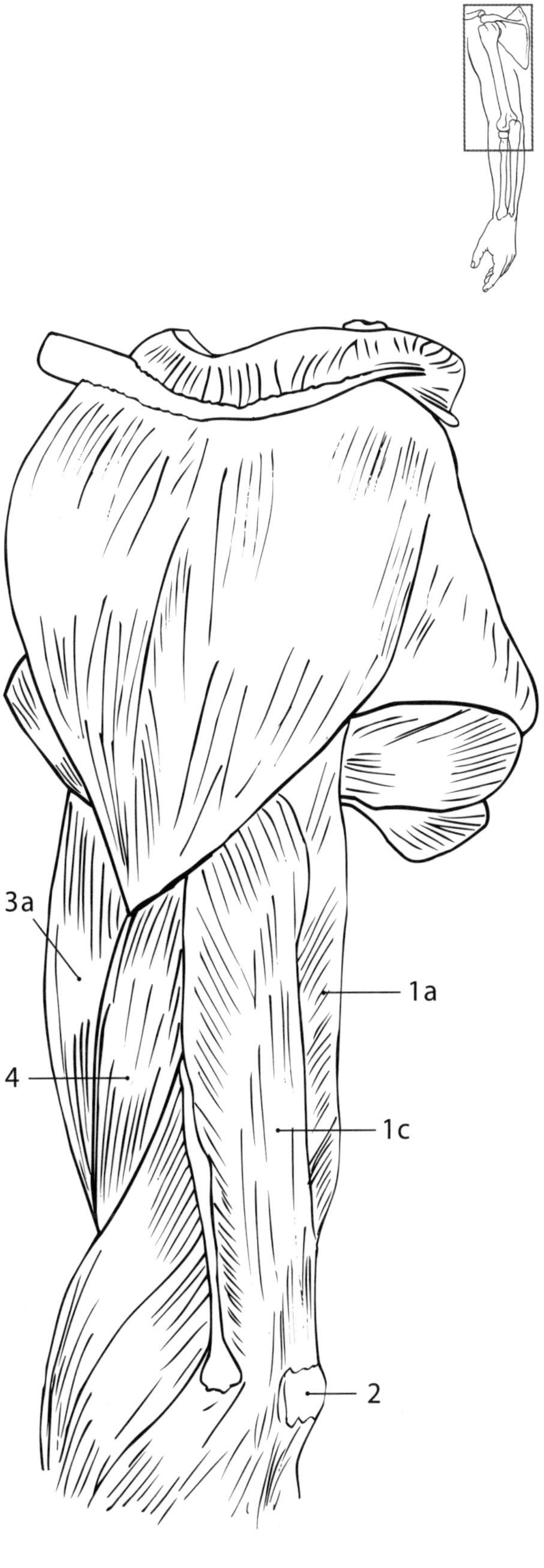
3a
1a
4
1c
2

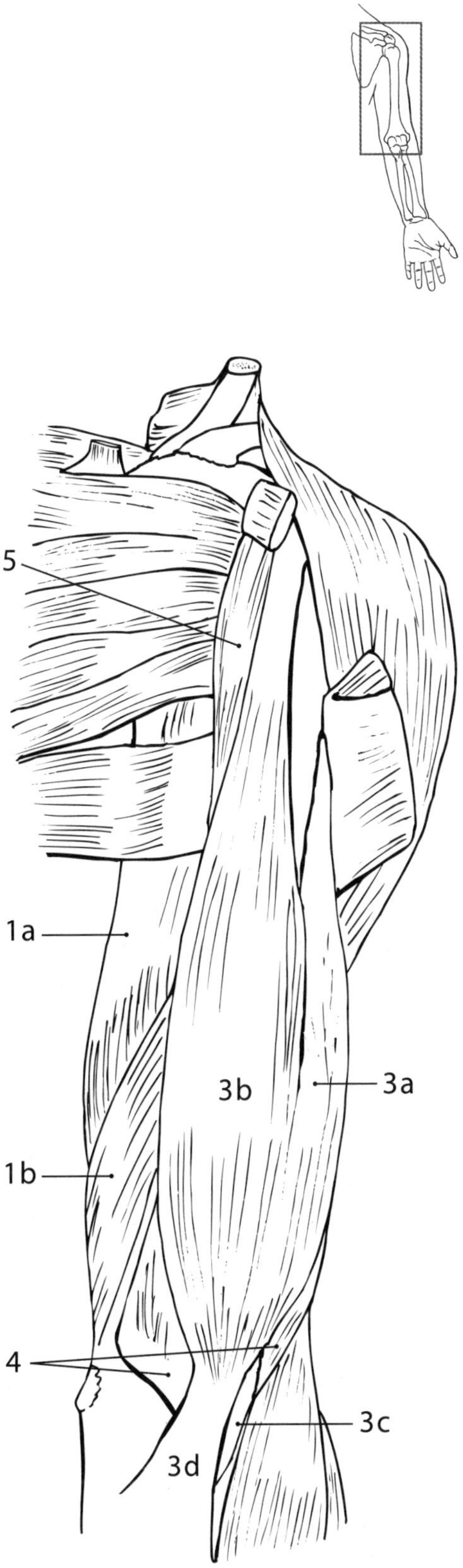
5
1a
3b
3a
1b
4
3c
3d

2.4 Unterarmmuskeln

Die Unterarmmuskeln lassen sich in drei Gruppen unterteilen:
- **radiale Gruppe** (= Streckermuskeln),
- **dorsale Gruppe** (oberflächliche und tiefe Schicht),
- **volare Gruppe** (oberflächliche, mittlere und tiefe Schicht).

Nur die in den Abbildungen dargestellten Muskeln werden besprochen.

Radiale Gruppe Die Muskeln der radialen Gruppe entspringen am weitesten proximal am Humerus.
Als Beispiel für diese Muskelgruppe sieht man den **M. extensor carpi radialis longus (1)**. Er entspringt an der radialen Humeruskante und vom Septum intermusculare laterale und inseriert am Os metacarpale II.
Der **M. extensor carpi radialis brevis (2)** entspringt vom Epicondylus lateralis humeri, zieht mit dem M. extensor carpi radialis longus durch das 2. Sehnenfach (siehe Kap. 7.6) und setzt am Os metacarpale III an. Wie der M. extensor carpi radialis longus dorsal extendiert er im Handgelenk.
Ferner gehört noch der **M. brachioradialis** (nicht sichtbar) zu dieser Muskelgruppe.
Die Innervation der radialen Gruppe erfolgt durch den N. radialis.

Dorsale Gruppe Die dorsale Gruppe entspringt vom Epicondylus lateralis humeri.
Als Beispiel für die oberflächlichen Muskeln dieser Gruppe sieht man den **M. extensor carpi ulnaris (3)**. Er zieht durch das 6. Sehnenfach und setzt am Os metacarpale V an.
Von der tiefen Schicht dieser Muskelgruppe erkennt man den **M. supinator (4)**. Er entspringt an der Dorsalfläche der **Ulna (5)** und umfasst in einem schraubenförmigen Verlauf das proximale Ende des **Radius (6)**. Der M. supinator ist neben dem M. biceps brachii der wichtigste Supinator des Unterarms.
Die Muskeln der dorsalen Gruppe werden vom N. radialis innerviert.

Volare Gruppe Die volare Gruppe liegt überwiegend an der ulnaren Seite des Unterarms.
Von der **oberflächlichen Schicht** erkennt man den **M. pronator teres (7)**. Er entspringt zweiköpfig vom Epicondylus medialis humeri und vom Proc. coronoideus ulnae. Der Muskel zieht dann nach distal und radial und inseriert distal vom M. supinator am Radius. Der M. pronator teres wird vom N. medianus durchbohrt und auch innerviert. Er proniert den Unterarm und beugt im Ellenbogengelenk.

Ein weiterer (sichtbarer) Muskel der oberflächlichen Schicht ist der **M. palmaris longus (8)**, der vom Epicondylus medialis humeri entspringt und als einziger Muskel der volaren Gruppe über das Retinaculum flexorum zieht. Der M. palmaris longus strahlt in die **Palmaraponeurose (9)** ein. Er beugt im proximalen Handgelenk und im Ellenbogengelenk.
Zu der oberflächlichen Schicht gehört auch der **M. flexor carpi ulnaris (10)**, der von Epicondylus medialis und vom proximalen Drittel der Ulna entspringt und über das **Os pisiforme (11)** als Sesambein an den Ossa metacarpalia IV und V inseriert.
Der **M. flexor carpi radialis (12)** entspringt vom Epicondylus medialis humeri und von der Fascia antebrachii, läuft durch den Karpaltunnel und setzt an den Ossa metacarpalia II und III an.

Merke

Die **Muskeln der volaren Gruppe** werden vom **N. medianus** innerviert. Die Ausnahme bilden der M. flexor carpi ulnaris und die beiden ulnaren Köpfe des M. flexor digitorum profundus, die vom N. ulnaris innerviert werden.

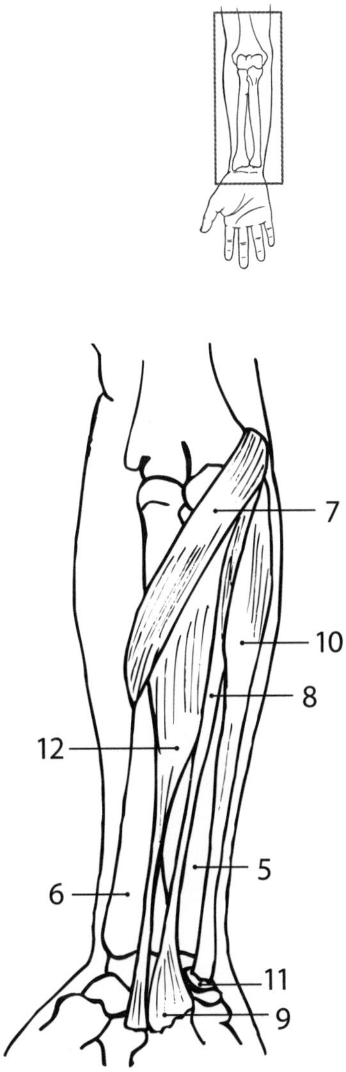
7
10
8
12
5
6
11
9

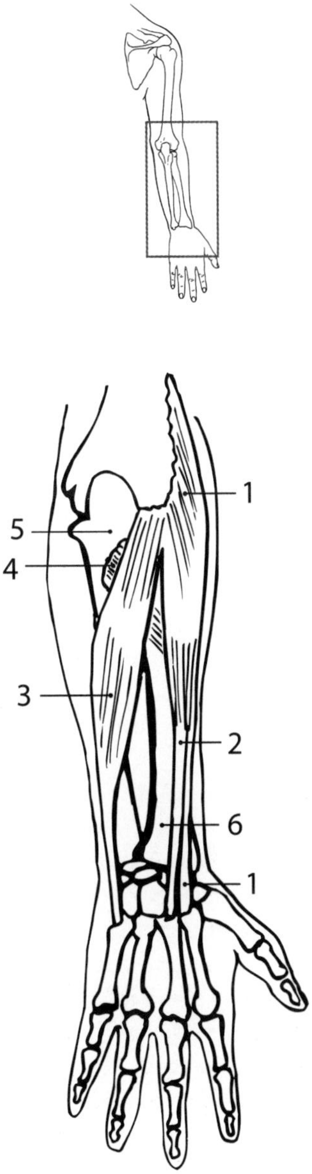
1
5
4
3
2
6
1

2.5 Handgelenk

Beim Handgelenk (Art. manus) unterscheidet man:
- das **proximale** und
- das **distale** Handgelenk.

Proximales Handgelenk (Art. radiocarpalis) Der **Radius (1)** und die proximale Reihe der Handwurzelknochen formen das proximale Handgelenk.
Die proximalen Handwurzelknochen sind:
- **Os scaphoideum (Kahnbein, 2),**
- **Os lunatum (Mondbein, 3),**
- **Os triquetrum (Dreiecksbein, 4)** und
- **Os pisiforme (Erbsenbein, 5).**

Die drei erstgenannten bilden einen gemeinsamen überknorpelten, elliptischen Gelenkkopf, der über einen Discus articularis mit dem Radius artikuliert. Das **Os pisiforme (Erbsenbein, 5)** beteiligt sich nicht am proximalen Handgelenk, sondern ist als Sesambein in die Ansatzsehne des M. flexor carpi ulnaris eingeschaltet. Das proximale Handgelenk ist ein Eigelenk, in dem die Hand dorsal- und palmarflektiert und ulnar- oder radialabduziert werden kann.

Distales Handgelenk (Art. mediocarpalis) Zwischen der proximalen und der distalen Reihe der Handwurzelknochen befindet sich das distale Handgelenk und zwischen der distalen Reihe der Handwurzelknochen und den Ossa metacarpalia die Karpometakarpalgelenke.
Die distale Reihe der Handwurzelknochen bilden:
- das **Os trapezium (großes Vieleckbein, 6),**
- das **Os trapezoideum (kleines Vieleckbein 7),**
- das **Os capitatum (Kopfbein, 8)** und
- das **Os hamatum (Hakenbein, 9).**

Im distalen Handgelenk können die gleichen Bewegungen wie im proximalen Handgelenk ausgeführt werden. Zwischen den distalen Handwurzelknochen und den Ossa metacarpalia II–IV befinden sich sehr straffe Bandzüge, die nur geringe Bewegungen zulassen. Eine Ausnahme bildet die gelenkige Verbindung zwischen dem Os metacarpale V und dem **Os hamatum (9),** die eine größere Beweglichkeit aufweist und somit die Opposition des Kleinfingers ermöglicht.
Das **Os trapezium (6)** bildet mit dem **Os metacarpale I (10)** ein Sattelgelenk, in dem der Daumen opponiert sowie ab- und adduziert werden kann.

Merke

Die Anordnung der Handwurzelknochen kann man sich mit folgendem Merkspruch einprägen:
Ein Kahn, der fuhr im Mondenschein im Dreieck um das Erbsenbein. Vieleck groß, Vieleck klein, das Köpfchen muss beim Häkchen sein.

Klinik

Frakturen der Handwurzelknochen nach Sturz auf die radialabduzierte Hand betreffen sehr oft das Os scaphoideum. Klinische Zeichen sind ein Stauchungsschmerz des 2. Fingers und ein Druckschmerz in der Tabatière. Da das Os scaphoideum an praktisch allen Bewegungen der Hand beteiligt ist, erfordert eine Fraktur eine langwierige Ruhigstellung im Gips.

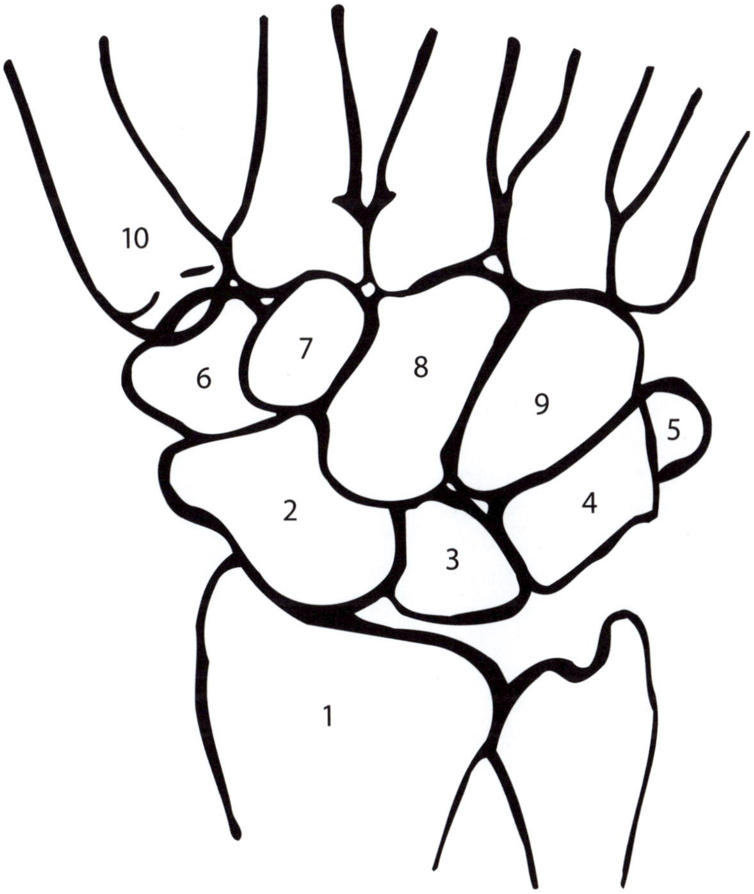
10
7
6
8
9
5
2
4
3
1

2.6 Dorsale Handwurzel und Hand

An der dorsalen Seite der Handwurzel treffen die Fascia antebrachii und die dorsale Faszie der Hand aufeinander und sind zum quer verlaufenden **Retinaculum extensorum (1)** verstärkt. Unter dem Retinaculum extensorum ziehen die Muskeln der dorsalen und radialen Gruppe des Unterarms von Sehnenscheiden umgeben durch sechs Sehnenfächer zur Hand.

Sehnenfächer

- **1. Sehnenfach**
  Durch das 1. Sehnenfach ziehen der **M. abductor pollicis longus (2)** und der **M. extensor pollicis brevis (3)**. Beide entspringen vom mittleren Drittel der Ulna, von der Membrana interossea und dem Radius. Der M. abductor pollicis longus setzt an der Basis des Os metacarpale I an, der M. extensor pollicis brevis an der Grundphalanx des Daumens. Beide abduzieren den Daumen und werden vom N. radialis innerviert.
- **2. Sehnenfach**
  Durch das 2. Sehnenfach ziehen der **M. extensor carpi radialis longus (4)** und der **M. extensor carpi radialis brevis (5)**. Der M. extensor carpi radialis longus entspringt von der radialen Seite des Humerus und inseriert am Os metacarpale II. Der M. extensor carpi radialis brevis entspringt vom Epicondylus lateralis und inseriert am Os metacarpale III. Beide Muskeln werden vom N. radialis innerviert. Sie bewirken eine Dorsalflexion der Hand. Der M. extensor carpi radialis longus kann zusätzlich eine Radialabduktion im Handgelenk ausführen.
- **3. Sehnenfach**
  Durch das 3. Sehnenfach zieht der **M. extensor pollicis longus (6)**. Er kommt vom mittleren Drittel der Ulna und von der Membrana interossea und setzt an der Endphalanx des Daumens an. Er wird vom N. radialis innerviert. Der M. extensor pollicis longus streckt das Grund- und Endglied und adduziert den Daumen.
- **4. Sehnenfach**
  Durch das 4. Sehnenfach ziehen der **M. extensor digitorum (7)** und der **M. extensor indicis (8)**. Der **M. extensor digitorum** entspringt vom Epicondylus lateralis humeri und strahlt in die **Dorsalaponeurosen (9)** der II.–V. Finger ein. Der **M. extensor indicis** entspringt von der Ulna und strahlt in die Dorsalaponeurose des Zeigefingers ein. Die beiden Muskeln strecken im Handgelenk und in den Fingergelenken der entsprechenden Finger. Sie werden vom N. radialis innerviert.
- **5. Sehnenfach**
  Durch das 5. Sehnenfach zieht der **M. extensor digiti minimi (10)**. Er entspringt über eine Sehne vom Epicondylus lateralis, strahlt in die Dorsalaponeurose des Kleinfingers ein und streckt in dessen Fingergelenken. Er wird vom N. radialis innerviert.
- **6. Sehnenfach**
  Durch das 6. Sehnenfach zieht der **M. extensor carpi ulnaris (11)**. Er entspringt vom Epicondylus lateralis und von der dorsalen Seite der Ulna und inseriert am Os metacarpale V. Der M. extensor carpi ulnaris bewirkt im Handgelenk eine Ulnarabduktion und Dorsalflexion (Extension). Auch er wird vom N. radialis innerviert.

Mm. interossei dorsales Zwischen den Ossa metacarpalia spannen sich die vier **Mm. interossei dorsales (12)** aus. Sie spreizen die Finger, beugen in den Grund- und strecken in den Mittelgelenken der Finger. Die Mm. interossei dorsales werden vom N. ulnaris innerviert.

Merke

Sehnenfach	Muskel
1.	M. abductor pollicis longus, M. extensor pollicis brevis
2.	M. extensor carpi radialis longus, M. extensor carpi radialis brevis
3.	M. extensor pollicis longus
4.	M. extensor digitorum, M. extensor indicis
5.	M. extensor digiti minimi
6.	M. extensor carpi ulnari

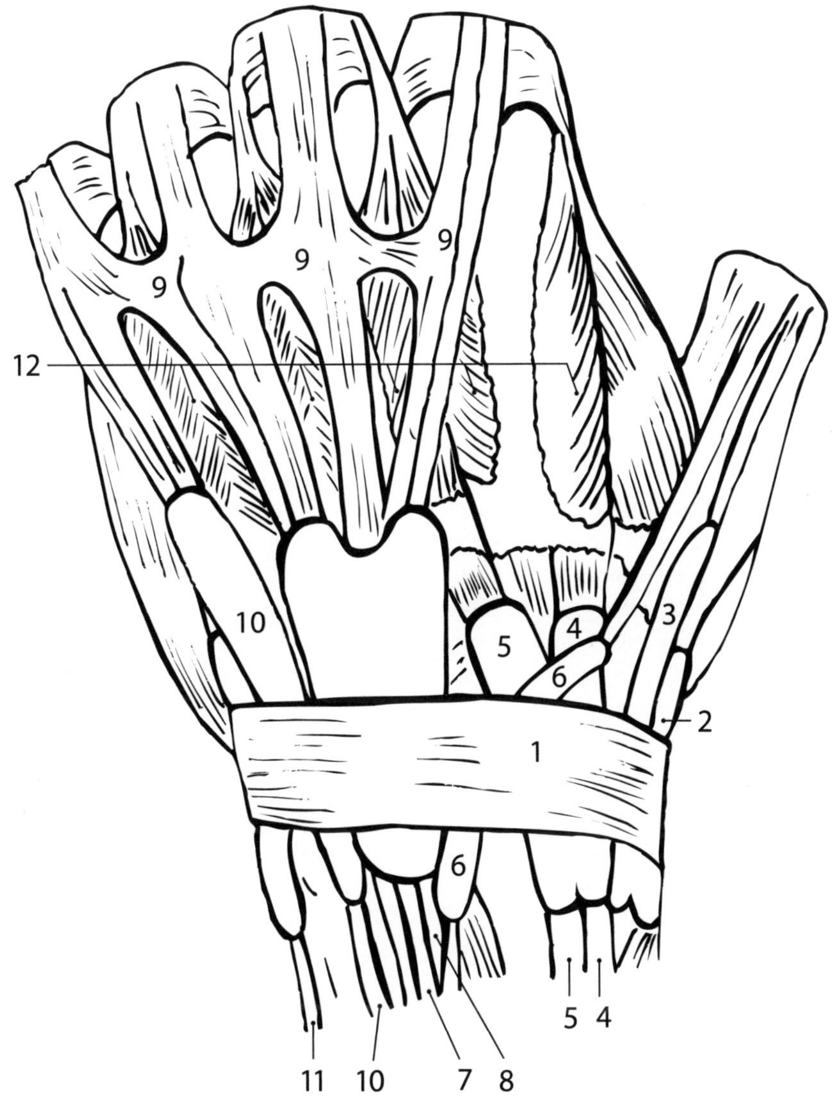

12
9
9
9
9
10
5
4
6
3
2
1
6
11
10
7
8
5
4

2.7 Volare Seite des distalen Unterarms und der Hand

Die volare Gruppe der Unterarmmuskeln bilden:

- die **oberflächliche Schicht** aus M. pronator teres, M. flexor carpi radialis, M. palmaris longus, M. flexor carpi ulnaris (siehe Kap. 7.4),
- die **mittlere Schicht** aus M. flexor digitorum superficialis,
- die **tiefe Schicht** aus M. flexor digitorum profundus, M. flexor pollicis longus, M. pronator quadratus.

M. pronator quadratus Auf der volaren Seite des distalen Unterarms liegt auf der Membrana interossea der **M. pronator quadratus (1)**. Er zieht von der **Ulna (2)** zum **Radius (3)** und proniert den Unterarm. Der M. pronator quadratus wird vom N. interosseus aus dem N. medianus innerviert.

Karpaltunnel Zwischen den Handwurzelknochen und dem **Retinaculum flexorum** (**4**, hier eröffnet) liegt der Canalis carpi (Karpaltunnel). Er dient den Sehnen der Beuger des Unterarms als Durchtrittsstelle zur Hand:

- Am weitesten radial zieht der **M. flexor carpi radialis (5)** durch den Karpaltunnel. Er kommt vom Epicondylus medialis und von der Unterarmfaszie und inseriert an der Basis des Os metacarpale II. Der M. flexor carpi radialis bewirkt eine Palmarflexion im Handgelenk und wird vom N. medianus innerviert.
- Der **M. flexor pollicis longus (6)** entspringt von der palmaren Fläche des Radius und der Membrana interossea und zieht zur Endphalanx des Daumens. Er beugt vor allem das Endglied des Daumens und hilft diesen zu opponieren. Er wird von N. medianus innerviert.
- In der Mitte des Karpaltunnels erkennt man die vier Sehnen des **M. flexor digitorum profundus (7)**. Der M. flexor digitorum profundus entspringt von der Vorderseite der Ulna, der Membrana interossea und der Unterarmfaszie und setzt an den Endphalangen der Finger II–V an. Dabei durchbohren seine Sehnen die gegabelten Sehnen des **M. flexor digitorum superficialis (8)**, die an den Mittelphalangen inserieren. Der Rest seiner Sehnen und der M. flexor digitorum superficialis selbst sind in der Abbildung entfernt. Der M. flexor digitorum profundus beugt alle Hand- und Fingergelenke II–V. Seine beiden radialen Köpfe werden vom N. medianus, die ulnaren Köpfe vom N. ulnaris innerviert.
- Der **M. flexor digitorum superficialis (8)** entspringt vom Epicondylus medialis und vom Proc. coronoideus ulnae und verläuft am Unterarm oberflächlicher als der M. flexor digitorum profundus. Der M. flexor digitorum superficialis wird vom N. medianus innerviert. Der M. flexor digitorum superficialis beugt im Handgelenk und in den Mittel- und Grundgelenken der Finger II–V.
- Der **M. flexor carpi ulnaris (9)** entspringt vom Epicondylus medialis humeri und von der Ulna. Er nutzt das **Os pisiforme (10)** als Sesambein und setzt dann an der Basis des Os metacarpale V an. Er wird vom N. ulnaris innerviert.

Muskeln des Daumenballens (Thenarmuskeln) Der **M. abductor pollicis brevis (11)**, der oberflächliche Kopf des **M. flexor pollicis brevis (12)** und der **M. opponens pollicis (13)** entspringen vom Retinaculum flexorum. Sie inserieren an den Sesambeinen in der Kapsel des Daumengrundgelenks und an der radialen Kante des Os metacarpale I. Sie abduzieren bzw. opponieren den Daumen oder beugen ihn im Grundgelenk. Die genannten Muskeln werden vom N. medianus innerviert. Das Caput profundum des M. flexor pollicis brevis entspringt von Os trapezium und Os capitatum. Der **M. adductor pollicis (14)** kommt mit seinem Caput obliquum von den Basen der Ossa metacarpalia II–IV, mit seinem Caput transversum von der palmaren Seite des Os metacarpale III. Der M. adductor pollicis und das Caput profundum des M. flexor pollicis brevis werden vom R. profundus des N. ulnaris innerviert.

Muskeln des Kleinfingerballens (Hypothenarmuskeln) Der Kleinfingerballen wird von den **M. flexor digiti minimi (15)**, **M. opponens digiti minimi (16)** und **M. abductor digiti minimi (17)** gebildet. Sie entspringen vom Retinaculum flexorum bzw. vom Os pisiforme und werden vom N. ulnaris innerviert.

Muskeln der Hohlhand Zu den Muskeln der Hohlhand gehören:

- **Mm. lumbricales (18)**,
- **Mm. interossei dorsales** (siehe Kap. 2.6),
- **Mm. interossei palmares** (siehe Kap. 2.8).

Die **Mm. lumbricales (18)** entspringen von den Sehnen des M. flexor digitorum profundus und strahlen in die Dorsalaponeurosen der Finger II–V ein. Sie strecken deren Endgelenke und beugen die Mittel- und Grundgelenke. Die beiden radialen Mm. lumbricales werden vom N. medianus, die beiden ulnaren vom N. ulnaris innerviert.

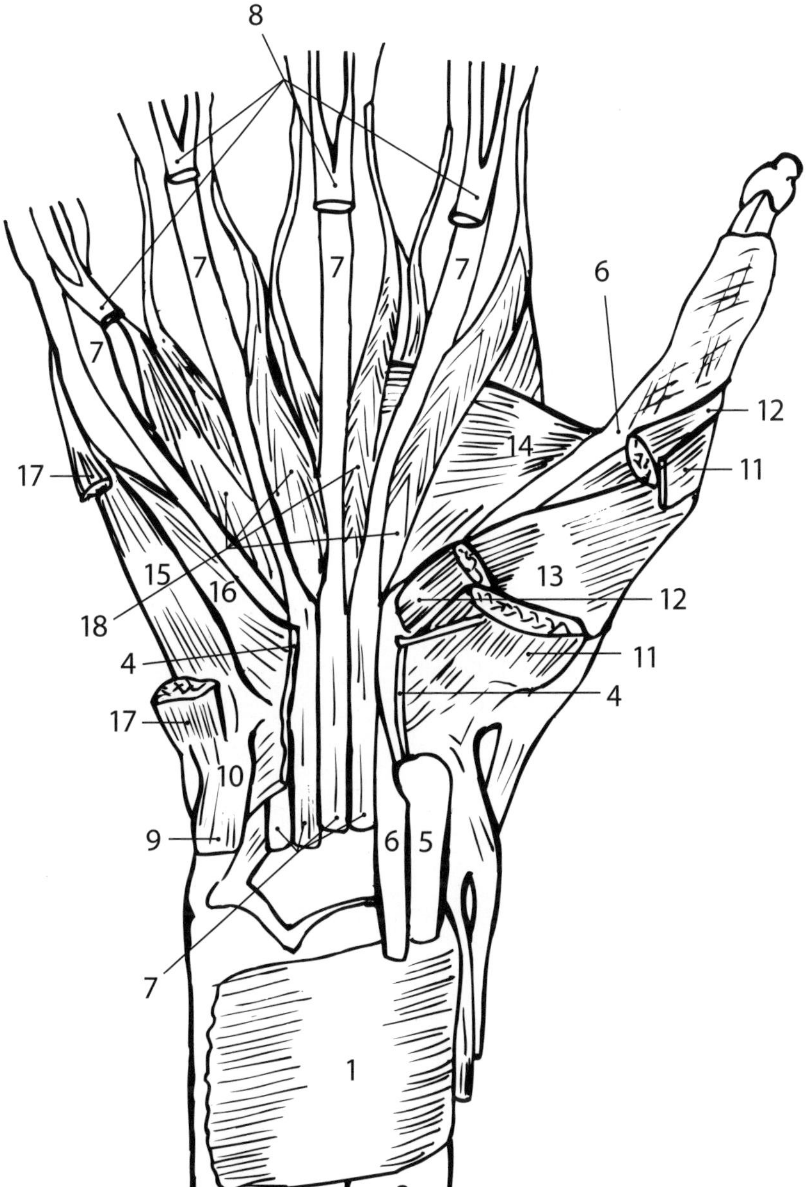
8
7
7
7
7
7
6
12
11
14
17
13
12
15
16
18
4
11
4
17
10
9
6
5
7
1
2
3

2.8 Kurze Handmuskeln

Die Handmuskeln mit Ansatz und Ursprung im Handbereich lassen sich differenzieren in:

- **Muskeln des Daumenballens,**
- **Muskeln des Handtellers (Hohlhand),**
- **Muskeln des Kleinfingerballens.**

Muskeln des Daumenballens (Thenarmuskeln, siehe Kap. 2.7) Nach der Entfernung des **M. abductor pollicis brevis (1)** schaut man auf den **M. opponens pollicis (2)**. Das **Caput profundum** des **M. flexor pollicis brevis (3)** sowie das **Caput transversum (4a)** und **Caput obliquum (4b)** des **M. adductor pollicis** sind durchtrennt.

Muskeln des Handtellers Die drei **Mm. interossei palmares (5)** entspringen auf der ulnaren Seite des Os metacarpale II und der radialen Seite der Ossa metacarpalia III und IV. Sie inserieren an der Grundphalanx und den Dorsalaponeurosen der Finger II, IV und V. Sie beugen in den Fingergrundgelenken und strecken in den Mittelgelenken. Außerdem adduzieren sie die Finger zum Mittelfinger hin.
Die **Mm. lumbricales (6)** entspringen von den Sehnen des M. flexor digitorum profundus und strahlen in die Dorsalaponeurosen der Finger II–V ein. Sie strecken die Endgelenke und beugen die Mittel- und Grundgelenke. Die beiden radialen Mm. lumbricales werden vom N. medianus, die beiden ulnaren vom N. ulnaris innerviert.

Muskeln des Kleinfingerballens (Hypothenarmuskeln, siehe Kap. 7.7) Nach der Durchtrennung des **M. abductor digiti minimi (7)** erkennt man den **M. flexor digiti minimi brevis (8)** und den **M. opponens digiti minimi (9)**.

Klinik

Die **Schädigung des N. ulnaris** ist die zweithäufigste periphere Nervenläsion. Sie kann durch Traumen oder chronische Druckschädigung (z. B. im Sulcus nervi ulnaris am Olecranon) ausgelöst werden. Symptome sind neben Sensibilitätsstörungen an der Hand (siehe Kap. 2.11) auch Ausfälle der Mm. interossei und der Kleinfingerballenmuskulatur, die sich als **Krallenhand** manifestieren.

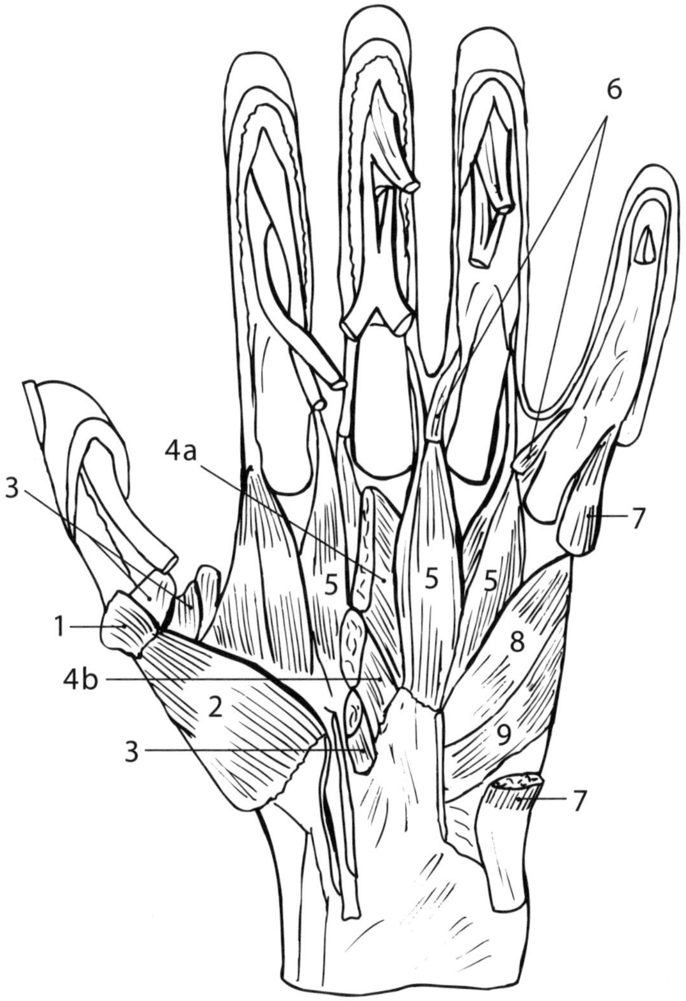
6
4a
3
7
5
5
5
1
8
4b
2
9
3
7

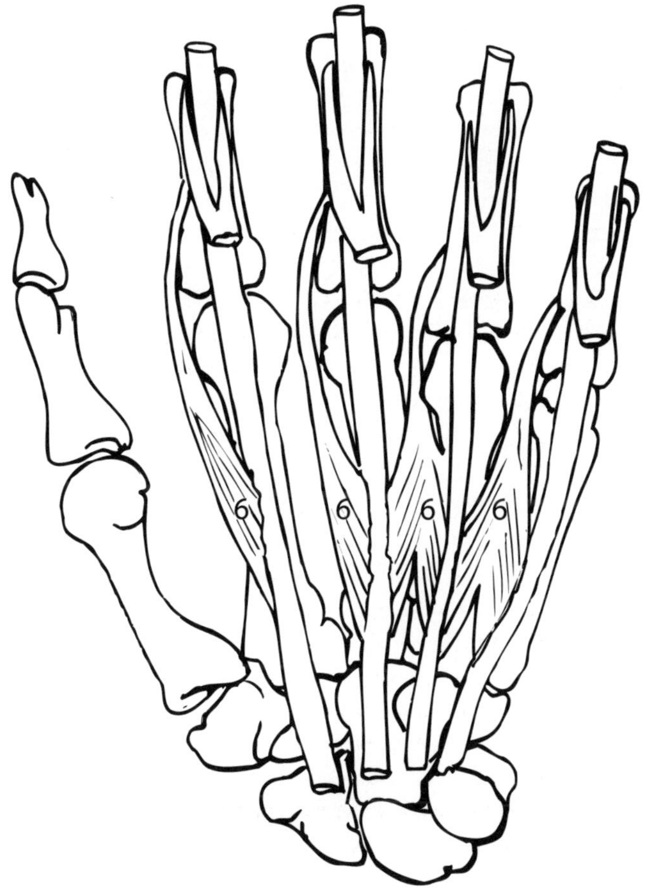
6
6
6
6

2.9 Plexus brachialis

Der Plexus brachialis setzt sich aus den Rr. anteriores der Spinalnerven C5–Th1 zusammen. Zur Orientierung sind in der Abbildung die Wirbelkörper CV – ThI markiert. Am lateralen Rand des M. scalenus anterior vereinigen sich:

- die Rr. anteriores von CV und CVI zum **Truncus superior (1)**,
- der R. anterior von CVII zum **Truncus medius (2)** und
- die Rr. anteriores von CVIII und ThI zum **Truncus inferior (3)**.

Bereits oberhalb der Clavicula gehen die Nerven des supraklavikulären Teils des Plexus brachialis (Pars supraclavicularis) ab.
Aus den Trunci gehen unterhalb der Clavicula die **drei Faszikel** des Plexus brachialis hervor: Die drei Trunci teilen sich je in einen ventralen und einen dorsalen Ast. Die dorsalen Äste vereinigen sich zum **Fasciculus posterior (4)**. Die ventralen Äste des oberen und mittleren Truncus vereinigen sich zum **Fasciculus lateralis (5)**, der ventrale Ast des Truncus inferior bildet den **Fasciculus medialis (6)**. Die drei Faszikel liegen dorsal, lateral bzw. medial der A. axillaris (siehe Kap. 2.10).

Fasciculus posterior Der Fasciculus posterior gibt den **N. axillaris (7)** ab, der in die laterale Achsellücke zieht und den M. deltoideus und den M. teres minor innerviert. Außerdem geht aus dem Fasciculus posterior der **N. radialis (8)** ab. Er läuft in einer Schraubentour um den Humerus im Sulcus nervi radialis, innerviert den M. triceps brachii und erreicht die Ellenbeuge. Dort teilt er sich in einen R. profundus und einen R. superficialis. Der R. profundus durchbohrt den M. supinator und innerviert die dorsale und radiale Gruppe der Unterarmmuskeln. Der R. superficialis läuft parallel zum M. brachioradialis an die Oberfläche und innerviert sensibel die Hälfte der dorsalen Seite der Hand und der radialen 2 1/2 Finger.

Fasciculus lateralis Aus dem Fasciculus lateralis geht der **N. musculocutaneus (9)** hervor, der den M. coracobrachialis durchbohrt und die Beuger am Oberarm innerviert. Zudem gibt der Fasciculus lateralis die **Radix lateralis (10a)** des **N. medianus (10)** ab.

Fasciculus medialis Seine **Radix medialis (10b)** bildet zusammen mit der Radix lateralis aus dem Fasciculus lateralis die **Medianusgabel (10c)** um die A. axillaris. Der **N. medianus (10)** verläuft im Sulcus bicipitalis medialis zur Ellenbeuge, durchbohrt dort die beiden Köpfe des M. pronator teres und zieht zwischen oberflächlichen und tiefen Flexoren des Unterarms zum Karpaltunnel. Am Unterarm innerviert er die meisten Beuger und die Pronatoren. Nach dem Durchtritt durch den Karpaltunnel teilt er sich in Äste für die Daumenballenmuskulatur und die radialen Mm. lumbricales sowie in Hautäste für die radialen 3 1/2 Finger auf der palmaren Seite.
Aus dem Fasciculus medialis geht auch der **N. ulnaris (11)** hervor. Er verläuft im Sulcus bicipitalis medialis zum Olecranon, durch den Sulcus nervi ulnaris und am Unterarm parallel zum M. flexor carpi ulnaris. Dort innerviert er die beiden ulnaren Köpfe des M. flexor digitorum profundus und den M. flexor carpi ulnaris. Am Handgelenk teilt er sich in einen R. profundus und einen R. superficialis. Beide ziehen über das Retinaculum flexorum. Der **R. superficialis** innerviert an der Hand sensibel die 1 1/2 ulnaren Finger auf der palmaren und die 2 1/2 ulnaren Finger auf der dorsalen Seite. Der **R. profundus** innerviert die Muskeln des Kleinfingerballens sowie von den Daumballenmuskeln den M. adductor pollicis und das Caput profundum des M. flexor pollicis brevis.
Weitere Äste des Fasciculus medialis sind der **N. cutaneus brachii medialis (12)** und der **N. cutaneus antebrachii medialis (13)**.

Klinik

Proximale **Läsionen des N. radialis** (z. B. bei einer Humerusschaftfraktur) sind begleitet von der **Fallhand,** die durch den Ausfall der Extensoren am Unterarm verursacht wird.
Durch die proximale **Schädigung des N. medianus** fällt u. a. die Mehrzahl der Beuger am Unterarm aus. Fordert man den Patienten auf, eine Faust zu machen, so kommt es zur **Schwurhand,** da der 4. und 5. Finger durch die vom N. ulnaris innervierten Köpfe des M. flexor digitorum profundus noch gebeugt werden können.
Schädigungen des N. ulnaris führen durch den Ausfall der Mm. interossei zur **Krallenhand.**

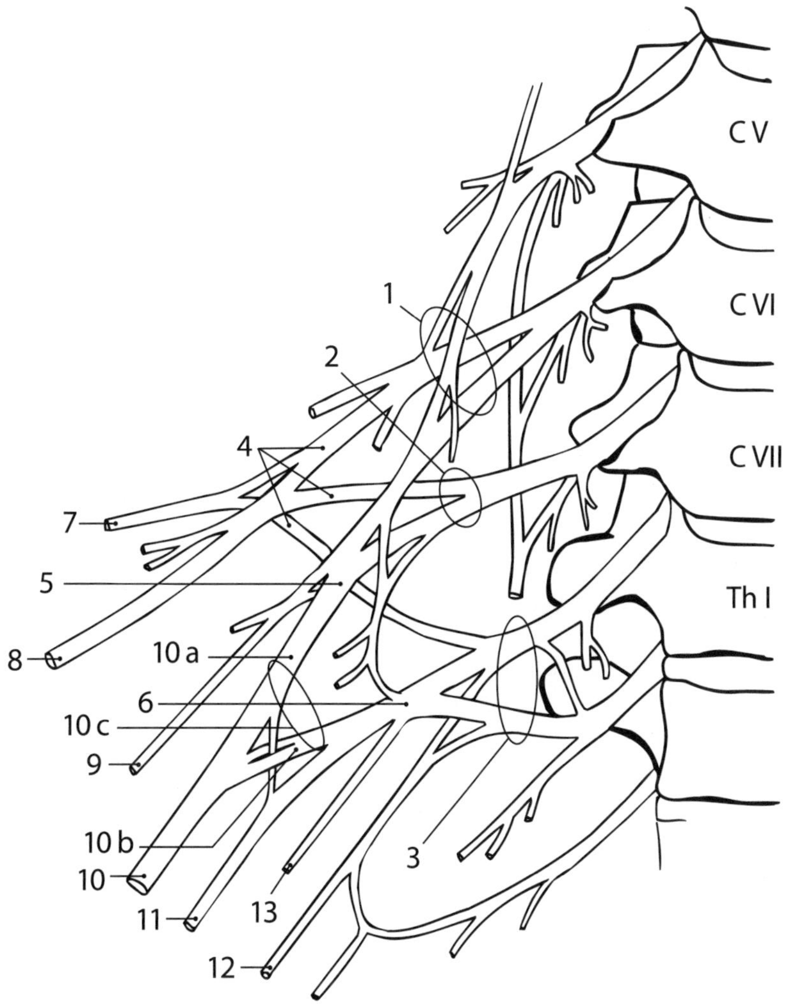
C V
C VI
C VII
Th I
1
2
3
4
5
6
7
8
9
10
10 a
10 b
10 c
11
12
13

2.10 Leitungsbahnen des Oberarms

In der Axilla erkennt man um die **A. axillaris (1)** herum die Faszikel des Plexus brachialis:

- dorsal den **Fasciculus posterior (2)**,
- medial den **Fasciculus medialis (3)**,
- lateral den **Fasciculus lateralis (4)**.

Fasciculus posterior Aus dem Fasciculus posterior geht der **N. axillaris (5)** hervor. Er zieht von der Axilla in die laterale Achsellücke und innerviert hier den M. deltoideus und den M. teres minor. Als weiterer Ast des Fasciculus posterior zieht der **N. radialis (6)** zum Humerus. Hier verschwindet er zusammen mit der **A. profunda brachii (7)** in der Tiefe und läuft schraubenförmig im Sulcus nervi radialis um die dorsale Seite des Humerus, wo er den M. triceps brachii innerviert.

Fasciculus lateralis Aus dem Fasciculus lateralis geht der **N. musculocutaneus (8)** hervor. Er durchbohrt den **M. coracobrachialis (9)** und innerviert diesen sowie den **M. brachialis (10)** und den **M. biceps brachii (11)**. Aus dem Fasciculus lateralis geht die laterale Wurzel des **N. medianus (12)** ab.

Fasciculus medialis Die zweite Wurzel des N. medianus stammt aus den Fasciculus medialis, so dass um die A. axillaris die **Medianusgabel (12 a)** entsteht. Der N. medianus verläuft am Oberarm im Sulcus bicipitalis medialis zusammen mit der **A. brachialis (13)** und dem **N. ulnaris (14)**, einem weiteren Ast aus dem Fasciculus medialis. Der N. ulnaris zieht dann zum Olecranon und läuft dort im Sulcus nervi ulnaris.

Klinik

Der N. axillaris ist bei einer **Humerusfraktur im Collum chirurgicum** gefährdet. Wird der Nerv dabei verletzt, fallen die von ihm innervierten Muskeln sowie die Sensibilität in dem von ihm versorgten Hautgebiet auf der Schulterhöhe aus.
Humerusschaftfrakturen gefährden den N. radialis im Sulcus nervi radialis. Das Lähmungsbild beinhaltet u. a. eine **Fallhand**, die durch den Ausfall der Extensoren am Unterarm bedingt ist.

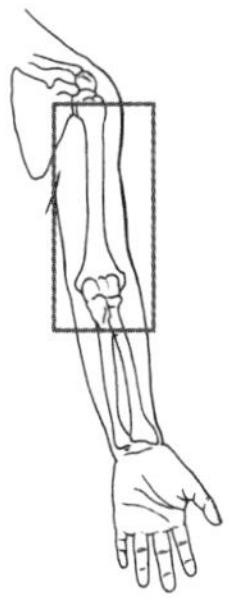

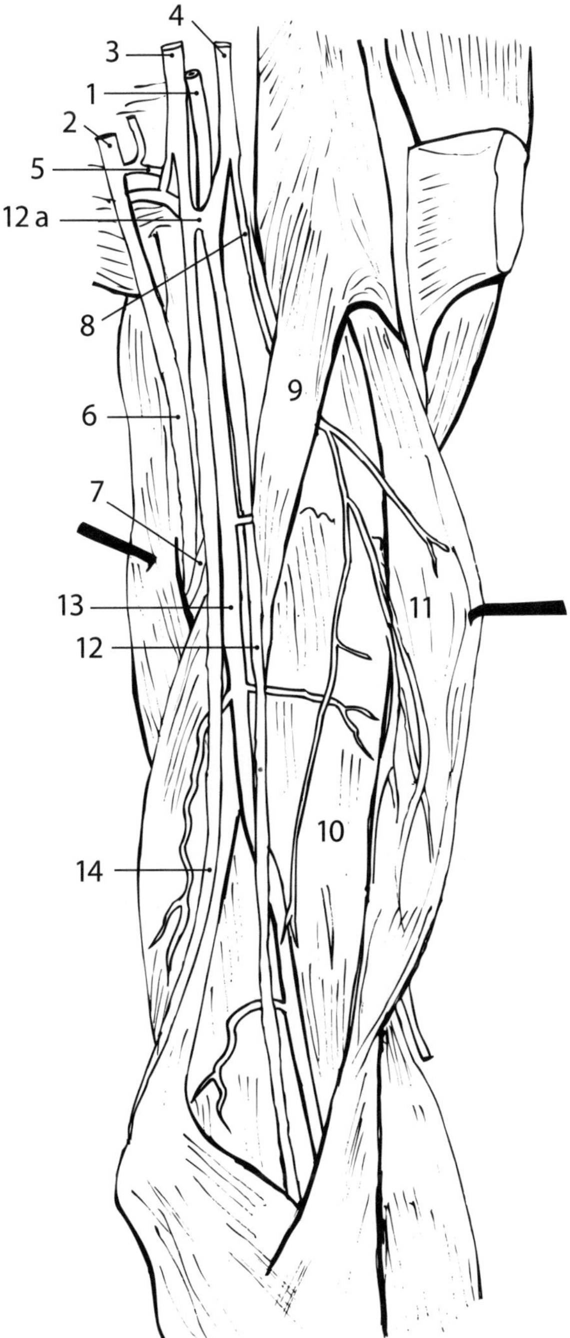
4
3
1
2
5
12 a
8
9
6
7
13
11
12
10
14

2.11 Leitungsbahnen der Hand

Gefäße Am distalen Unterarm kann man den Puls der **A. radialis (1)** neben der Sehne des **M. flexor carpi radialis (2)** tasten. Weiter distal wendet sich die A. radialis nach dorsal und kommt in der Tabatière (nicht sichtbar) zu liegen. Die **A. ulnaris (3)** liegt am distalen Unterarm neben der Sehne des **M. flexor carpi ulnaris (4)**.

Die Gefäßversorgung der Hand und Finger erfolgt aus dem **Arcus palmaris superficialis (oberflächlicher Hohlhandbogen, 5)** und dem **Arcus palmaris profundus** (nicht sichtbar).

Der **Arcus palmaris superficialis (5)** wird durch einen großen Zufluss aus der A. ulnaris gespeist, der an der Handwurzel über das **Retinaculum flexorum (6)** läuft und dann bogenförmig über die palmare Seite der Hand. Die **A. radialis (1)** gibt nur einen kleinen **R. palmaris superficialis (1a)** zum oberflächlichen Hohlhandbogen ab.

Beim **Arcus palmaris profundus (tiefer Hohlhandbogen,** nicht sichtbar) verhält es sich umgekehrt. Die **A. ulnaris (3)** gibt einen kleinen **R. palmaris profundus (3 a)** ab, der auf den Basen der Ossa metacarpalia II–IV mit einem großen Zufluss aus der A. radialis anastomosiert. Aus dem Arcus palmaris superficialis gehen die **Aa. digitales palmares communes (7)** zu den Grundgelenken der Finger ab. Dort teilen sie sich in die **Aa. digitales palmares propriae (8)**.

Nerven Der **N. medianus (9)** zieht zwischen den Sehnen der **oberflächlichen** und **tiefen Fingerbeuger (10)** unter dem **Retinaculum flexorum (6)** durch den Karpaltunnel. An der Hand gibt er kurze Äste für die Daumenballenmuskulatur ab und verzweigt sich in die **Nn. digitales palmares communes (11)** für die radialen 3 1/2 Finger. Diese teilen sich im Bereich der Grundgelenke in die **Nn. digitales palmares proprii (12)**, die am radialen und ulnaren Rand der Finger entlanglaufen.

Der **N. ulnaris (13)** liegt am distalen Unterarm neben der A. ulnaris. Er zieht über das Retinaculum flexorum und teilt sich in einen **R. superficialis (13 a)** und einen **R. profundus (13 b)**. Der R. superficialis gibt die Nn. digitales palmares communes für die 1 1/2 ulnaren Finger ab. Der R. profundus dringt in die Kleinfingerballenmuskulatur ein und innerviert diese sowie Teile der Daumenballenmuskulatur (siehe Kap. 2.7).

Merke

Sensible Innervation der Hand

- N. medianus
- N. radialis
- N. ulnaris

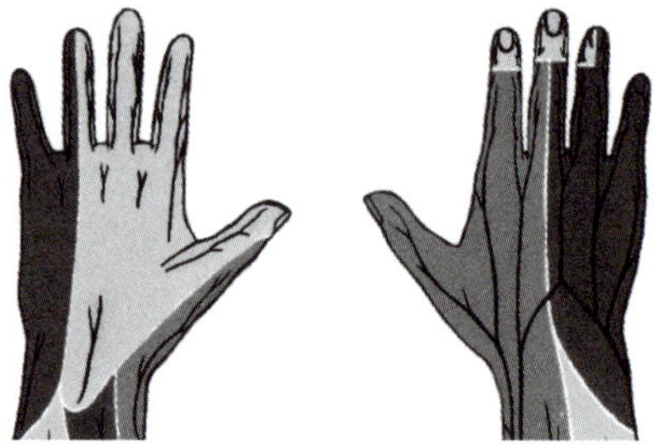

Ansicht von palmar — Ansicht von dorsal

Klinik

Medianusparesen sind die häufigsten peripheren Nervenläsionen. Besonders bei älteren Frauen kann der N. medianus im Bereich des Karpaltunnels durch Entzündungen, Traumen oder idiopathisch komprimiert werden **(Karpaltunnelsyndrom).** Als Symptome treten besonders nachts Schmerzen in der Hand, im weiteren Verlauf auch Sensibilitätsstörungen im Innervationsgebiet des N. medianus sowie Ausfälle und schließlich Atrophie der Daumenballenmuskulatur auf.

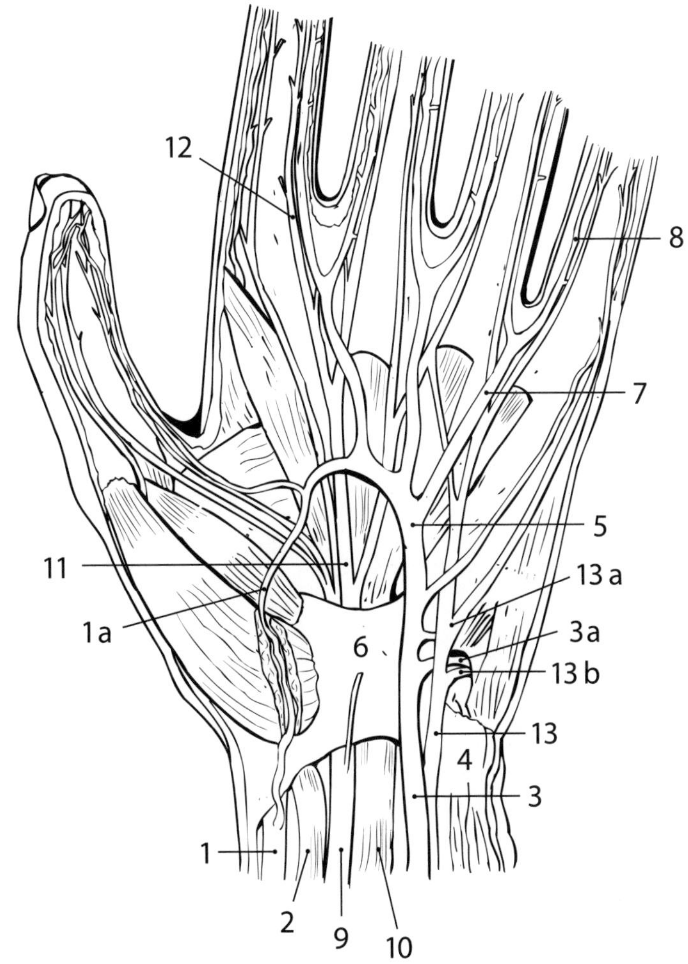
12
8
7
5
11
13 a
1a
3a
6
13 b
13
4
3
1
2
9
10

2.12 Querschnitte durch Ober- und Unterarm

Querschnitt durch den mittleren Oberarm Auf dem Querschnitt durch den Oberarm erkennt man den **Humerus** (1) und die **Septa intermuscularia brachii mediale** (2) und **laterale** (3), die die Strecker- von der Beugerloge des Oberarms trennen.
In der **Beugerloge** erkennt man den **M. biceps brachii** (4) und auf dem Humerus den **M. brachialis** (5). Zwischen den Muskeln liegt ein Anschnitt des **N. musculocutaneus** (6), der die Beuger am Oberarm innerviert.
In der **Streckerloge** erkennt man den **M. triceps brachii** (7) mit seinen drei Köpfen: **Caput laterale** (7 a), **Caput mediale** (7 b) und **Caput longum** (7 c). Dieser Muskel wird vom **N. radialis** (8) innerviert, der hier im Sulcus nervi radialis zusammen mit der **A. profunda brachii** (9) am Humerusschaft verläuft.
Im Sulcus bicipitalis medialis verläuft eine Gefäß-Nerven-Straße mit der **A. brachialis** (10) und **V. brachialis** (11), dem **N. medianus** (12), dem **N. ulnaris** (13) und dem **N. cutaneus antebrachii medialis** (14).

Querschnitt durch den mittleren Unterarm Auf dem Querschnitt erkennt man den **Radius** (15) und die **Ulna** (16), die über die **Membrana interossea antebrachii** (17) miteinander verbunden sind.
Dorsal der Membrana interossea sieht man Anschnitte der Muskeln der **dorsalen Gruppe**:
- **M. extensor pollicis longus** (18),
- **M. extensor carpi ulnaris** (19),
- **M. extensor pollicis brevis** (20) und
- **M. extensor digitorum** (21).

Zwischen den Muskeln verlaufen der **N. interosseus antebrachii posterior** (22) aus dem N. radialis und die **A. und V. interossea posterior** (23).
Um den Radius liegen die Muskeln der **radialen Gruppe**:
- **M. extensor carpi radialis brevis** (24),
- **M. extensor carpi radialis longus** (25) und
- **M. brachioradialis** (26).

Man erkennt auch den Ansatz des **M. pronator teres** (27) am Radius. Neben dem M. brachioradialis liegen der **R. superficialis nervi radialis** (8 a) und die **A. radialis** (28).
Ventral der Membrana interossea findet man die Unterarmbeuger:
- **M. flexor digitorum profundus** (29),
- **M. flexor pollicis longus** (30),
- **M. flexor digitorum superficialis** (31),
- **M. flexor carpi radialis** (32),
- **M. palmaris longus** (33) und
- **M. flexor carpi ulnaris** (34).

Zwischen oberflächlichem und tiefem Fingerbeuger verläuft der **N. medianus** (12), auf der Membrana interossea der **N. interosseus antebrachii anterior** (35) aus dem N. medianus zusammen mit der A. und V. interossea anterior. Parallel zum M. flexor carpi ulnaris ziehen die **A. und V. ulnaris** (36) und der **N. ulnaris** (13).

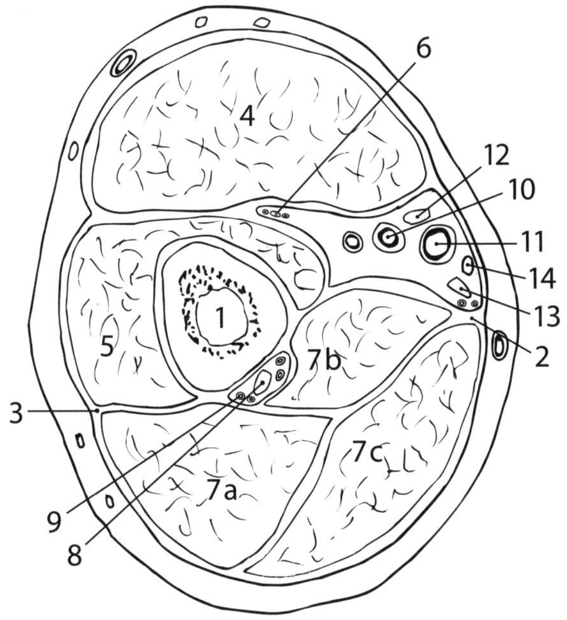
6
4
12
10
11
14
13
2
1
5
7b
3
7c
7a
9
8

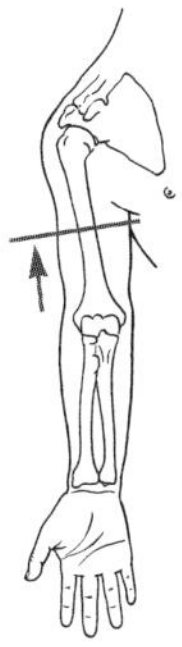

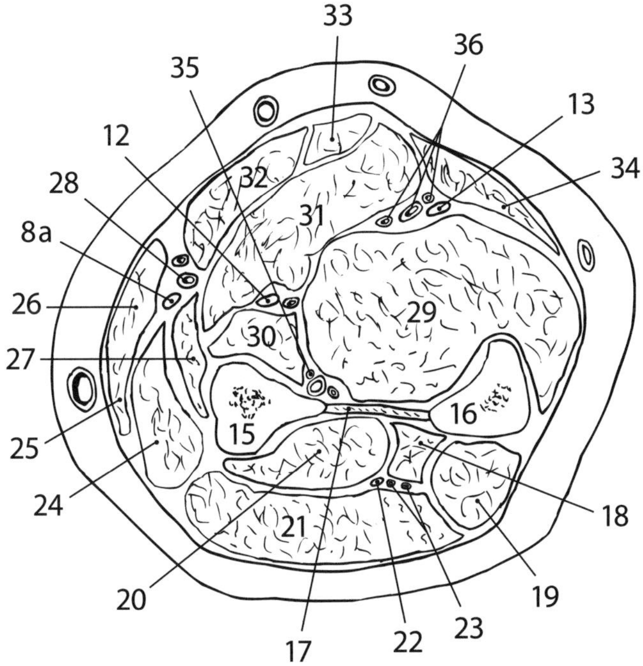
33
36
35
13
12
34
28
32
31
8a
29
26
30
27
16
15
25
24
18
21
19
20
17
22
23

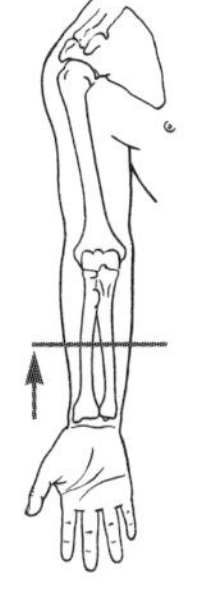

3.1 Becken

Das knöcherne Becken (Os coxae) wird gebildet durch:
- das **Os ilium (Darmbein, 1a–g),**
- das **Os ischii (Sitzbein, 2a–f)** und
- das **Os pubis (Schambein, 3a–c)**.

Die drei Knochen treffen sich in der Gelenkpfanne des Hüftgelenks, dem **Acetabulum (4a–c)**.

Os ilium Das Os ilium (Darmbein) besteht aus einem **Corpus (1a)** und einer **Ala (1b)**. Die Ala ossis ilii (Darmbeinschaufel) läuft nach kranial in einen Knochenwulst, die **Crista iliaca (Darmbeinkamm, 1c)**, aus. Ventral endet die Crista iliaca in der **Spina iliaca anterior superior (1d)**. Etwas kaudal liegt die **Spina iliaca anterior inferior (1e)**. Dorsal endet die Crista iliaca in der **Spina iliaca posterior superior (1f)**, etwas kaudal davon liegt die **Spina iliaca posterior inferior (1g)**.

Os ischii Am Os ischii (Sitzbein) unterscheidet man das **Corpus ossis ischii (2a)** und einen bogenförmigen Anteil, der im **Tuber ischiadicum (Sitzbeinhöcker, 2b)** ausläuft. Nach dorsal ist der Bogen zur **Spina ischiadica (2c)** ausgezogen. Kranial der Spina ischiadica findet man einen Einschnitt, die **Incisura ischiadica major (2d)**, kaudal von ihr die **Incisura ischiadica minor (2e)**.

Os pubis Die wichtigste Knochenstruktur des Os pubis (Schambein) ist das **Corpus ossis pubis (3a)**. Vom Corpus ossis pubis (3a) zieht der **Ramus superior (3b)** zur Symphysis pubica. Der **Ramus inferior (3c)** trifft sich mit dem **Ramus ossis ischii (2f)** und umrahmt mit ihm das **Foramen obturatum (5)**. Durch die Symphysis sind die Ossa pubis verbunden.

Acetabulum Das Acetabulum (Hüftgelenkpfanne) weist eine **Facies lunata (4a)** auf, die mit dem Femurkopf artikuliert. Es wird von einem knöchernen Rand, dem **Limbus acetabuli (4b)**, umgeben. Am unteren Rand ist dieser durch die **Incisura acetabuli (4c)** unterbrochen.

Verbindungen der beiden Os coxae Der Beckenring entsteht durch die Verbindung der beiden **Os coxae (6a und b)** miteinander:
- ventral durch die **Symphysis pubica** (nicht sichtbar) und
- dorsal durch die Artikulation mit dem **Os sacrum (7)** im **Iliosakralgelenk (8)**.

Das **Iliosakralgelenk** ist eine Amphiarthrose, in der Wackelbewegungen möglich sind.
Vom Os sacrum ziehen das **Lig. sacrotuberale (9)** zum **Tuber ischiadicum (2b)** und das **Lig. sacrospinale (10)** zur **Spina ischiadica (2c)**. Dadurch werden die **Incisura ischiadica major (2d)** zum Foramen ischiadicum majus und die **Incisura ischiadica minor (2e)** zum Foramen ischiadicum minus geschlossen.

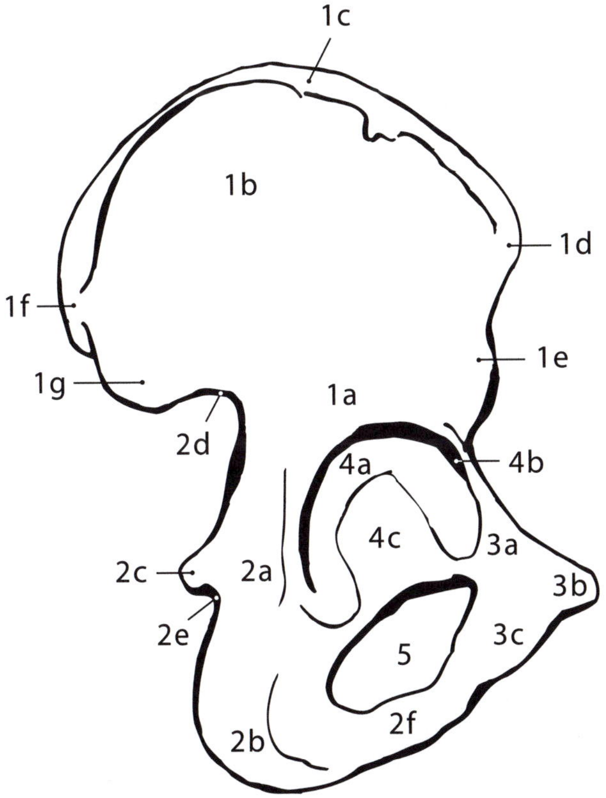
1c
1b
1d
1f
1e
1g
1a
2d
4a
4b
4c
3a
2c
2a
3b
2e
3c
5
2f
2b

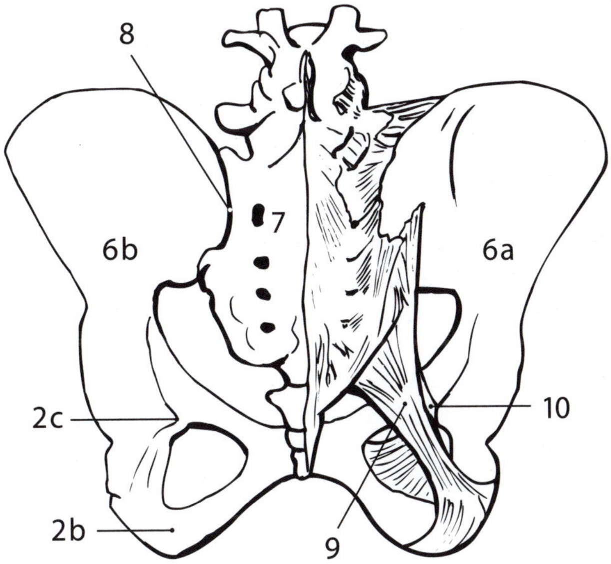
8
7
6b
6a
10
2c
2b
9

3.2 Muskeln der Gesäßregion und ischiokrurale Muskeln

Glutealmuskeln Zu den Glutealmuskeln gehören:

- **M. gluteus maximus (1),**
- **M. gluteus medius (2),**
- **M. gluteus minimus (3).**

Der **M. gluteus maximus (1)** entspringt vom Os sacrum, dem Lig. sacrotuberale, der Crista iliaca und der Fascia thoracolumbalis. Er steigt schräg nach lateral ab, setzt an der Tuberositas glutea des Femurs an und strahlt in die Fascia lata und den Tractus iliotibialis ein. Der M. gluteus maximus ist der stärkste Extensor im Hüftgelenk, zudem rotiert er nach außen. Seine kranialen Fasern abduzieren, seine kaudalen adduzieren im Hüftgelenk. Er wird vom N. gluteus inferior innerviert.
Der **M. gluteus medius (2)** entspringt fächerförmig von der Außenseite der Ala ossis ilii und inseriert an der Spitze des Trochanter major.
Der **M. gluteus minimus (3)** liegt verdeckt vom M. gluteus medius an der Außenseite der Ala ossis ilii (= Ursprung) und zieht ebenfalls zum Trochanter major.
Beide Muskeln werden vom N. gluteus superior innerviert. Sie abduzieren im Hüftgelenk, die ventralen Fasern führen eine Innen-, die dorsalen eine Außenrotation aus. Beim Stehen auf einem Bein und beim Gehen verhindern die jeweils kontralateralen Mm. glutei medius und minimus das Absinken des Beckens zur Spielbeinseite.

Pelvitrochantäre Muskeln Diese Muskelgruppe bilden:

- **M. piriformis (4),**
- **M. obturatorius internus (5),**
- **M. obturatorius externus** (nicht sichtbar),
- **Mm. gemelli superior (6) und inferior (7),**
- **M. quadratus femoris (8).**

Die sechs kleinen Muskeln dieser Gruppe entspringen vom Os sacrum oder Os ischii und ziehen in nahezu horizontalem Verlauf zum Trochanter major.
Der **M. piriformis (4)** kommt von der ventralen Seite des Os sacrum aus dem kleinen Becken und verlässt dieses durch das Foramen ischiadicum majus. Dadurch teilt er dieses in die **Foramina supra- (9)** und **infrapiriforme (10)**. Er bewirkt eine Außenrotation und abduziert im Hüftgelenk.
Der **M. obturatorius internus (5)** entspringt im Beckeninneren am Foramen obturatum, nutzt die Incisura ischiadica minor als Umlenkrolle (Hypomochlion) und inseriert am Trochanter major.
Die **Mm. gemelli superior (6)** und **inferior (7)** flankieren den M. obturatorius internus. Sie entspringen von der Spina ischiadica bzw. vom Tuber ischiadicum. Die beiden Muskeln wirken als Außenrotatoren.
Der **M. quadratus femoris (8)** zieht vom Tuber ischiadicum zur Crista intertrochanterica. Er bewirkt eine Außenrotation und Adduktion.

Merke

Innervation der pelvitrochantären Muskeln

M. piriformis → N. ischiadus und/oder N. musculi piriformis (Plexus sacralis)

M. obturatorius internus, Mm. gemelli superior und inferior → N. musculi obturatorii interni und Rr. musculares (Plexus sacralis)

M. quadratus femoris → N. musculi quadrati femoris (Plexus sacralis)

Ischiokrurale Muskeln Die ischiokruralen Muskeln sind sowohl Strecker im Hüftgelenk als auch als Beuger im Kniegelenk. Zu dieser Gruppe gehören:

- **M. biceps femoris (11)** mit Caput longum und Caput breve,
- **M. semitendinosus (12),**
- **M. semimembranosus (13).**

Diese Muskelgruppe entspringt vom Tuber ischiadicum und zieht zum Unterschenkel.
Der **M. biceps femoris (11)** entspringt zusätzlich mit seinem Caput breve von der Linea aspera des Femurs. Er inseriert am Caput fibulae und kann dadurch im Kniegelenk auch außenrotieren.
Der **M. semitendinosus (12)** inseriert über den Pes anserinus superficialis an der Tuberositas tibiae. Durch diesen Verlauf kann er im Kniegelenk innenrotieren.
Die Ansatzsehne des **M. semimembranosus (13)** bildet den Pes anserinus profundus am Epicondylus medialis tibiae und wirkt daher ebenfalls innenrotierend im Kniegelenk.

Merke

Innervation der ischiokruralen Muskeln
alle ischiokruralen Muskeln → N. tibialis
Ausnahme: M. biceps femoris, Caput breve → N. fibularis

Klinik

Beim **Ausfall der Mm. glutei medius und minimus** kippt das Becken beim Gang zur Spielbeinseite ab und es resultiert ein Watschelgang, der von einem kompensatorischen Seitwärtsneigen des Rumpfes (Trendelenburg-Zeichen) begleitet wird.

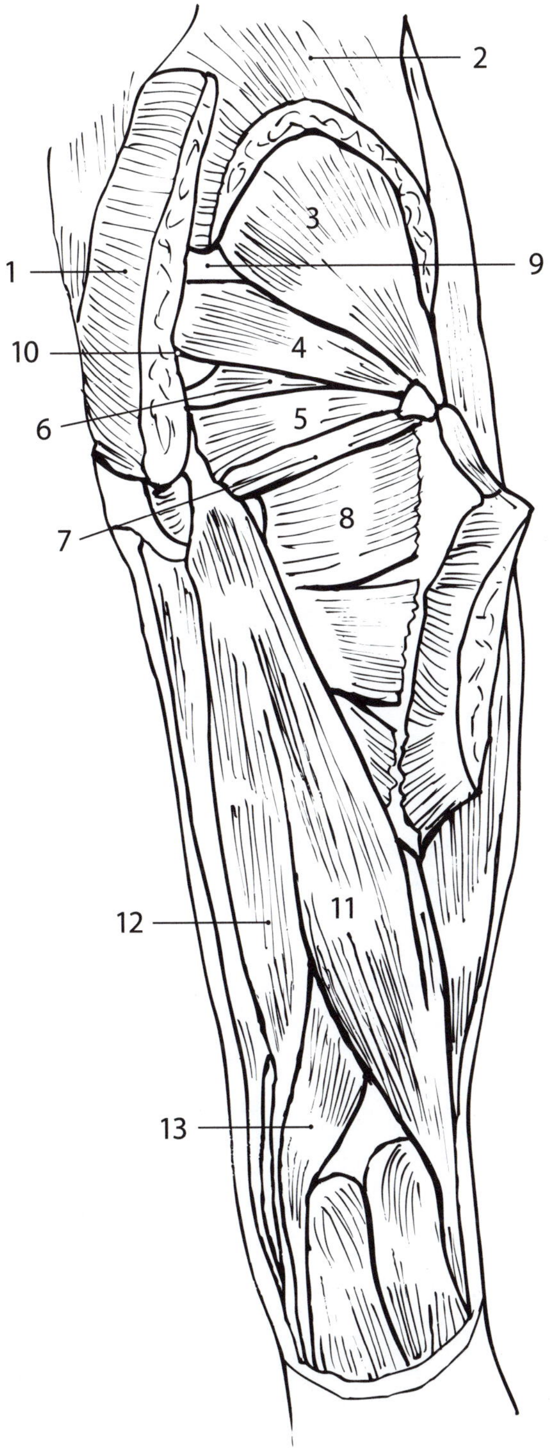

3.3 Muskeln des ventralen Oberschenkels

In der ventralen Ansicht des Oberschenkels erkennt man zwei Muskelgruppen:

- Extensoren,
- Adduktoren.

Extensoren Der **M. quadriceps femoris (1a–e)** besteht aus vier Köpfen:

- **M. rectus femoris (1a),**
- **M. vastus intermedius (1b),**
- **M. vastus lateralis (1c),**
- **M. vastus medialis (1d).**

Diese vereinigen sich zu einer gemeinsamen Endsehne, dem **Lig. patellae (1e)**, und setzen an der Tuberositas tibiae an. In das Lig. patellae ist die **Patella (2)** als Sesambein eingeschaltet. Der M. quadriceps femoris ist der einzige Strecker im Kniegelenk.

Der **M. rectus femoris (1a)** entspringt von der Spina iliaca anterior inferior und ist damit als einziger der vier Köpfe zweigelenkig. Er beugt zusätzlich im Hüftgelenk.

Der **M. vastus intermedius (1b)** entspringt von der Vorderseite des Femurs und liegt unter dem M. rectus femoris.

Die beiden **Mm. vastus lateralis (1c)** und **vastus medialis (1d)** entspringen von der dorsal gelegenen Linea aspera und bedecken das Femur lateral bzw. medial.

Der **M. sartorius (3)** ist hier weitgehend entfernt. Er entspringt von der Spina iliaca anterior superior, und seine Endsehne bildet am medialen Kniegelenkrand zusammen mit dem M. semitendinosus (siehe Kap. 3.2) und dem M. gracilis den Pes anserinus superficialis. Er innenrotiert im Kniegelenk, außenrotiert im Hüftgelenk und beugt in beiden Gelenken.

Adduktoren Von der ventralen Seite erkennt man einen Teil der Adduktoren.

Der **M. gracilis (4)** entspringt als schlanker Muskel vom Ramus inferior ossis pubis. Neben seiner Adduktionsfunktion kann er in Hüft- und Kniegelenk beugen sowie im Kniegelenk innenrotieren. Seine Endsehne beteiligt sich an der Bildung des Pes anserinus superficialis.

Der **M. adductor brevis (5)** entspringt vom Ramus inferior ossis pubis und zieht zum proximalen Drittel der Linea aspera. Lateral von ihm entspringt vom Pecten ossis pubis der **M. pectineus (6)**. Er inseriert kaudal des Trochanter minor an der Linea pectinea.

Der **M. adductor magnus (7)** entspringt vom Ramus inferior ossis pubis bis hin zum Tuber ischiadicum. Er inseriert an der Linea aspera bis hinab zum Tuberculum adductorium am Epicondylus medialis des Femurs.

Der **M. adductor longus (8)** ist in der Abbildung durchtrennt. Er entspringt am Os pubis und zieht zum mittleren Drittel der Linea aspera.

Neben ihrer Adduktionsfunktion können die Mm. adductores brevis und longus im Hüftgelenk beugen und außenrotieren. Der M. adductor magnus kann zusätzlich im Hüftgelenk außenrotieren und mit seinen verschiedenen Anteilen beugen und strecken.

Merke

Innervation

Extensoren, M. sartorius → N. femoralis
Adduktoren → N. obturatorius

Klinik

An der Patellarsehne kann durch Beklopfen mit dem Reflexhammer ein **Muskeleigenreflex** ausgelöst werden, der die Rückenmarksegmente LIII–IV prüft.

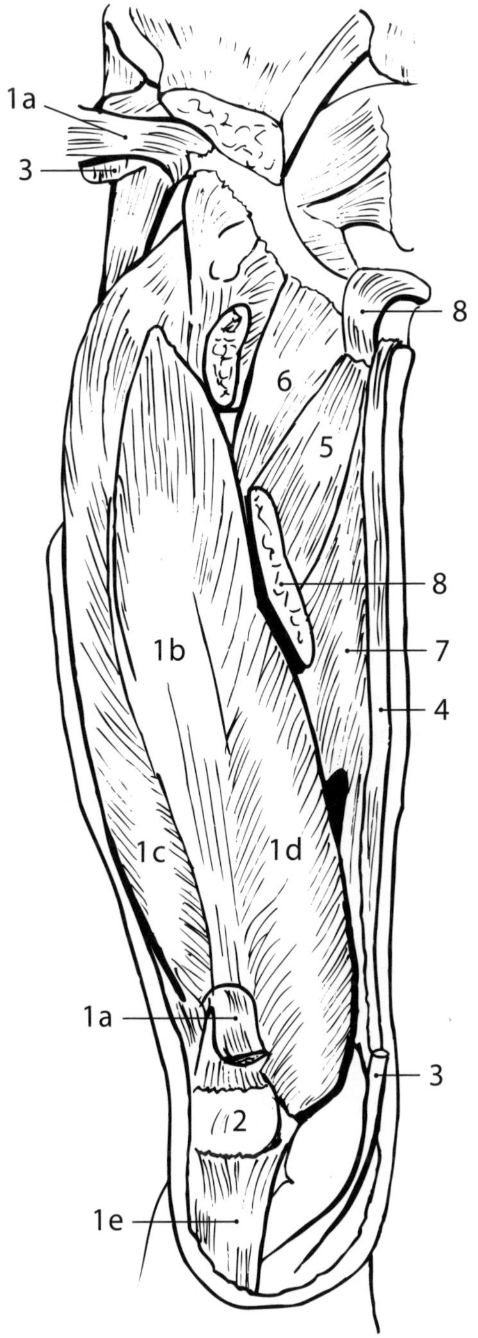
1a
3
8
6
5
8
1b
7
4
1c
1d
1a
3
2
1e

3.4 Kniegelenk

Das Kniegelenk (Art. genus) ist ein zusammengesetztes Gelenk, in dem die **Femurkondylen (1a und b)**, die **Tibiakondylen (2a und b)** und die **Patella (3)** miteinander artikulieren. Das Kniegelenk ist ein Dreh-Scharniergelenk, in dem Beugen und Strecken sowie Rotationsbewegungen möglich sind.

Aufbau Die Patella ist als Sesambein in die **Patellarsehne (Lig. patellae, 4)**, die Endsehne des M. quadriceps femoris, eingelagert. Die Femurkondylen rollen bei zunehmender Beugung auf die Tibiakondylen, so dass in Streckstellung ihre flacheren anterioren, bei Beugestellung ihre stärker gekrümmten posterioren Anteile der Tibia aufliegen.
Femur- und Tibiakondylen sind nicht kongruent. Zum Ausgleich dieser Inkongruenz sind in das Kniegelenk zwei faserknorpelige Keile, die Menisken, eingebaut. Beide Menisken sind mit der Kniegelenkkapsel verwachsen. Der **laterale Meniskus (Meniscus lateralis, 5)** ist eher kreisförmig, während der **mediale Meniskus (Meniscus medialis, 6)** ein nach innen offenes C bildet. In der Ansicht von ventral erkennt man den **medialen (1a)** und **lateralen (1b) Femurkondylus** sowie den **medialen (2a)** und **lateralen (2b) Tibiakondylus**.

Bandapparat Die Kniegelenkkapsel ist durch einen Bandapparat verstärkt:

- äußere Bänder, u.a.
  - **Lig. patellae (4)**,
  - **Ligg. collateralia fibulare und tibiale (7)**,
- innere Bänder
  - **Lig. cruciatum anterius (vorderes Kreuzband, 9)**,
  - **Lig. cruciatum posterius (hinteres Kreuzband, 10)**.

Lateral und medial überbrücken die Ligg. collateralia das Kniegelenk.
Das **Lig. collaterale tibiale (7)** zieht vom Epicondylus medialis des **Femurs (1a)** zum medialen Rand der Tibia. Das Lig. collaterale tibiale ist mit dem medialen Meniskus verwachsen und vermindert so dessen Beweglichkeit.
Das **Lig. collaterale fibulare** (nicht sichtbar) zieht vom Epicondylus lateralis des Femurs zum **Caput fibulae (8)** und hat keinen Kontakt zur Kniegelenkkapsel.
Die beiden Kollateralbänder sind bei Streckung gespannt und bei Beugung erschlafft. Dadurch werden Rotationsbewegungen im Kniegelenk erst bei gebeugtem Knie möglich. Die Kollateralbänder hemmen passive Ab- und Adduktionsbewegungen im Kniegelenk weitgehend.

Die beiden **Ligg. cruciata genus (Kreuzbänder)** sind in der Fossa intercondylaris erkennbar.
Das **Lig. cruciatum anterius (9)** zieht von der hinteren, inneren Fläche des lateralen Femurkondylus zur Area intercondylaris anterior der Tibia. Es läuft von oben, außen und hinten nach unten, innen und vorn.
Das **Lig. cruciatum posterius (10)** kommt von der vorderen, inneren Fläche des medialen Femurkondylus und zieht zur Area intercondylaris posterior der Tibia. Es zieht von vorn, oben und innen nach hinten, unten und außen. Beide Kreuzbänder sind so umeinander gewickelt. Die Kreuzbänder sind in allen Stellungen des Kniegelenks teilweise gespannt und stellen daher eine bedeutende Sicherung des Gelenks dar. Teile der Kreuzbänder hemmen dadurch fast jede Bewegung im Kniegelenk. Bei der Innenrotation wickeln sich die Kreuzbänder stärker umeinander.

Klinik

Verletzungen der Menisken betreffen am häufigsten den medialen Meniskus. Dieser ist durch die Verwachsung mit dem Lig. collaterale tibiale weniger beweglich und kann bei Außenrotationstraumen in Beugestellung einreißen. Die schlechte Regenerationsfähigkeit von Knorpelgewebe erfordert dann häufig eine teilweise oder vollständige Entfernung des Meniskus. Dies wiederum kann auf Dauer zu einer vermehrten Abnutzung der Gelenkknorpel führen.

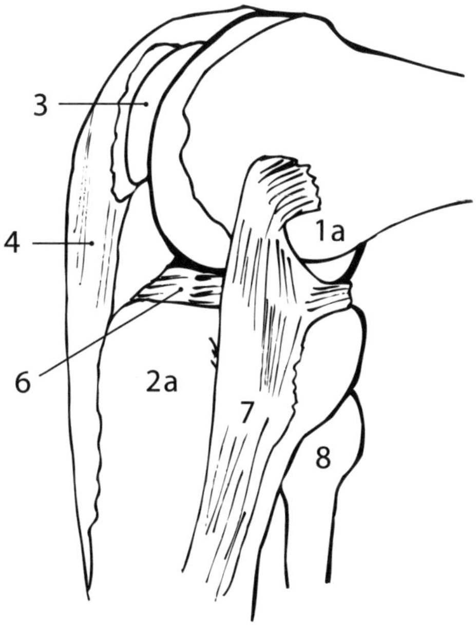
3
4
1a
6
2a
7
8

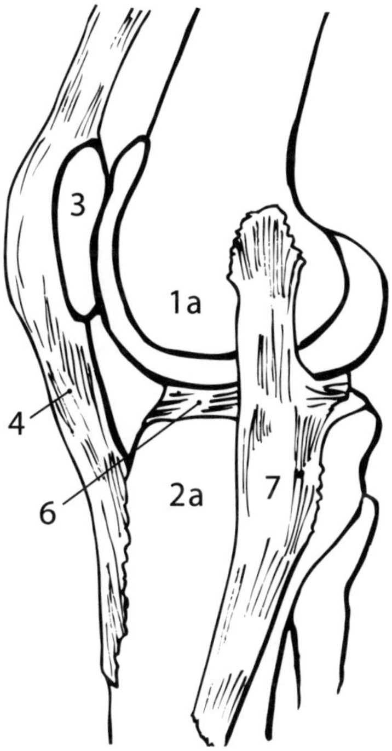
3
1a
4
6
2a
7

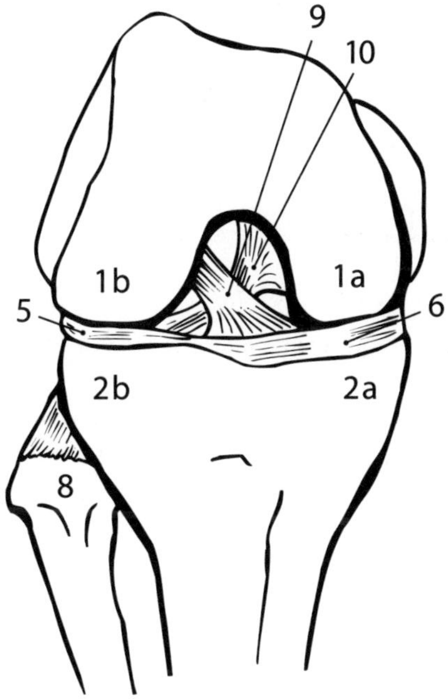
9
10
1b
1a
5
6
2b
2a
8

3.5 Wadenmuskeln

Die Wadenmuskeln sind Flexoren in den Sprunggelenken. Sie werden unterteilt in:
- eine oberflächliche Schicht und
- eine tiefe Schicht.

Oberflächliche Schicht Die oberflächliche Schicht der Wadenmuskeln bildet der **M. triceps surae**. Er besteht aus:
- dem **M. gastrocnemius** (1) und
- dem **M. soleus** (2).

Der **M. gastrocnemius** (1) entspringt mit seinem Caput mediale proximal des medialen Femurkondylus, mit seinem Caput laterale proximal des lateralen Femurkondylus.
Der **M. soleus** (2) entspringt vom Fibulakopf und von der Tibia. Der Zwischenraum zwischen diesen beiden Ursprungsstellen wird durch eine Muskelarkade, den **Arcus tendineus musculi solei** (2 a), überbrückt.
Beide Muskeln vereinigen sich zu einer gemeinsamen Endsehne, der **Achillessehne (Tendo calcaneus, 3)**. Diese setzt am Tuber calcanei an.
Der M. triceps surae wirkt als Plantarflexor und Supinator des Fußes. Der **M. gastrocnemius** beugt zusätzlich im Kniegelenk.

Tiefe Schicht Die tiefe Schicht der Wadenmuskeln wird nach der Entfernung des M. triceps surae sichtbar:
- **M. flexor digitorum longus** (4),
- **M. tibialis posterior** (5),
- **M. flexor hallucis longus** (6),
- **M. popliteus** (7).

Der **M. flexor digitorum longus** (4) entspringt am weitesten medial von der dorsalen Tibia distal des M. soleus. Er zieht hinter dem **Malleolus medialis** (8) zur Fußsohle und endet dort an den Basen der Endglieder II–V. Der M. flexor digitorum longus bewirkt eine Plantarflexion und Supination des Fußes und beugt die Zehen II–V.
Der **M. tibialis posterior** (5) entspringt von der Membrana interossea cruris und den angrenzenden Teilen der Tibia und Fibula. Er unterkreuzt am distalen Unterschenkel die Sehnen des M. flexor digitorum longus und bildet so das **Chiasma cruris** (9). Er setzt an der Tuberositas ossis navicularis und am Os cuneiforme mediale an. Der M. tibialis posterior supiniert den Fuß und bewirkt eine leichte Plantarflexion.
Der **M. flexor hallucis longus** (6) entspringt am weitesten fibular von der Membrana interossea cruris und der Fibula. Er läuft zur Fußsohle und setzt dort am Endglied der Großzehe an.
Der M. flexor hallucis longus beugt die Großzehe und wirkt als Plantarflexor und Supinator des Fußes.
Oberhalb des **Arcus tendineus musculi solei** (2 a) erkennt man den **M. popliteus** (7). Er entspringt vom Condylus lateralis des Femurs und setzt oberhalb der Linea poplitea der Tibia an. Der M. popliteus spannt die dorsale Kniegelenkkapsel und verhindert so deren Einklemmung.

Merke

Innervation
Wadenmuskeln → N. tibialis

Klinik

Aufgrund degenerativer Veränderungen kann die Achillessehne bei maximaler Anspannung des M. triceps surae (z. B. beim Sport) reißen. Der Patient ist dann nicht mehr in der Lage, sich auf die Zehen zu stellen.

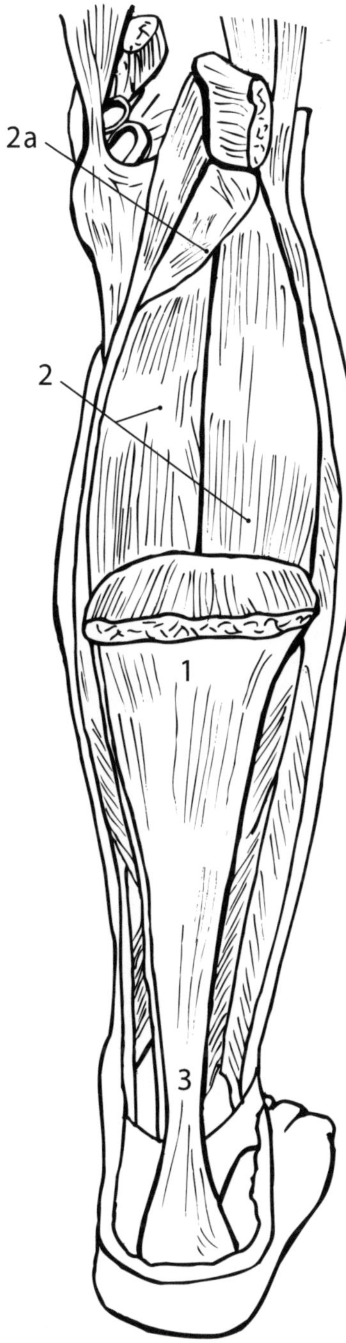
2a
2
1
3

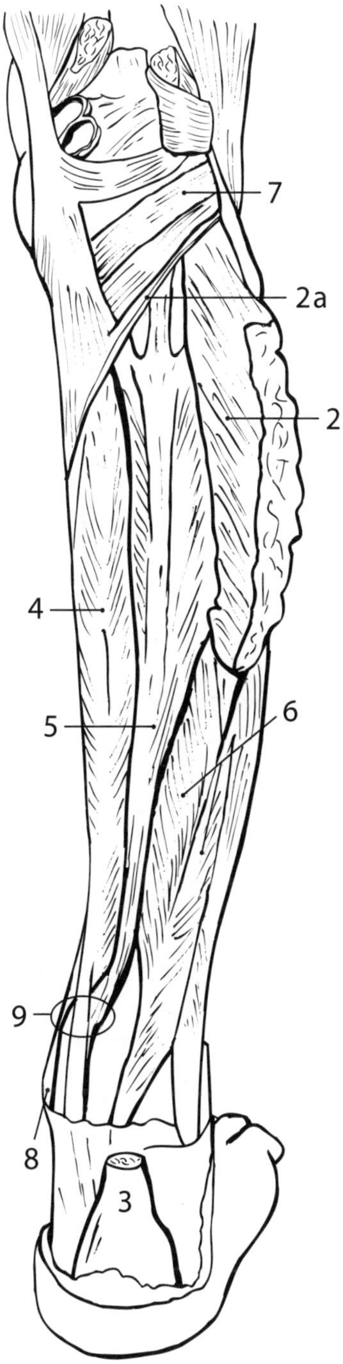
7
2a
2
4
5
6
9
8
3

3.6 Extensoren- und Peroneusgruppe am Unterschenkel

Die Unterschenkelmuskeln lassen sich einteilen in:
- Extensoren,
- Peroneusgruppe und
- Flexoren (siehe Kap. 3.5).

Extensoren Zu den Extensoren des Unterschenkels gehören:
- **M. tibialis anterior (1),**
- **M. extensor digitorum longus (2),**
- **M. peroneus [fibularis] tertius (3),**
- **M. extensor hallucis longus (4).**

Der **M. tibialis anterior (1)** entspringt von der lateralen Fläche der Tibia und der Membrana interossea cruris. Seine Sehne tritt unter den **Retinacula musculorum extensorum (5)** zum Os cuneiforme mediale und zum Os metatarsale I. Der M. tibialis anterior bewirkt eine Dorsalflexion und eine schwache Supination des Fußes.

Der **M. extensor digitorum longus (2)** entspringt vom Condylus lateralis tibiae, von der Vorderkante der Fibula und der Membrana interossea cruris. Seine Sehne läuft unter den Retinacula musculorum extensorum und teilt sich dann in vier Endsehnen, die in die Dorsalaponeurosen der Zehen II–V einstrahlen. Der M. extensor digitorum longus dient der Dorsalextension und der Pronation des Fußes. Als 5. Sehne spaltet sich von ihm der **M. peroneus [fibularis] tertius (3)** ab, der am Os metatarsale V inseriert.

Der **M. extensor hallucis longus (4)** ist in seinem Ursprungsbereich an der mittleren Fibula und der Membrana interossea cruris vom M. tibialis posterior und M. extensor digitorum longus verdeckt. Seine Sehne wird am distalen Unterschenkel sichtbar und zieht zur Basis der Endphalanx der Großzehe. Seine Funktion ist die Dorsalflexion des Fußes und die Streckung im Großzehengrund und -endgelenk.

Peroneusgruppe Der **M. peroneus [fibularis] longus (6)** entspringt vom Kopf und oberen Schaft der Fibula und von den Septa intermuscularia anterius und posterius, die die **Peroneusloge** begrenzen. Seine Sehne verläuft hinter dem **Malleolus lateralis (7)** unter den **Retinacula musculorum peroneorum [fibularium] (8)**, biegt am lateralen Fußrand zur Fußsohle um und zieht schräg unter der Fußsohle zum Os metatarsale I und Os cuneiforme mediale. Der M. peroneus [fibularis] longus bewirkt eine Pronation und Plantarflexion des Fußes. Durch seinen Verlauf quer unter der Fußsohle verspannt er das Quergewölbe des Fußes.

Der **M. peroneus [fibularis] brevis (9)** entspringt vom distalen Teil der Fibula und inseriert an der Tuberositas ossis metatarsalis V. Seine Funktion ist die Pronation und die Plantarflexion des Fußes.

Merke

Innervation

Extensoren → N. peroneus [fibularis] profundus

Peroneusgruppe → N. peroneus [fibularis] superficialis

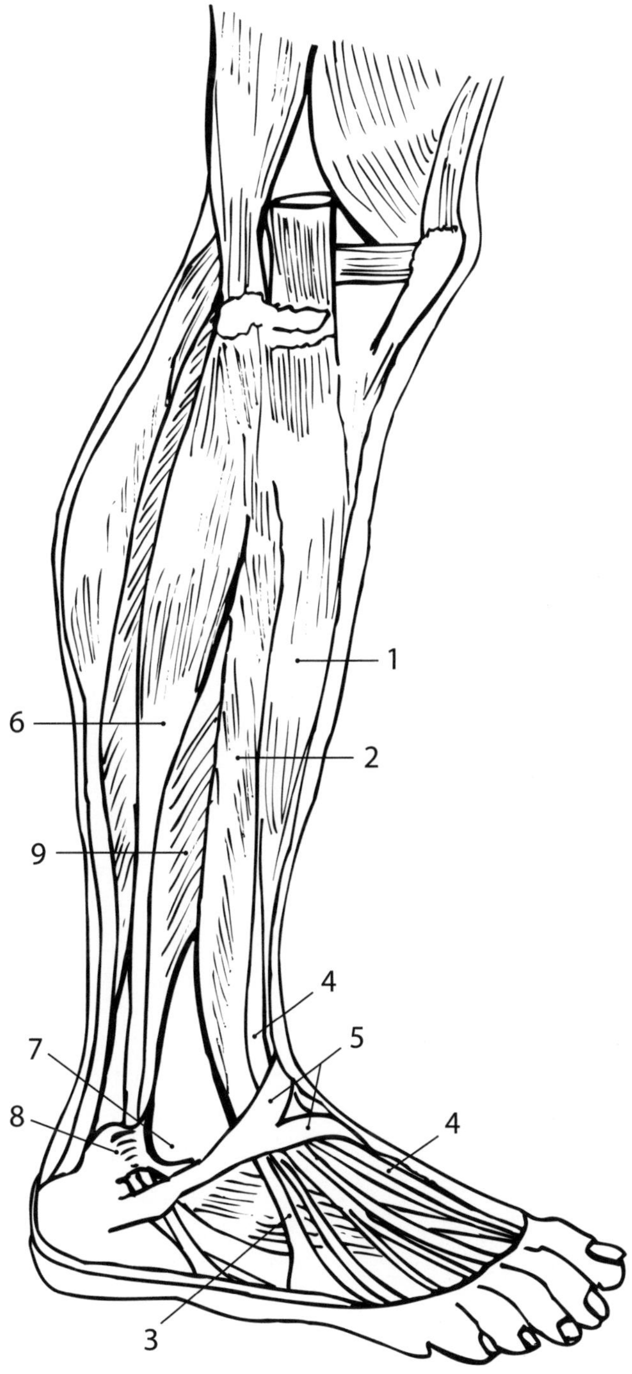
1
2
6
9
4
5
7
8
4
3

3.7 Fußrücken

Am Fußrücken erkennt man die Sehnen der Extensoren am Unterschenkel und die Muskeln des Fußrückens.

Extensoren des Unterschenkels Die Sehne des **M. tibialis anterior (1)** zieht unter das Retinaculum musculorum extensorum superius, dann durch das mediale Fach unter dem **Retinaculum musculorum extensorum inferius (2)** zum Os cuneiforme mediale und Os metatarsale I.
Die Sehne des **M. extensor hallucis longus (3)** zieht durch das mittlere Fach unter dem **Retinaculum musculorum extensorum inferius (2)** und inseriert an der Basis der Endphalanx der Großzehe.
Die Sehne des **M. extensor digitorum longus (4)** zieht durch das laterale Fach unter dem Retinaculum musculorum extensorum inferius (2), teilt sich in vier Endsehnen und strahlt in die **Dorsalaponeurosen (5)** der Zehen II–V ein. Als Abspaltung zieht die Sehne des **M. peroneus [fibularis] tertius (6)** zur Basis des Os metatarsale V.

Muskeln des Fußrückens Auf dem Fußrücken erkennt man den **M. extensor digitorum brevis (7)** und den **M. extensor hallucis brevis (8)**. Beide Muskeln entspringen vom Calcaneus und strahlen gemeinsam mit den langen Streckern in die Dorsalaponeurosen der Zehen ein. Dabei erhält die 5. Zehe oft keine Sehne. Der M. extensor digitorum brevis und der M. extensor hallucis brevis werden vom N. fibularis profundus innerviert. Sie strecken die Zehen.

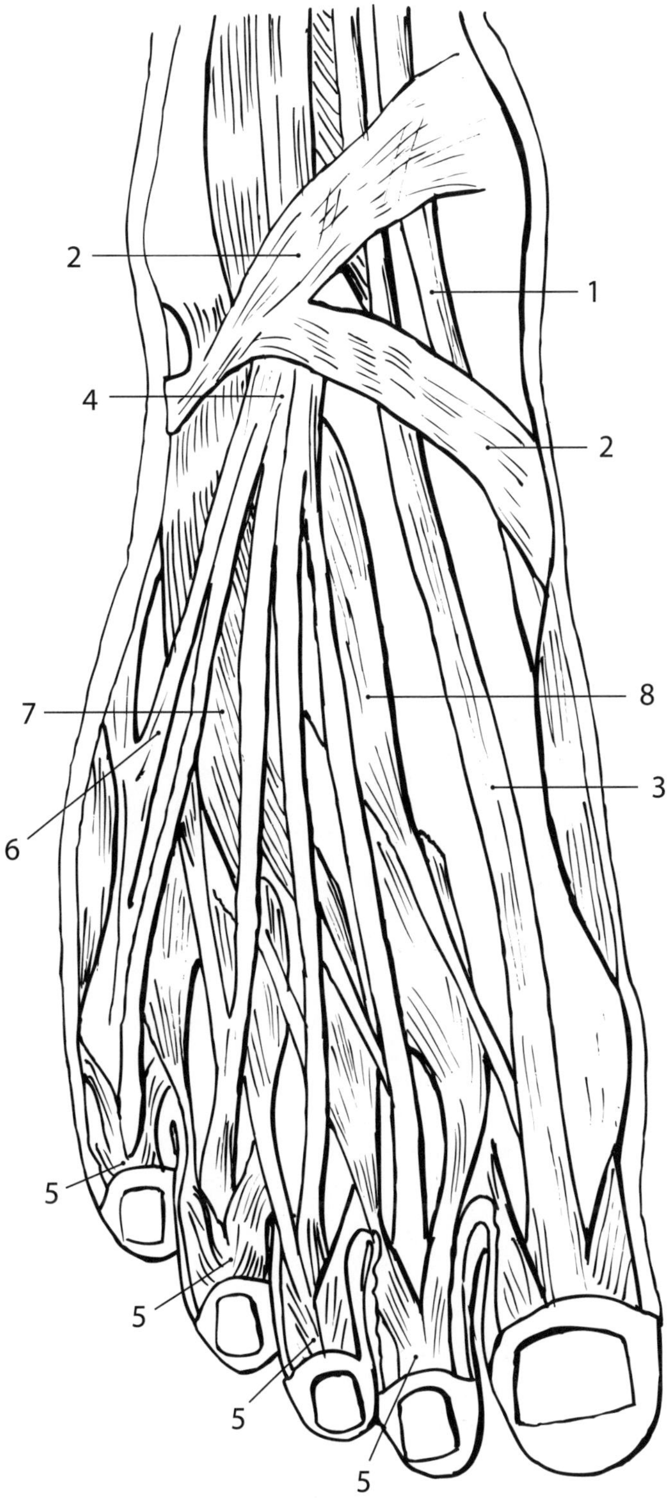
2
1
4
2
8
7
3
6
5
5
5
5

3.8 Fußsohle

Die Muskeln der Fußsohle lassen sich einteilen in:
- oberflächliche Muskelschicht,
- Muskeln des Großzehenballens,
- Muskeln des Kleinzehenballens.

Oberflächliche Muskelschicht Präpariert man die **Plantaraponeurose (1)** ab, so sieht man auf die Muskeln und Sehnen der Fußsohle.
Die oberflächlichste Schicht bildet der **M. flexor digitorum brevis (2)**. Er ist in der rechten Abbildung teilweise abgetragen und nach dorsal geklappt. Er entspringt vom Tuber calcanei, setzt mit vier gespaltenen Sehnen an den Mittelphalangen der Zehen II–V an und beugt die Mittelphalangen dieser Zehen. Unter dem M. flexor digitorum brevis erkennt man die Sehnen der langen Flexoren des Unterschenkels. Sie erreichen die Fußsohle hinter dem Malleolus medialis und unter den Muskeln des Großzehenballens.
Da der **M. flexor hallucis longus (3)** am Unterschenkel weiter lateral entspringt (siehe Kap. 8.5), am Fuß jedoch weiter medial als der **M. flexor digitorum longus (4)** inseriert, kreuzt seine Sehne die des M. flexor digitorum longus und bildet so das **Chiasma plantare (5)**.
Der **M. flexor hallucis longus (3)** setzt an der Endphalanx der Großzehe an.
Die vier Sehnen des **M. flexor digitorum longus (4)** inserieren an den Endgliedern der Zehen II–V. Dabei durchbohren sie die **Sehnen des M. flexor digitorum brevis (2a)**.
Vom Tuber calcanei entspringt der **M. quadratus plantae (6)**. Er strahlt in die Endsehnen des M. flexor digitorum longus ein und ändert so deren schräge in eine sagittale Zugrichtung.

Muskeln des Großzehenballens Der **M. abductor hallucis (7)** entspringt vom Proc. medialis des Tuber calcanei und setzt am medialen Sesambein und an der Grundphalanx der Großzehe an. Er abduziert die Großzehe.
Der **M. flexor hallucis brevis (8)** entspringt vom Os cuneiforme I und setzt an der Grundphalanx und am lateralen Sesambein der Großzehe an. Er beugt die Großzehe.

Muskeln des Kleinzehenballens Der **M. flexor digiti minimi brevis (9)** entspringt von der Basis des Os metatarsale V und inseriert an der Grundphalanx der Kleinzehe. Er beugt die Kleinzehe.
Der **M. abductor digiti minimi (10)** kommt vom Proc. lateralis des Tuber calcanei und setzt an der Grundphalanx der Kleinzehe an. Er beugt die Kleinzehe.

In der Tiefe lateral des M. flexor digitorum brevis erkennt man die Sehne des **M. peroneus [fibularis] longus (11)**, die, vom lateralen Fußrand kommend, die Fußsohle quer überspannt und am Os cuneiforme mediale ansetzt. Diese Sehne stellt so eine dynamische Stabilisierung des Fußquergewölbes dar.

Merke

Innervation
Muskeln der Fußsohle → Nn. plantares mediales und laterales aus dem N. tibialis

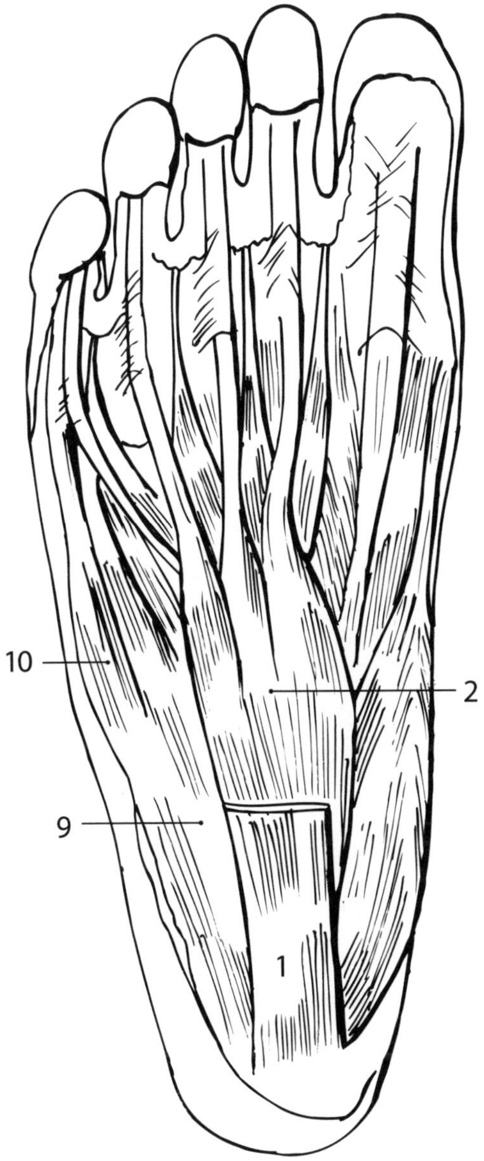
10
2
9
1

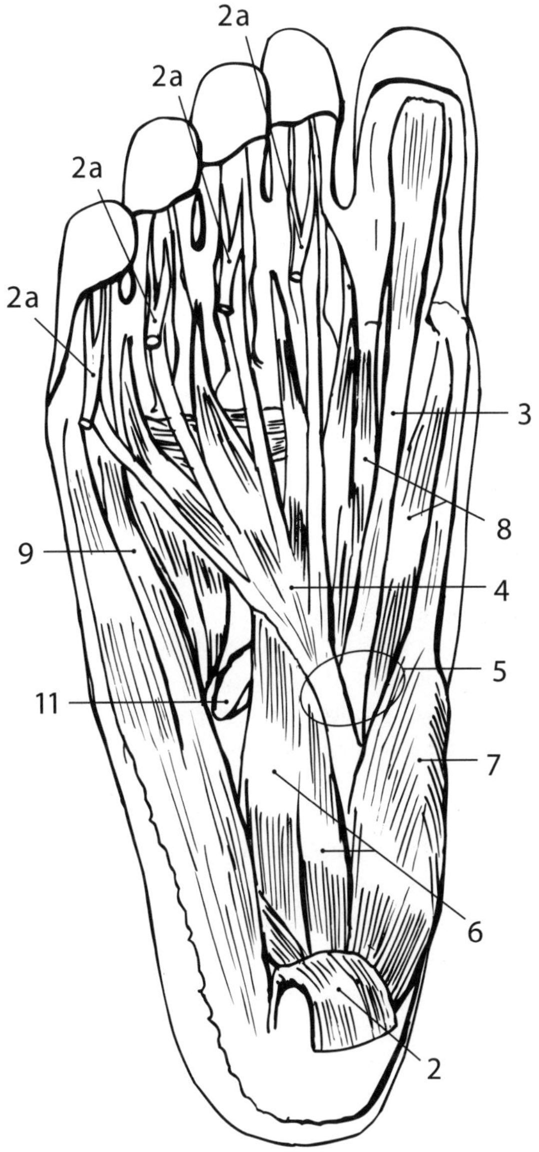
2a
2a
2a
2a
3
8
9
4
5
11
7
6
2

3.9 Leitungsbahnen im Trigonum femorale

Am proximalen, ventralen Oberschenkel liegt das Trigonum femorale. Es wird begrenzt durch

- das **Lig. inguinale (1),**
- den **M. sartorius (2)** und
- den **M. adductor longus (3)**.

Seinen Boden bilden der **M. pectineus (4)** und der **M. iliopsoas (5)**.
Der **M. iliopsoas (5)** entsteht durch die Vereinigung des M. psoas, der von den unteren Brust- und den Lendenwirbeln entspringt, und des **M. iliacus (6)**, der von der Ala ossis ilii kommt. Zusammen ziehen sie unter dem Lig. inguinale durch die Lacuna musculorum zum Oberschenkel und setzen am Trochanter minor an. Der M. iliopsoas ist der wichtigste Beuger im Hüftgelenk. Er wird direkt aus dem Plexus lumbalis und aus dem **N. femoralis (7)** innerviert. Der N. femoralis zieht gemeinsam mit dem M. iliopsoas durch die Lacuna musculorum in das Trigonum femorale und teilt sich dort in seine Muskeläste (Rr. musculares) für die Mm. sartorius und quadriceps femoris und in Hautäste (Rr. cutanei) für den ventralen Oberschenkel auf.
Weiter medial im Trigonum femorale finden sich die **A. femoralis (8)** und die **V. femoralis (9)**. Sie erreichen zusammen mit dem **R. femoralis des N. genitofemoralis** (nicht sichtbar) das Trigonum femorale durch die Lacuna vasorum.
Die **A. femoralis (8)** gibt hier die **A. profunda femoris (10)** ab, die mit ihren Ästen die Adduktoren und die dorsale Seite des Oberschenkels versorgt. Die A. femoralis selbst zieht distal unter den M. sartorius und tritt dann in den Canalis adductorius ein, der vom **M. vastus medialis (11)** sowie den **Mm. adductores longus (3)** und **magnus** (nicht sichtbar) begrenzt wird. Auf diesem Weg gelangt sie in die Fossa poplitea (siehe Kap. 8.11).
Die **V. femoralis (9)** liegt am weitesten medial im Trigonum femorale. Sie nimmt hier zahlreiche epifasziale Venen auf, u. a. die **V. saphena magna (12)**.

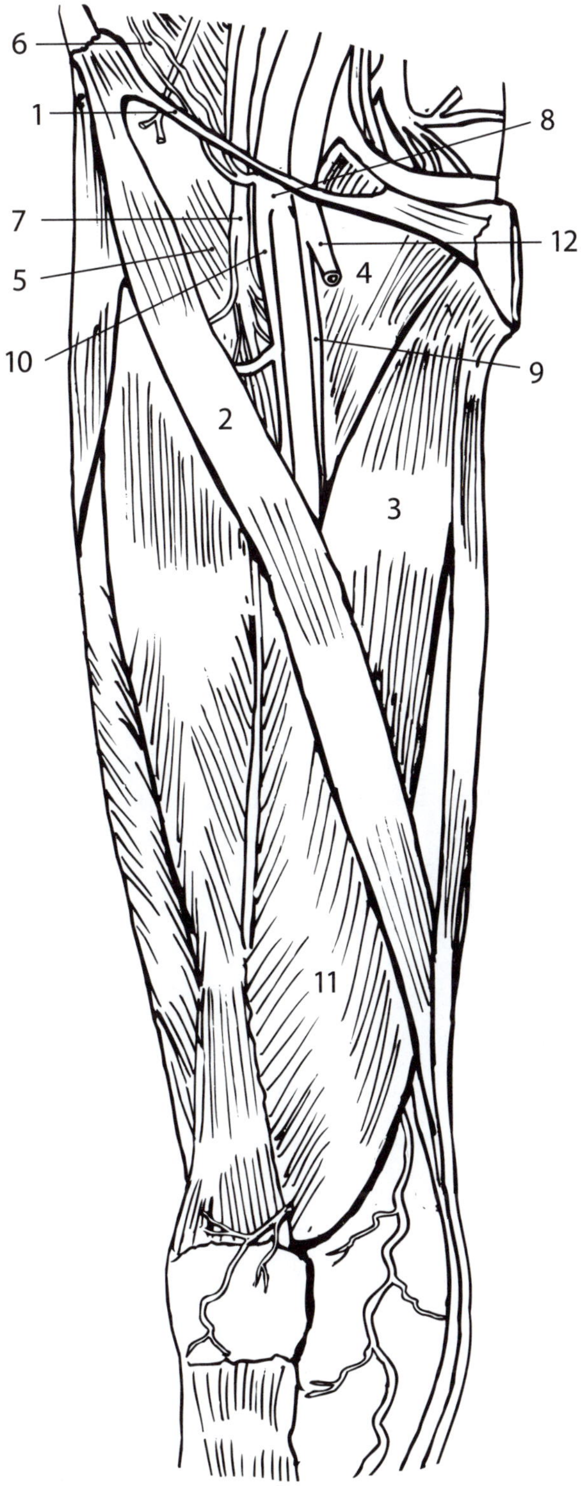
6
1
8
7
12
5
4
10
9
2
3
11

3.10 Leitungsbahnen der Gesäßregion

Die Begrenzungen der Gesäßregion (Regio glutealis, Glutealregion) sind:

- die Crista iliaca,
- die Analrinne,
- der M. tensor fasciae latae,
- die Gesäßfurche.

Die Leitungsbahnen der Gesäßregion kommen aus dem Beckeninneren und verlassen dieses über die Foramina supra- und infrapiriforme.

Foramen suprapiriforme Kranial des **M. piriformis (1)** tritt die **A. glutea superior (2)** aus dem Becken in die Gesäßregion. Sie ist ein parietaler Ast der A. iliaca interna und versorgt die **Mm. glutei medius (3)** und **minimus** (nicht sichtbar). Zusammen mit der Arterie läuft der **N. gluteus superior** (nicht sichtbar) aus dem Plexus sacralis. Er verzweigt sich unter den Mm. glutei medius und minimus und innerviert diese.

Foramen infrapiriforme Kaudal des **M. piriformis (1)** verlässt der **N. gluteus inferior (4)** zusammen mit der gleichnamigen Arterie das Becken. Der Nerv innerviert den M. gluteus maximus.

Die **A. glutea inferior (5)** ist ein parietaler Ast der A. iliaca interna und versorgt weite Teile der Gesäßregion.

Ebenfalls durch das Foramen infrapiriforme erreicht der **N. ischiadicus (6)** die Gesäßregion. Er stammt aus den Plexus sacralis und kann entweder schon geteilt durch das Foramen infrapiriforme austreten oder sich im weiteren Verlauf am dorsalen Oberschenkel in seine Äste, den **N. tibialis (7)** und **N. peroneus [fibularis] communis (8)**, aufteilen. Beide Äste innervieren am Oberschenkel die ischiokruralen Muskeln:

- **M. semimembranosus (9),**
- **M. semitendinosus (10)** und
- **M. biceps femoris (11).**

Der **N. cutaneus femoris posterior (12)** ist ein Hautnerv, der die dorsale Seite des Oberschenkels sensibel innerviert.

Die **A. pudenda interna (13)** ist ein viszeraler Ast der A. iliaca interna. Die A. pudenda interna und der **N. pudendus (14)** aus dem Plexus sacralis biegen, kaum dass sie aus dem Foramen infrapiriforme ausgetreten sind, um die Spina ischiadica und treten durch das Foramen ischiadicum minus wieder in das Becken ein. Dort erreichen sie die Fossa ischioanalis und versorgen den Beckenboden und die äußeren Genitalien.

Klinik

Intramuskuläre (i.m.) Injektionen werden z.B. bei Impfungen häufig in der Gesäßregion verabreicht. Dabei ist darauf zu achten, dass im äußeren, oberen Quadranten der Gesäßregion, also im Bereich des M. gluteus medius, injiziert wird. Die richtige Injektionsstelle kann mit Hilfe des **Hochstetter-Handgriffes** ermittelt werden. Eine fälschliche Injektion in die Mitte der Glutealregion kann den N. ischiadicus treffen. Der oft ölige Impfstoff kann besonders den N. peroneus [fibularis] communis dauerhaft schädigen, was zu einer **Peroneusparese** mit Ausfall der Extensoren am Unterschenkel und dem klinischen Bild des Steppergangs führt.

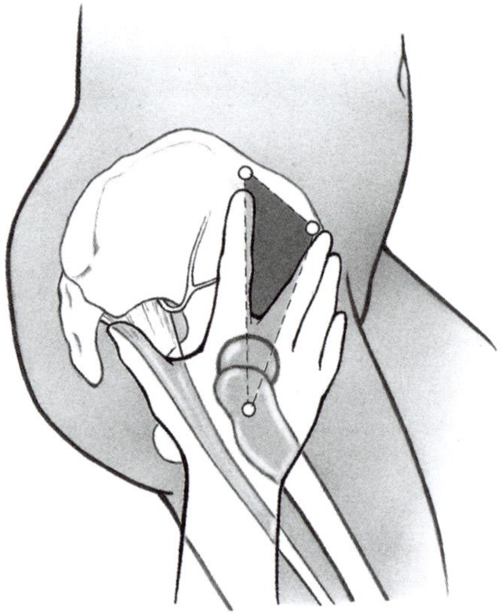

Hochstetter-Handgriff. Injektionsstelle zwischen Zeige- und Mittelfinger.

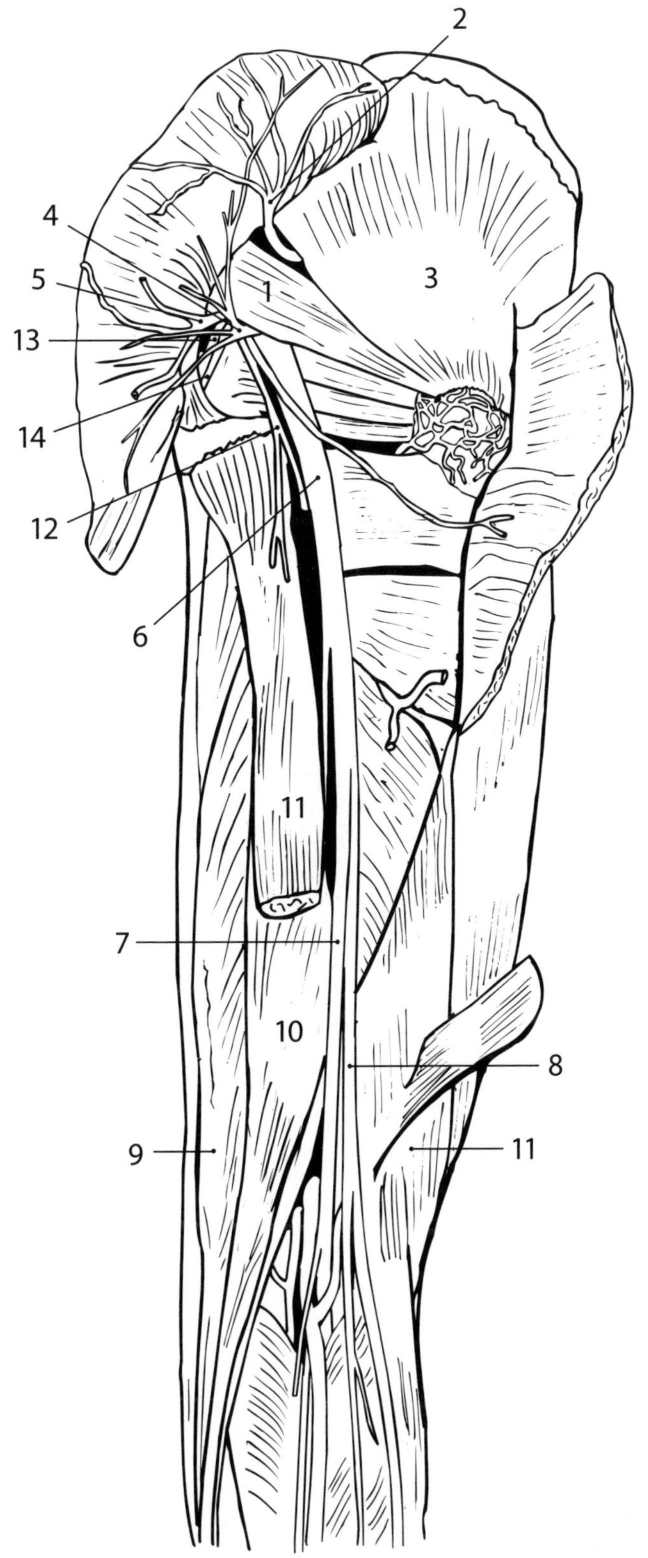
2
4
5
13
14
12
6
1
3
11
7
10
9
8
11

3.11 Leitungsbahnen der Fossa poplitea

Die Fossa poplitea (Kniekehle) ist ein rautenförmiger Raum, der kranial und kaudal durch Muskeln begrenzt wird.

- Kranial medial bilden zwei Muskeln des Pes anserinus superficialis, die **Mm. gracilis (1)** und **semitendinosus (2)** sowie der **M. semimembranosus (3)** die Grenze der Fossa poplitea.
- Kranial lateral liegt der **M. biceps femoris (4)**.
- Kaudal sieht man die beiden Köpfe des **M. gastrocnemius (5)**.

Gefäßversorgung In der Fossa poplitea liegt am weitesten medial die **A. poplitea (6)**. Sie geht aus der A. femoralis hervor, die die Kniekehle durch den Canalis adductorius erreicht. Die A. poplitea gibt hier Äste für das Kniegelenk und für die Flexoren am proximalen Unterschenkel ab.
Lateral der A. poplitea liegt die **V. poplitea (7)**. Sie entsteht durch den Zusammenfluss der tiefen Unterschenkelvenen und setzt sich im Canalis adductorius in die V. femoralis fort. In der Fossa poplitea nimmt sie die epifasziale **V. saphena parva (8)** auf.

Nerven Am weitesten lateral finden sich der **N. tibialis (9)** und der **N. peroneus [fibularis] communis (10)**. Der N. tibialis zieht weiter absteigend in die Flexorenloge des Unterschenkels. In der Kniekehle gibt er als Hautast für die Wade den **N. cutaneus surae medialis (11)** ab. Der N. peroneus [fibularis] communis wendet sich nach fibular. Er zieht weiter um den Fibulakopf und teilt sich in seine Äste, die **Nn. peronei superficialis** und **profundus**. In der Kniekehle gibt er einen Hautast für die Wade, den **N. cutaneus surae lateralis (12)**, ab.

Klinik

Bei **Frakturen des Fibulakopfes** ist der N. peroneus [fibularis] communis, der hier sehr oberflächlich verläuft, gefährdet. Läsionen des Nervs führen neben Sensibilitätsausfällen am Unterschenkel und Fußrücken zum Ausfall der Extensoren und der Peroneusgruppe am Unterschenkel.

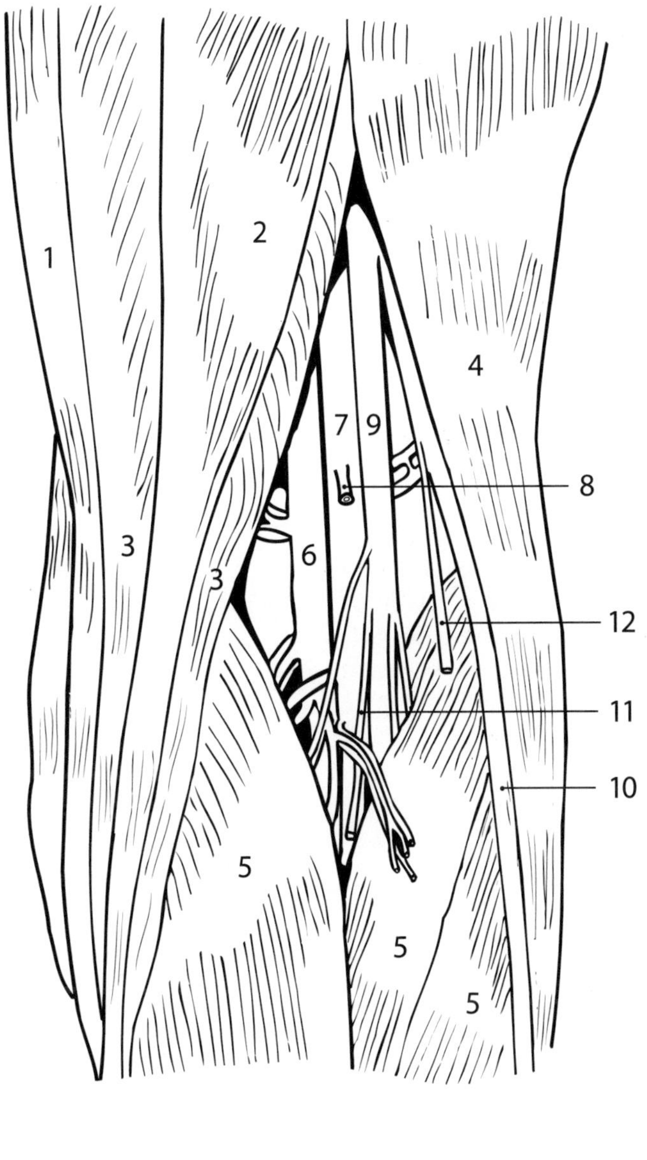
1
2
3
3
4
5
5
5
6
7
9
8
12
11
10

3.12 Leitungsbahnen der Extensoren- und Peroneusloge des Unterschenkels

Am Unterschenkel gibt es drei Muskellogen:
- Extensorenloge,
- Flexorenloge (siehe Kap. 3.13),
- Peroneusloge.

Nerven der Extensoren- und Peroneusloge Der **N. peroneus [fibularis] communis (1)** läuft um das Caput fibulae und teilt sich in der Peroneusloge in seine Endäste, den **N. peroneus [fibularis] superficialis (2)** und den **N. peroneus [fibularis] profundus (3)**.
Der **N. peroneus [fibularis] superficialis (2)** verläuft weiter in der Peroneusloge und innerviert hier die **Mm. peronei longus (4)** und **brevis (5)**.
Der **N. peroneus [fibularis] profundus (3)** durchbohrt das Septum intermusculare cruris anterius und gelangt so in die Extensorenloge des Unterschenkels. Dort innerviert er die **Mm. tibialis anterior (6)**, **extensor hallucis longus (7)** und **extensor digitorum longus (8)**.

Arterielle Versorgung Die **A. tibialis anterior (9)** tritt durch die Membrana interossea cruris von der Fossa poplitea in die Extensorenloge. Dort läuft sie lateral des **M. tibialis anterior (6)** und versorgt die Muskeln der Extensorenloge. Ihr Endast, die **A. dorsalis pedis (10)**, läuft auf dem Fußrücken lateral der **Sehne des M. extensor hallucis longus (7 a)**, versorgt die Zehen und kommuniziert über einen R. profundus (nicht sichtbar) mit dem Arcus plantaris (siehe Kap. 3.15).

Klinik

Zur Beurteilung der **Fußpulse** ist der Fußrücken lateral der **Sehne des M. extensor hallucis longus (7 a)** geeignet, wo der Puls der A. dorsalis pedis tastbar ist.

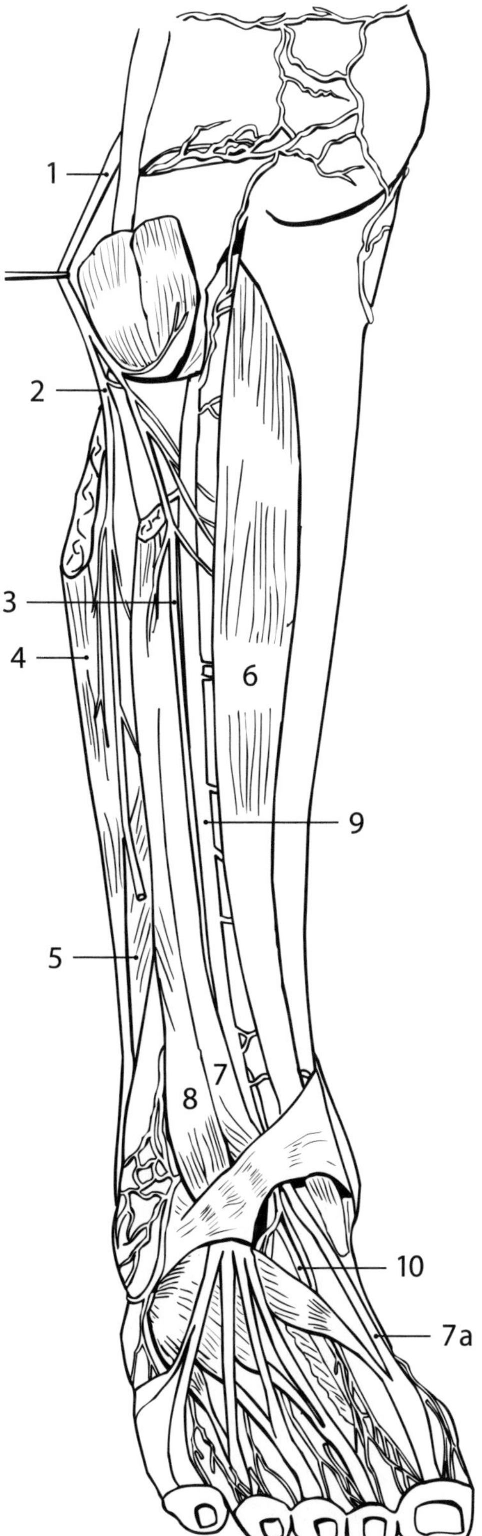
1
2
3
4
5
6
7
8
9
10
7a

3.13 Leitungsbahnen der Flexorenloge des Unterschenkels

Am Unterschenkel gibt es drei Muskellogen:

- Extensorenloge, (siehe Kap. 3.12),
- Flexorenloge,
- Peroneusloge(siehe Kap. 3.12).

Trägt man die oberflächliche Schicht der Flexoren (**Mm. gastrocnemius, 1** und **soleus, 2**) ab, so schaut man auf die Leitungsbahnen der Flexorenloge.

Arterielle Versorgung Die **A. poplitea (3)** teilt sich in ihrem Verlauf von der Fossa poplitea, unter dem **Arcus tendineus musculi solei (4)** hindurch in die Flexorenloge in ihre Endäste auf:

- Die **A. tibialis anterior** (nicht sichtbar) zieht nach ventral in die Extensorenloge.
- Die **A. tibialis posterior (5)** verläuft zwischen den oberflächlichen und tiefen Flexoren nach distal und hinter dem Malleolus medialis zur Fußsohle.

Am proximalen Unterschenkel geht von ihr die **A. fibularis** (nicht sichtbar) ab, die ebenfalls in der Flexorenloge, bedeckt vom **M. flexor hallucis longus (6)**, nach distal zum **Malleolus lateralis (7)** verläuft.

Nerven Der **N. tibialis (8)** zieht, von der Fossa poplitea kommend, unter dem Arcus musculi solei in die Flexorenloge und verläuft mit der A. tibialis posterior zum **Malleolus medialis (9)**.

Klinik

Bei der körperlichen Untersuchung werden zur Beurteilung des Gefäßstatus auch die **Fußpulse** getastet. Dies kann u.a. im Bereich hinter dem **Malleolus medialis (9)** erfolgen, wo der Puls der A. tibialis posterior fühlbar ist.

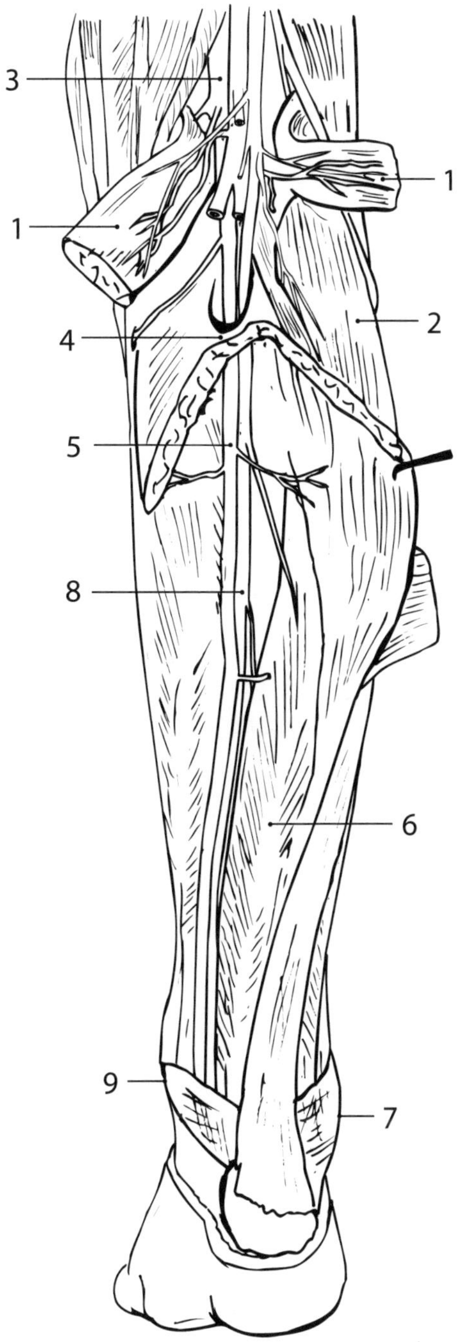
3
1
1
2
4
5
8
6
9
7

3.14 Leitungsbahnen des Fußrückens

Auf der Abbildung erkennt man die epifaszialen Leitungsbahnen des distalen Unterschenkels und des Fußrückens.

Venöse Versorgung Am medialen Fußrücken sieht man die **V. marginalis medialis (1)**, die sich am **Malleolus medialis (2)** in die **V. saphena magna (3)** fortsetzt. Diese große Vene verläuft dann epifaszial entlang der medialen Seite des Unter- und Oberschenkels und mündet erst im Bereich des Trigonum femorale in die subfasziale **V. femoralis**.
Am lateralen Fußrand läuft die **V. marginalis lateralis (4)**. Sie setzt sich am **Malleolus lateralis (5)** in die V. saphena parva fort. Diese epifasziale Vene verläuft dann an der dorsalen Seite des Unterschenkels und mündet im Bereich der Fossa poplitea in die **V. poplitea**.

Nerven Im Bereich des distalen Unterschenkels tritt auf der fibularen Seite der **N. peroneus [fibularis] superficialis (6)** aus der Peroneusloge durch die Fascia cruris an die Oberfläche. Er teilt sich in die **Nn. cutanei dorsales intermedius (7)** und **medialis (8)**, die die Haut des Fußrückens und der dorsalen Seite der Zehen innervieren.
Der **N. peroneus [fibularis] profundus (9)** tritt im Mittelfußbereich zwischen 1. und 2. Strahl durch die Faszie. Er teilt sich in die **Nn. digitales dorsales I und II (10)**, die die Haut zwischen der 1. und 2. Zehe innervieren.
Am **Malleolus medialis (2)** erkennt man neben der **V. saphena magna (3)** die Endäste des **N. saphenus (11)**. Dieser Endast des N. femoralis innerviert die Haut am medialen Unterschenkel bis zum Malleolus medialis.
Am distalen Unterschenkel sieht man auf der tibialen Seite den **N. cutaneus surae medialis (12)** aus dem N. tibialis.
Den lateralen Fußrand innerviert der **N. cutaneus dorsalis lateralis (13)** aus dem N. suralis.

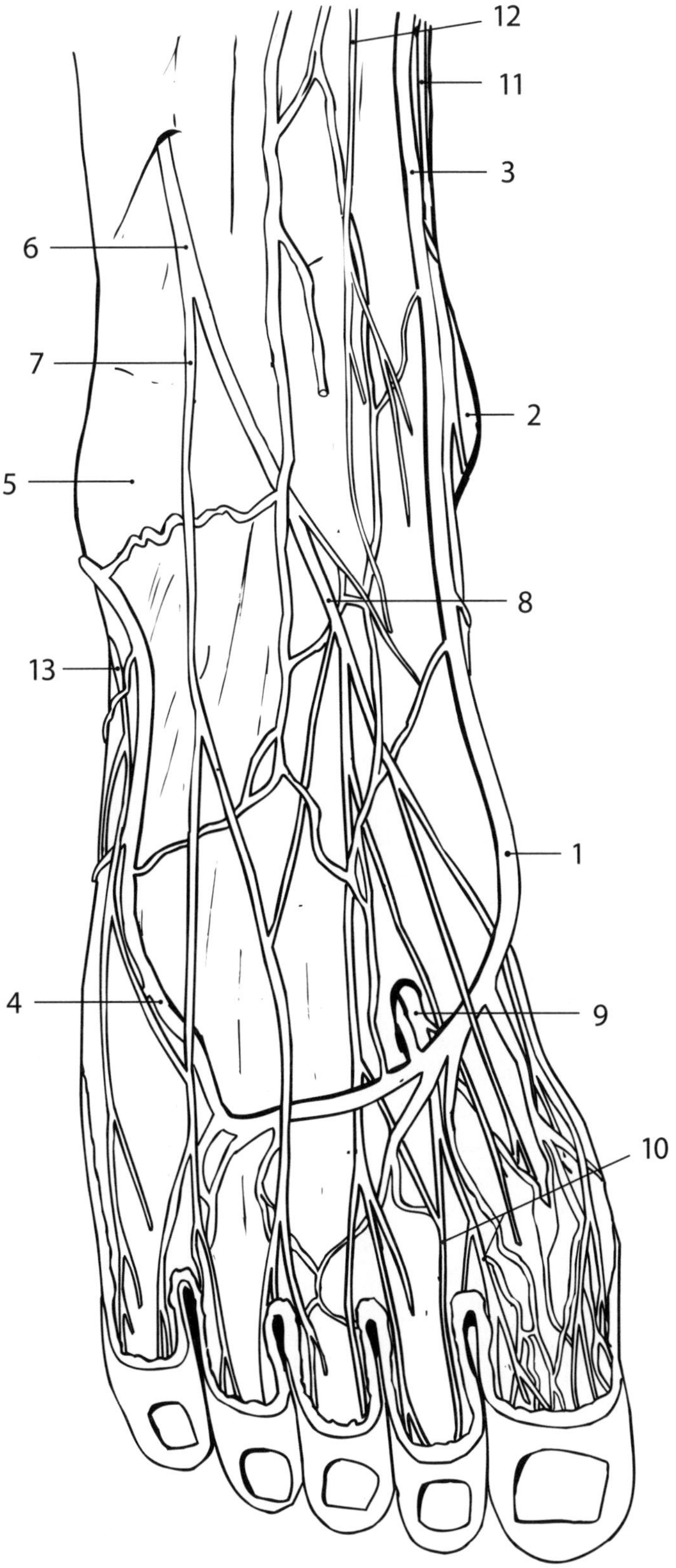
12
11
3
6
7
2
5
8
13
1
4
9
10

3.15 Leitungsbahnen der Fußsohle

Nach Entfernung von Teilen der Plantaraponeurose (1) und des M. flexor digitorum brevis (2) erkennt man die Leitungsbahnen der Fußsohle.

Arterielle Versorgung Unterhalb des Ursprungs des **M. abductor hallucis (3)** teilt sich die **A. tibialis posterior**, die aus der Flexorenloge des Unterschenkels kommt, in ihre Endäste:

- Die **A. plantaris lateralis (4)** läuft zwischen **M. flexor digitorum brevis (2)** und **M. quadratus plantae (5)** zur lateralen Fußsohle. In Höhe der Basis des Os metatarsale V biegt sie als **Arcus plantaris profundus (6)** nach medial um. Aus dem Arcus plantaris profundus gehen die **Aa. metatarsales plantares (7)** für die Zehen ab. Der Arcus plantaris profundus anastomosiert mit dem R. plantaris profundus der A. dorsalis pedis (siehe Kap. 3.12).
- Die **A. plantaris medialis (8)** läuft zunächst verdeckt zwischen den Mm. abductor und flexor hallucis brevis. Sie gibt einen **R. profundus (8a)** zum **Arcus plantaris profundus (6)** und einen **R. superficialis (8b)** zum medialen Rand der Großzehe ab.

Nerven Unter dem Ursprung des **M. abductor hallucis (3)** teilt sich der **N. tibialis**, der aus der Flexorenloge des Unterschenkels kommt, in seine Endäste:

- Der **N. plantaris medialis (9)** liegt zwischen M. abductor hallucis und M. flexor digitorum brevis. Er gibt einen medialen Ast zum medialen Rand der Großzehe und einen lateralen Ast ab. Der laterale Ast teilt sich in die Nn. digitales plantares communes, aus denen die **Nn. digitales plantares proprii (10)** für die 1.–4. Zehe hervorgehen.
- Der **N. plantaris lateralis (11)** läuft im Sulcus plantaris lateralis neben dem Kleinzehenballen. Er gibt Äste zu den Kleinzehenballenmuskeln ab und teilt sich in einen **R. profundus (11a)** und einen **R. superficialis (11b)**. Der **R. profundus** innerviert die Mm. interossei, die fibularen Mm. lumbricales, den **M. adductor hallucis (12)** und das **Caput laterale des M. flexor hallucis brevis (13)**. Der **R. superficialis** bildet den **N. digitalis plantaris communis IV (14)**, der die **Nn. digitales plantares proprii (10)** für die IV. und V. Zehe abgibt.

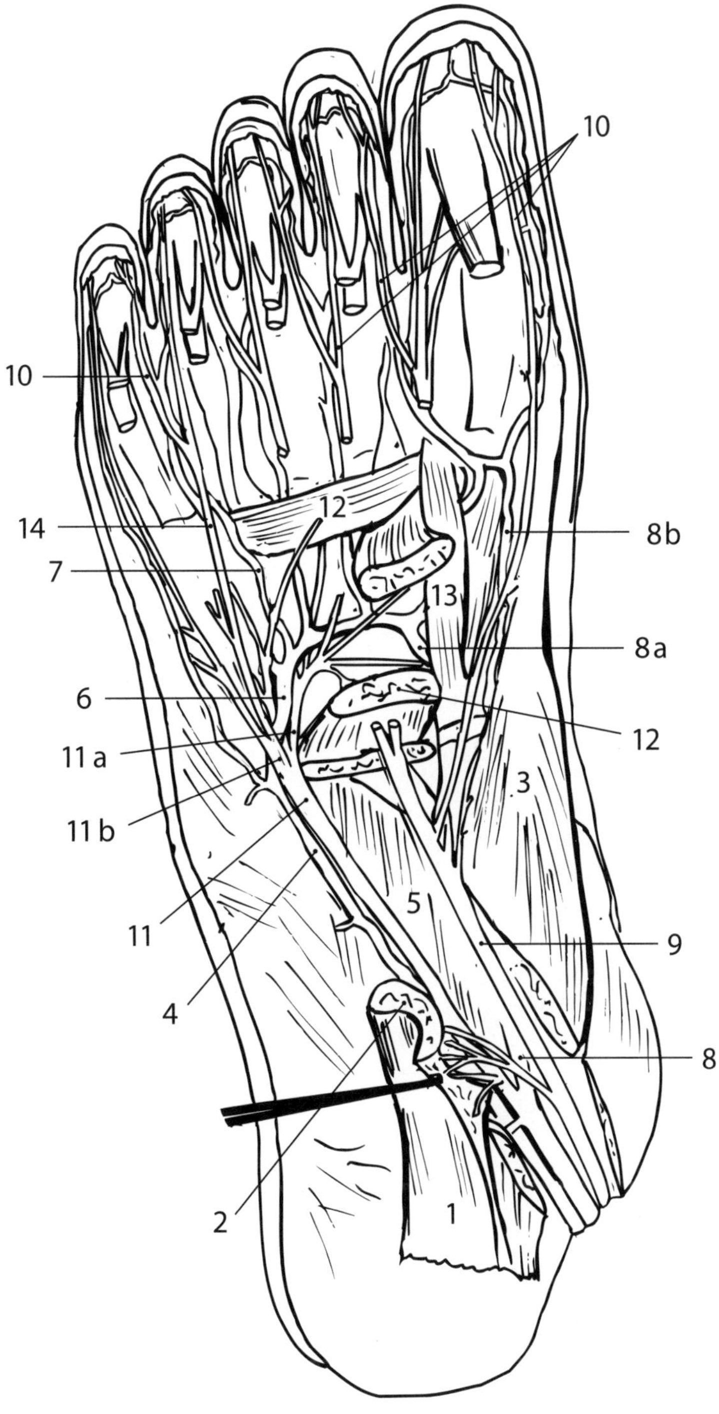
10
10
14
12
8b
7
13
8a
6
12
11a
3
11b
5
11
9
4
8
2
1

3.16 Plexus sacralis

Der Plexus sacralis entsteht aus den **Rami anteriores (1)** der Spinalnerven L4–S3. Er liegt bedeckt vom M. piriformis an der hinteren und seitlichen Wand des kleinen Beckens auf der Facies pelvica des Os sacrum. Zur Orientierung sind die Wirbelkörper LIV–SV markiert. Der Plexus sacralis gibt folgende Äste ab:

- Der **N. gluteus superior (2)** kommt aus den Rückenmarksegmenten L4–S1. Er verlässt das Becken durch das Foramen suprapiriforme und gelangt zwischen die Mm. glutei medius und minimus, die er auch innerviert.
- Der **N. gluteus inferior (3)** aus den Rückenmarksegmenten L5–S2 zieht durch das Foramen infrapiriforme und innerviert den M. gluteus maximus.
- Der **N. cutaneus femoris posterior (4)** aus den Rückenmarksegmenten S1–S3 läuft ebenfalls durch das Foramen infrapiriforme und kommt am Unterrand des M. gluteus maximus an die Oberfläche. Hier gibt er die Nn. clunium inferiores ab, die die Haut des Gesäßes sensibel mit innervieren. Der N. cutaneus femoris posterior selbst innerviert die Haut an der dorsalen Seite des Oberschenkels.
- Der **N. ischiadicus (5)** aus den Rückenmarkssegmenten L4–S3 tritt durch das Foramen infrapiriforme. Er läuft nach distal und teilt sich in variabler Höhe in den **N. tibialis (6)** und den **N. peroneus [fibularis] communis (7)**. Beide innervieren die ischiokruralen Muskeln am Oberschenkel. Der **N. tibialis** zieht durch die Fossa poplitea in die Flexorenloge des Unterschenkels. Er innerviert hier die Flexoren, und seine Endäste, die **Nn. plantares medialis und lateralis,** ziehen zur Fußsohle. Der **N. peroneus [fibularis] communis** zieht um den Fibulakopf und teilt sich dann in seine Endäste, den **N. peroneus [fibularis] superficialis** für die Mm. peronei longus und brevis und den **N. peroneus [fibularis] profundus** für die Extensoren des Unterschenkels und Fußrückens.

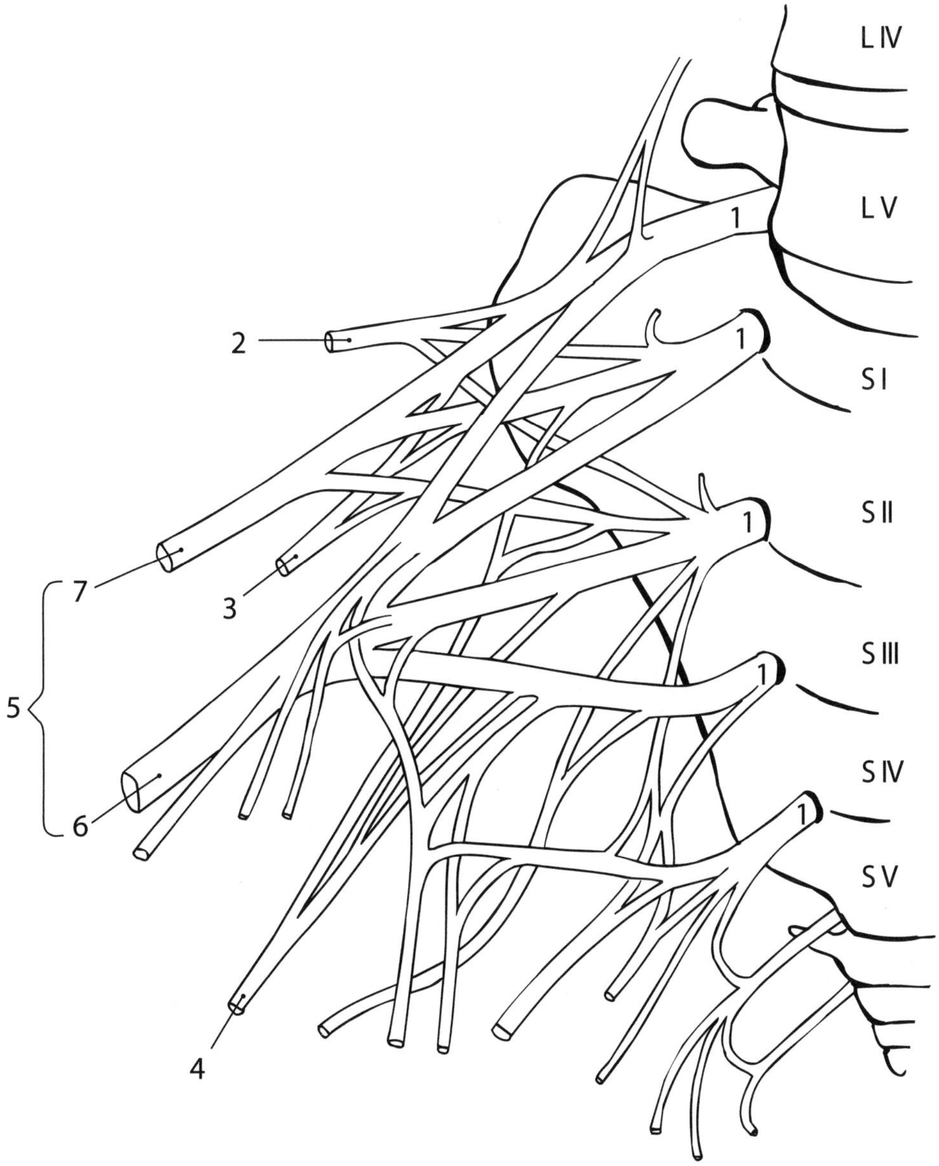
L IV
L V
S I
S II
S III
S IV
S V
1
1
1
1
1
2
3
4
5
6
7

4.1 Thoraxorgane in situ

Seröse Höhlen im Thorax Nach der Entfernung des Sternums und der ventralen Abschnitte der Rippen blickt man auf die serösen Höhlen des Thorax.
Man unterscheidet dabei

- die rechte und linke **Pleurahöhle**, in der die Lungen liegen, sowie
- die **Perikardhöhle**, in der das Herz liegt.

Die Serosa, die diese serösen Höhlen auskleidet, besteht aus zwei Blättern: Das **viszerale Blatt (Pleura visceralis bzw. Epikard)** liegt direkt auf den Organen, das **parietale Blatt (Pleura parietalis bzw. Perikard)** kleidet die Innenseiten der Körperhöhlen aus. Die Pleura parietalis unterteilt sich in folgende Anteile:

- die **Pars mediastinalis**, die das Mediastinum und den **Herzbeutel (Pericardium, 1)** überzieht,
- die **Pars costalis (Rippenfell, 2a)**, die das Sternum, die Rippen und die Wirbelkörper überzieht, und
- die **Pars diaphragmatica (2b)**, die die Zwerchfelloberfläche überzieht.

Zwischen beiden Blättern der Serosa befindet sich ein kapillärer Spaltraum, der mit seröser Flüssigkeit gefüllt ist und die Verschiebung der Blätter gegeneinander erlaubt. Dieser Spaltraum ermöglicht die Bewegung des Herzens im Herzbeutel während der Herzaktion bzw. die Bewegung der Lungen während der Inspiration und Exspiration (Pleuraspalt).

Ausdehnung der Pleurahöhlen In der Abbildung sind die beiden Pleurahöhlen durch die Entfernung der ventralen Abschnitte der **parietalen Pleura** eröffnet, und man blickt auf die **Lungen (3a und b)**.
Die Pleurahöhlen reichen mit der **Pleurakuppel (4a und b)** bis in die Fossa supraclavicularis major im Halsbereich. Von der Pleurakuppel ausgehend, konvergieren die medialen Grenzen der beiden Pleurahöhlen, bis sie sich in Höhe des Ansatzes der 2.–4. Rippe beinahe berühren. Dieser Bereich wird als **Septum pleurae (5)** bezeichnet. Kranial des Septum pleurae liegt eine dreieckige Region zwischen den beiden Pleurahöhlen, die als Trigonum thymicum bezeichnet wird. Dieses wird vom **Thymus (6)** ausgefüllt, der in diesem Bereich der ventralen Thoraxwand anliegt. Kaudal des Septum pleurae divergieren die Grenzen der beiden Pleurahöhlen wieder. Auf der rechten Seite weicht die Pleuragrenze in Höhe des Ansatzes der 6. Rippe von der Mittellinie ab und verläuft dann schräg absteigend. Mit jeder Körperorientierungslinie (Medioklavikularlinie, vordere Axillarlinie usw.) tritt die Pleuragrenze um ca. einen Interkostalraum tiefer, so dass sie im Bereich der Paravertebrallinie am Rücken auf Höhe der 12. Rippe angelangt.
Da das Herz mit seiner Spitze nach links weist und dort entsprechend mehr Raum einnimmt als rechts, weicht die linke Pleuragrenze bereits auf Höhe des Ansatzes der 4. Rippe von der Mittellinie ab. Ab der vorderen Axillarlinie links nimmt sie dann jedoch den gleichen Verlauf wie oben für die rechte Seite beschrieben. Da die beiden Pleurahöhlen kaudal des Septum pleurae divergieren, bleibt zwischen ihnen eine dreieckige Fläche ausgespart, in der Teile des **Herzbeutels (Pericardium, 1)** direkt der ventralen Thoraxwand anliegen. Diese Region wird daher als Trigonum pericardiacum bezeichnet. Der größte Teil des Herzbeutels wird jedoch durch die beiden Pleurahöhlen überdeckt, und ist somit hier noch nicht sichtbar.

Lungen Durch die Eröffnung der kostalen Pleura parietalis werden die Lungen sichtbar. Sie reichen mit der **Lungenspitze (Apex pulmonis, 7a und b)** jeweils in die **Pleurakuppel (4a und b)** hinein, füllen jedoch die Pleurahöhlen nicht vollständig aus. Die Lungengrenzen verlaufen ähnlich wie die oben beschriebenen Pleuragrenzen, jedoch ca. zwei Interkostalräume weiter kranial. Dadurch entstehen zwischen der mediastinalen und der kostalen Pleura parietalis der **Recessus costomediastinalis (8)** sowie zwischen der kostalen und diaphragmalen Pleura parietalis der **Recessus costodiaphragmaticus (9)**. In diese Recessus der Pleurahöhle können sich die Lungen bei der Inspiration ausdehnen. Im Bereich der rechten Lunge erkennt man den **Oberlappen (Lobus superior, 10a)** und den **Mittellappen (Lobus medius, 11)**, die zur ventralen Thoraxwand weisen. Links erkennt man von ventral den **Oberlappen (Lobus superior, 10b)**. Beidseits sind die **Unterlappen (Lobus inferior, 12a und b)** weitgehend nach dorsolateral gerichtet und somit in dieser Ansicht kaum sichtbar.
Die Lungenlappen werden durch tiefe Einschnitte voneinander getrennt: Die **Fissura obliqua (13a und b)** teilt bei der rechten und linken Lunge einen Unterlappen ab, zusätzlich trennt die **Fissura horizontalis (14)** bei der rechten Lunge den Oberlappen vom Mittellappen.

Klinik

Die Pleurahöhlen reichen mit der Pleurakuppel bis in die Fossa supraclavicularis major und liegen dort in enger Nachbarschaft zu den herznahen Venen (Vv. subclaviae, Vv. brachiocephalicae). Beim Legen eines zentralen Venenkatheters in diese Venen kann versehentlich die Pleurakuppel punktiert werden, wodurch Luft in den Pleuraspalt gelangt. So kann ein **Pneumothorax** entstehen, d.h., die Haftung zwischen viszeraler und parietaler Pleura geht verloren, und die Lunge kollabiert.

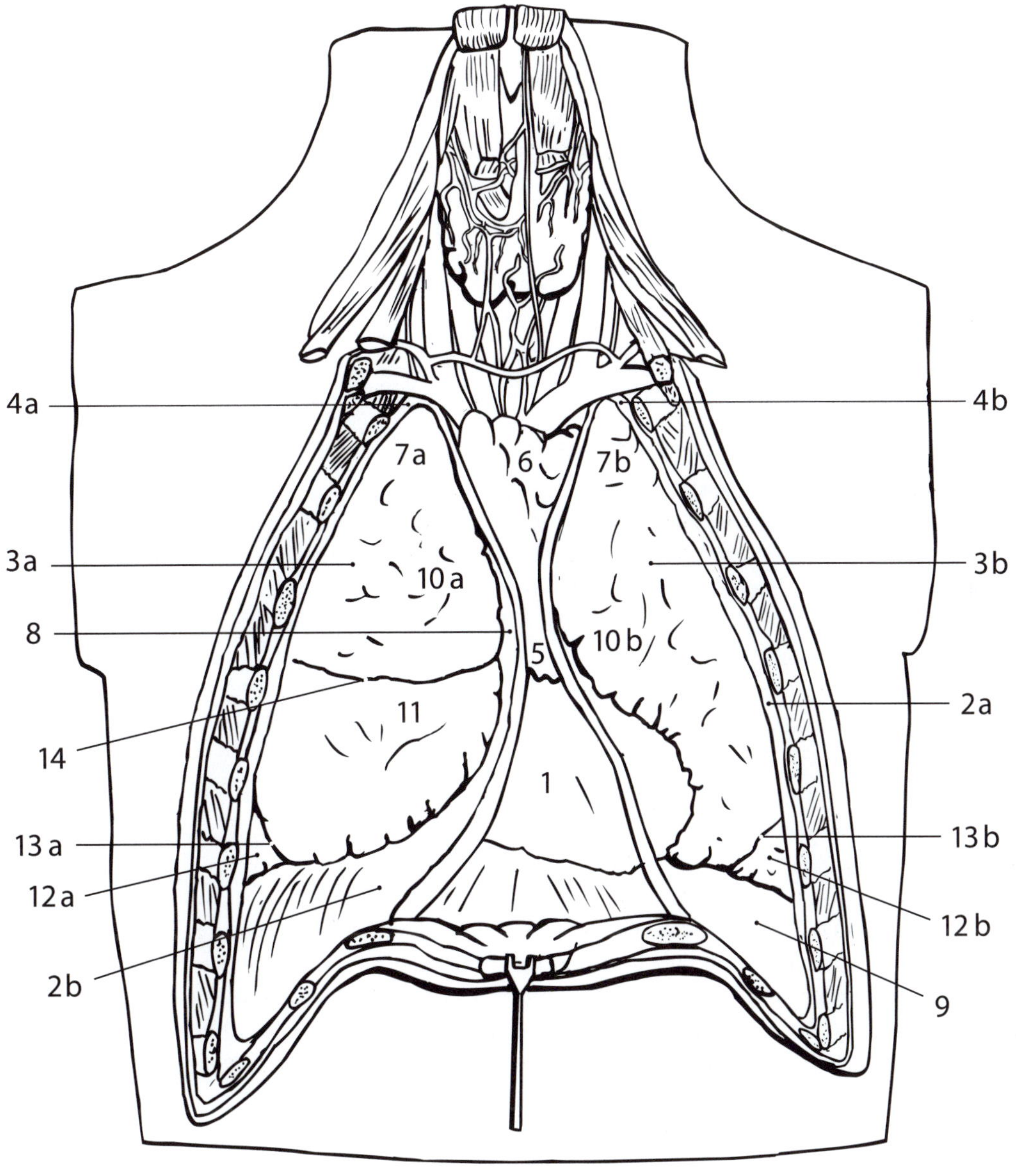

4.2 Herz

Das Herz hat die Form eines Kegels. Seine Basis weist nach rechts oben, während der **Apex cordis (Herzspitze, 1)** nach links unten und vorn zeigt. Die Oberfläche des Herzens ist von einer viszeralen serösen Haut, dem Epikard, überzogen. Das Epikard erstreckt sich bis auf die großen herznahen Gefäße. Dort schlägt es um und wird zum parietalen Blatt, dem **Perikard (2)**, das den Herzbeutel bildet.

Ansicht von ventral In der Ansicht von ventral erkennt man die **Facies sternocostalis (3)** des Herzens. Sie wird im Wesentlichen vom rechten Ventrikel und zu einem kleineren Teil vom linken Ventrikel gebildet. Die Grenze zwischen den Ventrikeln ist auf der äußeren Oberfläche durch den Sulcus interventricularis anterior charakterisiert. In diesem Sulcus verläuft der **R. interventricularis anterior (4)** der A. coronaria sinistra.

Aus dem rechten Ventrikel geht nach links aufsteigend der **Truncus pulmonalis (5)** ab. Er teilt sich in die bereits außerhalb des Herzbeutels gelegenen **A. pulmonalis dextra (6a)** und **A. pulmonalis sinistra (6b)**.

Aus dem in dieser Ansicht weitgehend verdeckten linken Ventrikel geht die **Aorta ascendens (7)** hervor. Außerhalb des Herzbeutels setzt sie sich in den **Arcus aortae (Aortenbogen, 8)** fort. Aus dem Aortenbogen entspringen der **Truncus brachiocephalicus (9)**, die **A. carotis communis sinistra (10)** und die **A. subclavia sinistra (11)**, die die oberen Extremitäten und den Kopf versorgen.

Zwischen Arcus aortae und Truncus pulmonalis spannt sich das **Lig. arteriosum (12)** aus. Es ist ein Rudiment des Ductus arteriosus [Botalli], der im fetalen Kreislauf einen Kurzschluss zwischen Pulmonal- und Körperkreislauf bildet.

Die Grenze zwischen den Ventrikeln und den Vorhöfen bildet der Sulcus coronarius. In ihm verläuft unter anderem die **A. coronaria dextra (13)** zusammen mit der **V. cardiaca parva (14)**.

Der **rechte Vorhof (Atrium dextrum, 15)** bildet den rechten Rand des Herzens und greift mit der **Auricula dextra (15a)** nach ventral um die Aorta ascendens. Von kranial mündet die **V. cava superior (obere Hohlvene, 16)** in den rechten Vorhof.

Vom linken Vorhof (Atrium sinistrum) erkennt man auf dieser Ansicht nur die **Auricula sinistra (17a)**, die zwischen linkem Ventrikel und Truncus pulmonalis die ventrale Oberfläche erreicht.

Ansicht von dorsal In der Ansicht von dorsal blickt man auf die **Facies diaphragmatica (18)** des Herzens. Sie wird im Wesentlichen vom linken Ventrikel und zu einem kleineren Teil vom rechten Ventrikel gebildet.

Die Grenze zwischen den Ventrikeln repräsentiert der Sulcus interventricularis posterior, in dem der **R. interventricularis posterior (19)** aus der A. coronaria dextra verläuft. An der Grenze zwischen den Ventrikeln und den Vorhöfen verlaufen im Sulcus coronarius der **R. circumflexus (20)** der A. coronaria sinistra und der **Sinus coronarius (21)**. Der Sinus coronarius geht aus der V. cardiaca magna hervor und führt einen Großteil des venösen Blutes des Herzens zum rechten Vorhof.

Die dorsale Seite des Herzens wird fast vollständig vom **linken Vorhof (Atrium sinistrum, 17)** eingenommen. In den linken Vorhof münden meist vier **Vv. pulmonales (22)** ein.

Am rechten Rand des Herzens ist ein kleiner Teil des **rechten Vorhofs (15)** sichtbar. Hier münden von kranial die **V. cava superior (16)** und von kaudal die **V. cava inferior (23)** ein.

Klinik

Eine einfache Untersuchung zur Beurteilung der Herzgröße und -form ist die Thorax-Röntgenaufnahme im **posterior-anterioren (sagittalen) Strahlengang.** Dabei ist es wichtig, die Strukturen zu kennen, die die Randkonturen des Herzens auf dem Röntgenbild bilden. Auf der rechten Herzseite sind dies in kraniokaudaler Reihenfolge: die V. cava superior und der rechte Vorhof, auf der linken Herzseite: der Arcus aortae, der Truncus pulmonalis, das linke Herzohr und der linke Ventrikel.

Rechter Ventrikel und linker Vorhof können auf Röntgenaufnahmen des Thorax im **transversalen Strahlengang** beurteilt werden.

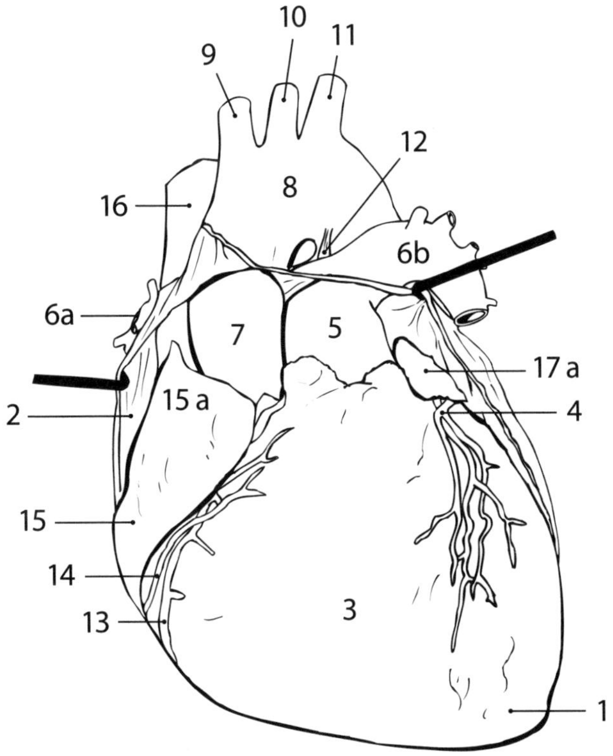
10
9
11
12
8
16
6b
6a
7
5
17 a
15 a
2
4
15
14
3
13
1

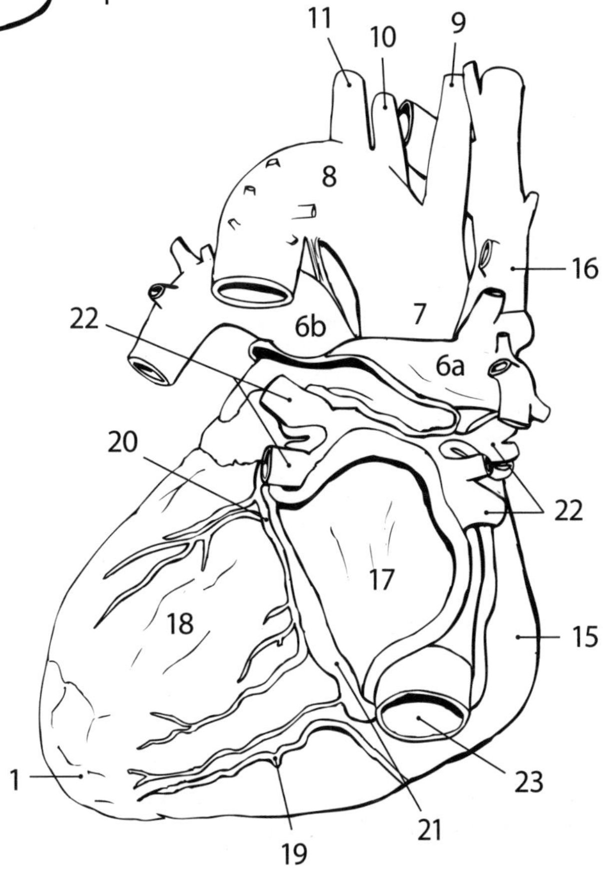
11
10
9
8
16
22
6b
7
6a
20
22
17
18
15
23
1
21
19

4.3 Binnenräume des Herzens

Rechter Vorhof und rechter Ventrikel Im Binnenrelief des **rechten Vorhofs** lassen sich ein strukturierter und ein glattwandiger Teil unterscheiden.
Der **strukturierte Anteil** entspricht dem **rechten Herzohr (1)** und wird durch die **Mm. pectinati (2)** bestimmt. Die Mm. pectinati ragen wie ein Maschenwerk in das Lumen des rechten Vorhofs hinein. Das rechte Herzohr stellt den entwicklungsgeschichtlich älteren Teil des rechten Vorhofs dar.
Der **glattwandige Anteil (3)** wird erst später in den rechten Vorhof einbezogen. Er entsteht aus dem Material des **Sinushorns**, das während der Entwicklung die beiden Hohlvenen miteinander verbindet.
In den rechten Vorhof münden

- von kranial die **V. cava superior (4)**,
- von kaudal die **V. cava inferior (5)** ein.

Der Blutstrom aus der V. cava inferior wird durch eine Klappe, die **Valvula venae cavae inferioris (6)**, auf das ehemalige Foramen ovale geleitet. Von diesem im fetalen Kreislauf bestehenden Kurzschluss zwischen rechtem und linkem Vorhof ist am adulten Herzen noch eine Vertiefung, die **Fossa ovalis (7)**, zu erkennen. Sie wird umsäumt von einem Randwulst, dem **Limbus fossae ovalis (8)**. Im fetalen Kreislauf lenkt die Valvula venae cavae inferioris das sauerstoffreiche Blut aus der unteren Hohlvene durch das Foramen ovale in den linken Vorhof und damit am Lungenkreislauf vorbei.
Im rechten Vorhof erkennt man auch die Einmündung des **Sinus coronarius (9)**, der den Großteil des venösen Blutes des Herzens sammelt.
An der Grenze zum **rechten Ventrikel** befindet sich die **Valva atrioventricularis dextra (Trikuspidalklappe = Valva tricuspidalis, 10 a–c)**. Die Trikuspidalklappe besteht aus drei Segeln:

- **Cuspis anterior (vorderes Segel, 10 a)**,
- **Cuspis posterior (hinteres Segel, 10 b)** und
- **Cuspis septalis (septales Segel, 10 c)**.

An den Segeln inserieren über dünne Sehnenfäden, die **Chordae tendineae (11)**:

- **M. papillaris anterior (vorderer Papillarmuskel, 12 a)**,
- **M. papillaris posterior (hinterer Papillarmuskel, 12 b)** und
- **M. papillaris septalis (septaler Papillarmuskel, 12 c)**.

Der septale Papillarmuskel ist oft nur spärlich ausgebildet. Die Papillarmuskeln verhindern während der Ventrikelsystole ein Zurückschlagen der Segel in den rechten Vorhof und sichern so die Dichtigkeit der Trikuspidalklappe. Im Ventrikellumen erkennt man maschenartige Herzmuskelzüge, die **Trabeculae carneae**.

Linker Ventrikel Die Innenwand des linken Ventrikels ist ebenfalls durch Trabeculae carneae strukturiert. Die Wand des linken Ventrikels ist aufgrund der herrschenden Druckverhältnisse deutlich dicker als die des rechten Ventrikels.
An der Grenze zwischen linkem Vorhof und linkem Ventrikel befindet sich die **Valva atrioventricularis sinistra (Mitralklappe = Valva mitralis, 13 a und b)**. Die Mitralklappe besteht aus zwei Segeln:

- dem **Cuspis anterior (vorderes Segel, 13 a)** und
- dem **Cuspis posterior (hinteres Segel, 13 b)**.

An dieser Segelklappe inserieren über **Chordae tendineae (11)** der **M. papillaris anterior (vorderer Papillarmuskel, 14 a)** und der **M. papillaris posterior (hinterer Papillarmuskel, 14 b)**.
Im Bereich der Ausstrombahn wird der linke Ventrikel durch eine **Taschenklappe (Valva aortae = Aortenklappe, 15 a–c)** zur **Aorta ascendens (16)** hin verschlossen. Diese Klappe setzt sich zusammen aus:

- **Valvula semilunaris sinistra (15 a)**,
- **Valvula semilunaris posterior (15 b)** und
- **Valvula semilunaris dextra (15 c)**.

Oberhalb der Valvulae semilunares dextra und sinistra erkennt man die Abgänge der rechten und linken Koronararterie (Aa. coronariae dextra und sinistra).

Merke

Im Herzen gibt es vier Klappen, die als Ventile zwischen den Binnenräumen des Herzens dienen. Sie bestehen aus Duplikaturen des Endokards und werden passiv durch die herrschenden Druckunterschiede zwischen Vorhöfen und Kammer bzw. Kammer und herznahen Arterien geöffnet und geschlossen.

Klappe	Typ	Lage	Besonderheit
Trikuspidalklappe	Segelklappe	rechter Vorhof → rechter Ventrikel	3 Segel (vorderes, hinteres, septales)
Pulmonalklappe	Taschenklappe	rechter Ventrikel → Truncus pulmonalis	3 Taschen (linke, rechte, vordere)
Bikuspidalklappe	Segelklappe	linker Vorhof → linker Ventrikel	2 Segel (vorderes, hinteres)
Aortenklappe	Taschenklappe	linker Ventrikel → Aorta ascendens	3 Taschen (linke, rechte, hintere)

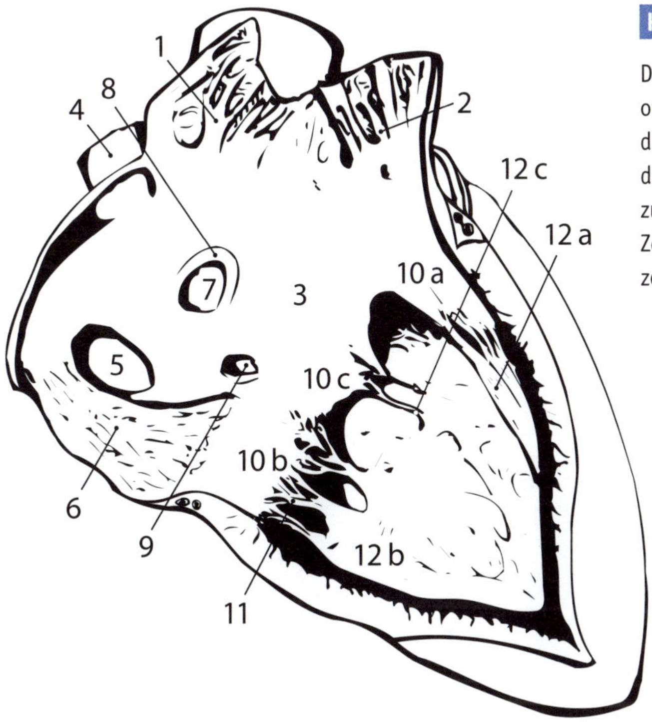

Klinik

Durch eine gestörte Herzentwicklung kann auch postnatal ein offenes Foramen ovale bestehen. Die Druckverhältnisse führen dann zu einem Blutfluss vom linken in den rechten Vorhof. Dadurch sind der rechte Ventrikel und der pulmonale Kreislauf mit zusätzlichem Blutvolumen belastet und es entstehen mit der Zeit irreversible pathologische Veränderungen des rechten Herzens und der Lungengefäße.

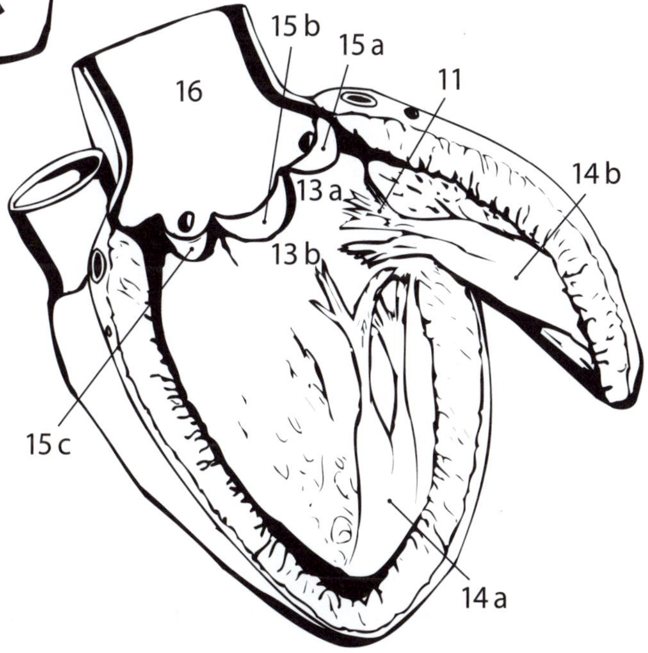

4.4 Koronararterien

Das Herz wird über die **Aa. coronariae dextra (1)** und **sinistra (2)** (Herzkranzgefäße) mit Blut versorgt. Beide Arterien entstammen der Aorta ascendens. Sie entspringen unmittelbar oberhalb der **Valvulae semilunares dextra (3)** und **sinistra (4)** der Aortenklappe.

A. coronaria dextra Die **A. coronaria dextra (rechte Herzkranzarterie, 1)** verläuft in einem Bogen entlang der Grenze zwischen rechtem Vorhof und rechtem Ventrikel im **Sulcus coronarius** zur Facies diaphragmatica des Herzens. Sie gibt den **R. ventricularis dexter (1a)** und den **R. marginalis dexter (1b)** zum rechten Ventrikel ab. Zudem versorgt sie über **Rr. atriales (1c)** weite Teile des rechten Vorhofs. Auf der Facies diaphragmatica biegt sie vom Sulcus coronarius in den **Sulcus interventricularis posterior** um und endet hier als **R. interventricularis posterior (1d)**. Der R. interventricularis posterior versorgt auf der Facies diaphragmatica den rechten Ventrikel, Teile des linken Ventrikels und über die Rr. septales posteriores die hinteren Anteile des Ventrikelseptums.

A. coronaria sinistra Die **A. coronaria sinistra (linke Herzkranzarterie, 2)** bildet einen kurzen Stamm, der zwischen linkem Herzohr und dem Truncus pulmonalis liegt. Der Stamm teilt sich bald danach in:

- den **R. interventricularis anterior (2a)**. Er verläuft im gleichnamigen Sulcus in Richtung Apex cordis und versorgt kleine Teile des rechten Ventrikels, die Anteile des linken Ventrikels im Bereich der Facies sternocostalis und über die Rr. septales anteriores den Großteil des Ventrikelseptums.
- den **R. circumflexus (2b)**. Er verläuft im Sulcus coronarius im Bogen zur Facies diaphragmatica und gibt in seinem Verlauf Äste zum linken Vorhof ab (nicht sichtbar). Über den **R. marginalis sinister (2c)** und den **R. posterior ventriculi sinistri (2d)** versorgt er den linken Ventrikel.

Merke

Die Stärke wie auch das Verzweigungsmuster der Koronararterien weisen eine Variabilität auf. Die Versorgung der Facies diaphragmatica und des Ventrikelseptums kann bevorzugt aus der rechten oder der linken Koronararterie erfolgen. Je nach Versorgungsgebiet kann so ein ausgeglichener Versorgungstyp, ein Rechts- oder Linksversorgungstyp unterschieden werden.

Klinik

Die Koronararterien weisen zwar kleinste Anastomosen auf, aber aus funktionellen Gesichtspunkten müssen sie als Endarterien betrachtet werden. Vollständige oder teilweise Verschlüsse eines Koronararterienastes können nicht durch andere Äste kompensiert werden. Daraus resultiert eine Minderdurchblutung oder Nekrose des Herzmuskels. Klinisch äußert sich dies als **Angina-pectoris-Anfall** oder als **Myokardinfarkt.**

Sind A. coronaria dextra, R. interventricularis anterior und R. circumflexus zugleich verengt, spricht man von einer **Dreigefäßerkrankung**. Der **Hinterwandinfarkt** bezeichnet Infarzierungen im Bereich der anatomischen Facies diaphragmatica.

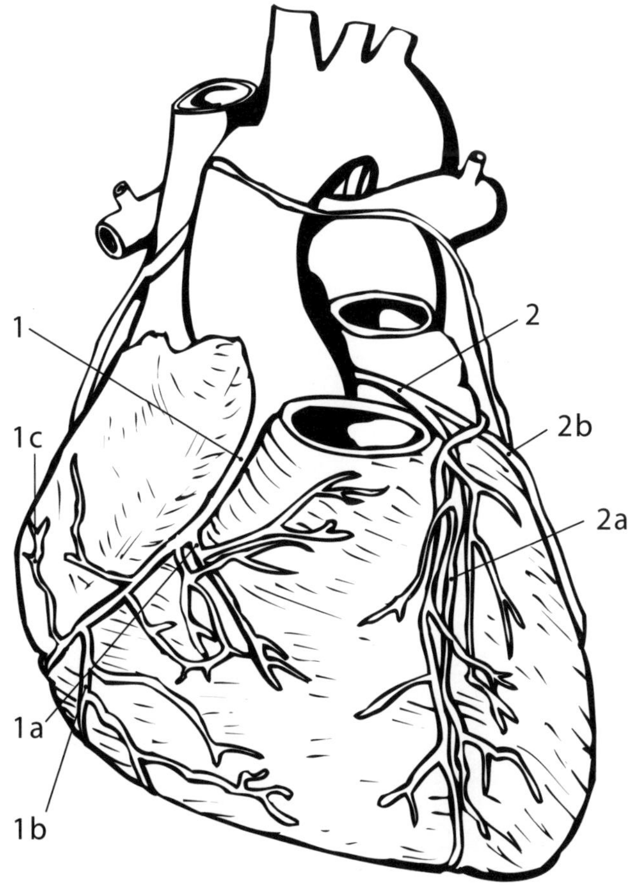
1
2
1c
2b
2a
1a
1b

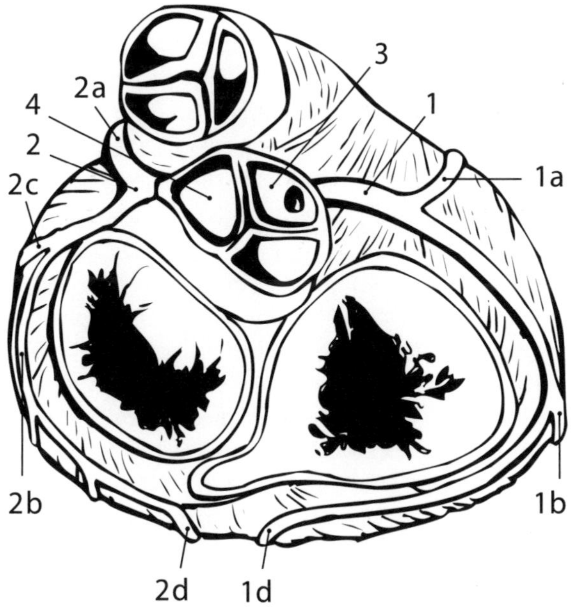
3
2a
1
4
2
1a
2c
2b
1b
2d
1d

4.5 Lungen

Die beiden Lungen (**Pulmones dexter und sinister**) sind von der ^x1^ **Pleura visceralis** überzogen und füllen die jeweilige **Pleurahöhle** atemabhängig mehr oder weniger aus. In ihrer Größe und Form passen sich die Lungen der Pleurahöhle und den Nachbarorganen an, so dass an den fixierten Lungen Abdrücke der benachbarten Strukturen zu erkennen sind.

x1 = Lungenfell

Rechte Lunge Die rechte Lunge (Pulmo dexter, obere Abb.) besteht aus drei Lappen:

- dem **Oberlappen (Lobus superior, I a)**,
- dem **Mittellappen (Lobus medius, II)** und
- dem **Unterlappen (Lobus inferior, III a)**.

Die Lungenlappen sind durch Fissuren, die bis nahe an den **Lungenhilus (IV a)** reichen, voneinander getrennt. Die Fissuren erlauben eine atemabhängige Verschiebung der Lappen gegeneinander. Die **Fissura obliqua (1 a)** trennt den Unterlappen von den beiden übrigen Lappen ab. Die **Fissura horizontalis (2)** teilt den Ober- vom Mittellappen.
Unabhängig von der Lappeneinteilung kann man an der Lunge drei Seiten unterscheiden:

- die **Facies costalis (3 a)**, die den Rippen zugewandt ist,
- die **Facies mediastinalis (4 a)**, die an das Mediastinum grenzt, und
- die **Facies diaphragmatica (5 a)**, die dem Zwerchfell aufliegt.

Der **Oberlappen (I a)** bildet die abgerundete **Lungenspitze (Apex pulmonis, 6 a)**, die in situ in der Fossa supraclavicularis major liegt. Der **Mittellappen (II a)** ist im Wesentlichen nach ventral gerichtet, während der **Unterlappen (III a)** dem Zwerchfell und den dorsalen Abschnitten der Rippen anliegt.
Im Bereich des **Lungenhilus (IV a)** treten die Lungengefäße und der Hauptbronchus in die Lungen ein und bilden die **Lungenwurzel (Radix pulmonis)**.
Der **rechte Hauptbronchus (Bronchus principalis dexter, 7)** liegt am weitesten dorsal im rechten Lungenhilus. Die **A. pulmonalis dextra (8)**, die sich in der Abbildung bereits in ihre Äste geteilt hat, ist ventral des Hauptbronchus und auf gleicher Höhe mit ihm zu finden. Die **Vv. pulmonales dextrae (9)** liegen unterhalb der Arterie und schräg vorn kaudal des Hauptbronchus. Der Lungenhilus wird umsäumt von der **Umschlagfalte (10 a)** der parietalen Pleura, die hier in die viszerale Pleura übergeht. Kaudal der Hilusstrukturen setzt sich diese Umschlagfalte fort und bildet das **Lig. pulmonale (11 a)**.

Linke Lunge Die linke Lunge (Pulmo sinister, untere Abb.) besteht nur aus zwei Lappen:

- einem **Oberlappen (Lobus superior, I b)** und
- einem **Unterlappen (Lobus inferior, III b)**.

Ein Mittellappen fehlt. Ober- und Unterlappen werden durch die **Fissura obliqua (1 b)** voneinander getrennt. Auch die linke Lunge weist eine **Facies costalis (3 b)**, eine **Facies mediastinalis (4 b)** und eine **Facies diaphragmatica (5 b)** auf.
Der **Oberlappen** bildet die **Lungenspitze (Apex pulmonis, 6 b)** und liegt in großen Teilen dem Mediastinum und den ventralen Abschnitten der Rippen an. Die Facies mediastinalis wird vom Herz zu einer tiefen **Impressio cardiaca (12)** eingedrückt, wodurch eine zungenfömige Ausziehung, die **Lingula pulmonis (13)**, am kaudalen Ende des Oberlappens entsteht.
Der **Unterlappen** liegt dem Zwerchfell auf und grenzt an die dorsalen Abschnitte der Rippen. Die **Strukturen des Hilus (IV b)** sind in der linken Lunge anders angeordnet als in der rechten: Der **linke Hauptbronchus (Bronchus principalis sinister, 14)** liegt am weitesten dorsal aber unterhalb der **A. pulmonalis sinistra (15)**. Die **linken Lungenvenen (Vv. pulmonales sinistrae, 16)** sind vor und unterhalb des Hauptbronchus lokalisiert. Den linken Lungenhilus umgibt die **Umschlagfalte (10 b)** der parietalen und viszeralen Pleura, die sich kaudal in das **Lig. pulmonale (11 b)** fortsetzt.

Merke

Rechte Lunge	Ober-, Mittel-, Unterlappen	Im Hilus liegen Hauptbronchus und A. pulmonalis auf gleicher Höhe.
Linke Lunge	Ober-, Unterlappen	Die A. pulmonalis liegt im Hilus kranial des Hauptbronchus.

Lunge, re.

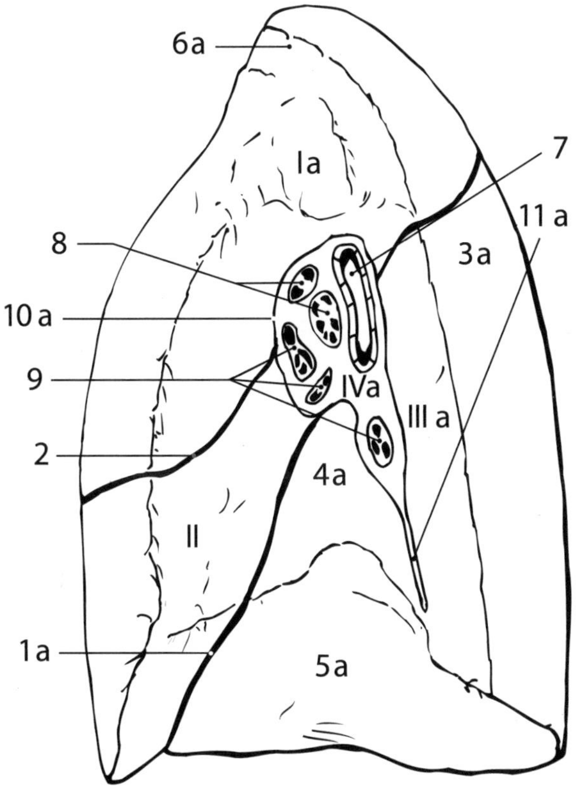

Lunge, li.

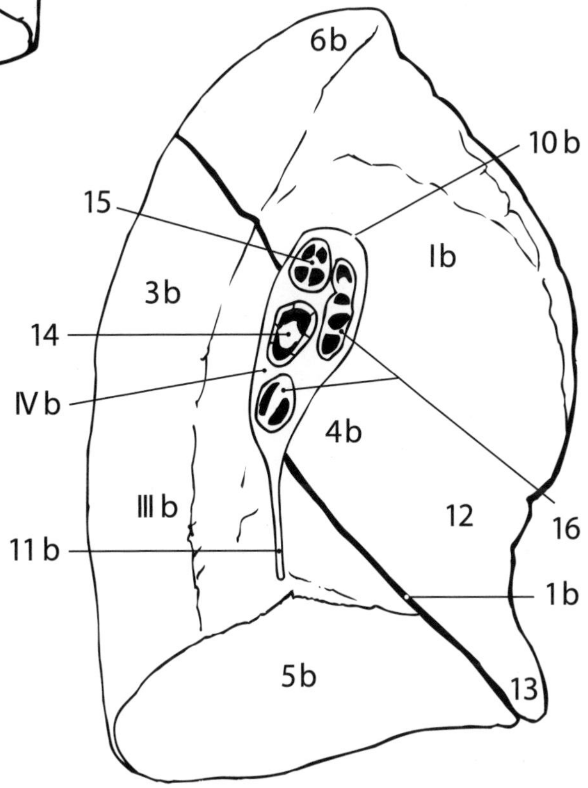

4.6 Mediastinum, Ansicht von rechts

Entfernt man die rechtsseitigen Rippen, die parietale Pleura und die rechte Lunge, so blickt man von rechts auf das Mediastinum. Das kuppelförmig gewölbte **Zwerchfell (Diaphragma, 1)** begrenzt die Thoraxhöhle nach kaudal. Man erkennt den **Thymus (2)** und den **Herzbeutel (Perikard, 3)**, die beide im vorderen Mediastinum liegen und an das Sternum und die ventralen Abschnitte der Rippen angrenzen.

Lungenhilus Nach Entfernung der Lunge blickt man auf die Strukturen des **rechten Lungenhilus (4)**:

- den rechten **Hauptbronchus (Bronchus principalis dexter, 5)**,
- die auf gleicher Höhe gelegene **A. pulmonalis dextra (6)** und
- kaudal davon die **Vv. pulmonales dextrae (7)**.

Kaudal des Hilus setzt sich die Umschlagfalte der Pleura als **Lig. pulmonale (8)** fort.

N. phrenicus, N. vagus und Truncus sympathicus Ventral des Lungenhilus verläuft der **N. phrenicus (9)**. Er entstammt dem Plexus cervicalis, steigt im Thorax ab und innerviert den Herzbeutel, die mediastinale Pleura parietalis und das Zwerchfell.

Dorsal des Lungenhilus verläuft der **N. vagus (N. X, 10)**. Bereits kurz nach seinem Eintritt in die obere Thoraxapertur gibt er den **N. laryngeus recurrens (11)** zum Larynx ab. Weiter absteigend lagert er sich im hinteren Mediastinum dem **Oesophagus (12)** an und bildet auf ihm mit dem N. vagus der Gegenseite einen Plexus. Zusammen mit dem Oesophagus zieht er schließlich durch das Zwerchfell in die Bauchhöhle. Der N. vagus gibt in diesem Verlauf zahlreiche kleine Äste zur parasympathischen Innervation der Thoraxeingeweide ab.

Weiter dorsal verläuft paravertebral der **Truncus sympathicus (Grenzstrang, 13)**. Von seinen Ganglien gehen Nervenfasern zu peripheren Nerven, z.B. den **Interkostalnerven (Nn. intercostales, 14)**, und zur sympathischen Innervation der Thoraxorgane ab. Bereits vor seinem Durchtritt durch das Zwerchfell gehen der **N. splanchnicus major (15)** und der **N. splanchnicus minor (16)** ab. Beide treten getrennt vom Grenzstrang durch das Zwerchfell und ziehen in die prävertebralen Ganglien, die die Bauchorgane sympathisch innervieren.

V. azygos Im hinteren Mediastinum verläuft auf der rechten Seite die **V. azygos (17)**. Sie nimmt unter anderem Zuflüsse aus den **Interkostalvenen (Vv. intercostales, 18)** auf und biegt kranial des Lungenhilus nach ventral um. Schließlich mündet sie herznah in die **V. cava superior (19)**.

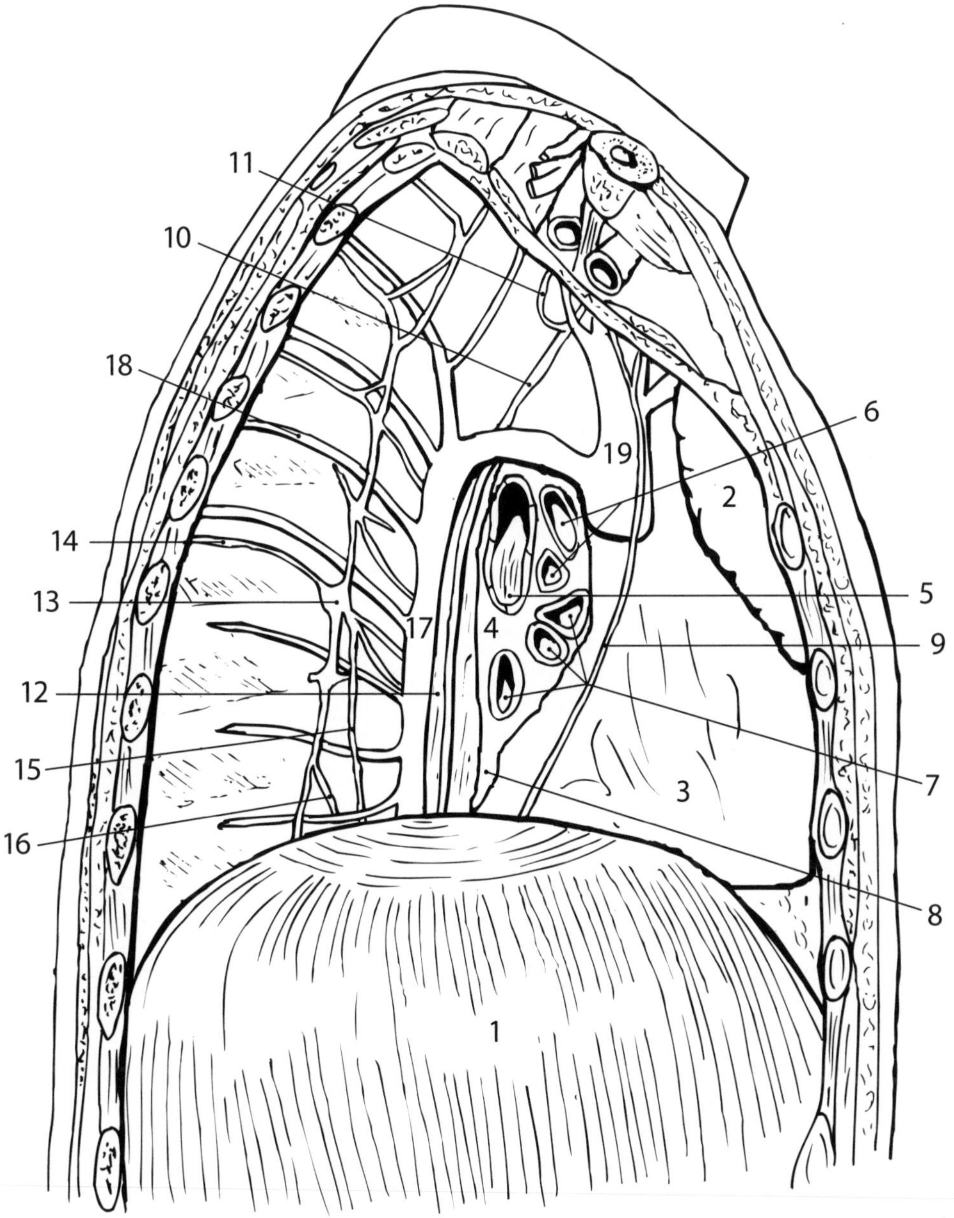
11
10
18
6
19
2
14
5
13
17
4
9
12
15
7
3
16
8
1

4.7 Mediastinum, Ansicht von links

Entfernt man die linksseitigen Rippen, die parietale Pleura und die linke Lunge, so blickt man von links auf das Mediastinum. Das kuppelförmig gewölbte **Zwerchfell (Diaphragma, 1)** begrenzt die Thoraxhöhle nach kaudal. Man erkennt den **Thymus (2)** und den **Herzbeutel (Perikard, 3)**, die beide im vorderen Mediastinum liegen und an das Sternum und die ventralen Abschnitte der Rippen angrenzen.

Lungenhilus Nach Entfernung der Lunge blickt man auf die Strukturen des **linken Lungenhilus**:
- den linken **Hauptbronchus (Bronchus principalis sinister, 4)**,
- die weiter kranial gelegene **A. pulmonalis sinistra (5)**, sowie
- ventral und kaudal des Hauptbronchus die **Vv. pulmonales sinistrae (6)**.

N. phrenicus, N. vagus und Truncus sympathicus Ventral des Lungenhilus verläuft der **N. phrenicus (7)**. Er entstammt dem Plexus cervicalis, steigt im Thorax ab und innerviert den Herzbeutel, die mediastinale Pleura parietalis und das Zwerchfell.
Dorsal des Lungenhilus verläuft der **N. vagus (N. X, 8)**. Absteigend lagert er sich im hinteren Mediastinum dem **Oesophagus (9)** an und bildet auf ihm mit dem N. vagus der Gegenseite einen Plexus. Zusammen mit dem Oesophagus zieht er schließlich durch das Zwerchfell in die Bauchhöhle. Der N. vagus gibt in diesem Verlauf zahlreiche kleine Äste zur parasympathischen Innervation der Thoraxeingeweide ab.
Weiter dorsal verläuft paravertebral der **Truncus sympathicus (Grenzstrang, 10)**. Von seinen Ganglien gehen Nervenfasern zu peripheren Nerven, z. B. den **Interkostalnerven (Nn. intercostales, 11)**, und zur sympathischen Innervation der Thoraxorgane ab. Bereits vor seinem Durchtritt durch das Zwerchfell gehen der **N. splanchnicus major (12)** und **N. splanchnicus minor (13)** ab. Diese treten getrennt vom Grenzstrang durch das Zwerchfell und ziehen in die prävertebralen Ganglien, die die Bauchorgane sympathisch innervieren.

Aorta thoracica Der **Arcus aortae (Aortenbogen, 14a)** verläuft von rechts und ventral kommend nach links und dorsal. Dabei kommt er unmittelbar kranial des linken Lungenhilus zu liegen und setzt sich dann als **Aorta descendens (14b)** im hinteren Mediastinum fort. Noch im Aortenbogen gehen die **A. carotis communis sinistra (15)** und die **A. subclavia sinistra (16)** ab. Der Aorta descendens entstammen die **Interkostalarterien (Aa. intercostales, z. B. 17)**. In hinteren Mediastinum absteigend, tritt die Aorta descendens schließlich durch eine eigene Öffnung des Zwerchfells.

V. hemiazygos Im hinteren Mediastinum verläuft auf der linken Seite die **V. hemiazygos (18)**. Sie nimmt unter anderem Zuflüsse aus den Interkostalvenen auf und biegt in Höhe des 7.–10. Brustwirbels hinter der Aorta descendens auf die rechte Seite um. An dieser Stelle setzt sie sich nach kranial in die **V. hemiazygos accessoria (19)** fort. Diese sammelt das Blut aus den oberen Interkostalräumen und mündet in die V. brachiocephalica sinistra oder weist eine direkte Verbindung zur **V. cava superior (20)** auf. Die V. hemiazygos mündet im hinteren Mediastinum in die V. azygos.

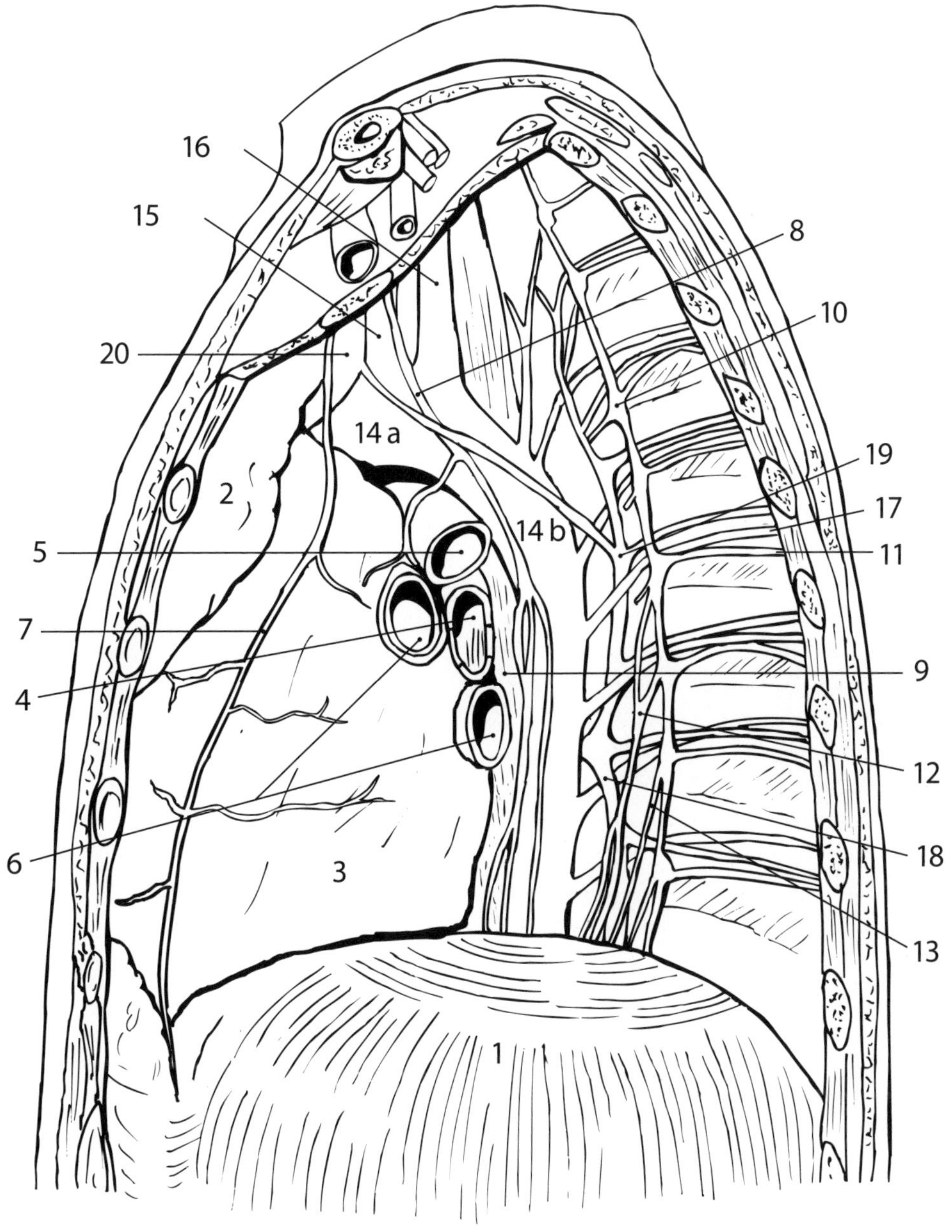
16
15
20
14 a
2
5
7
4
6
3
1
8
10
14 b
19
17
11
9
12
18
13

4.8 Hinteres Mediastinum, Ansicht von ventral I

Entfernt man Rippen, Sternum, Thymus, Lungen, Herz und die serösen Häute, so blickt man auf die Strukturen des oberen und des hinteren unteren Mediastinums.

Trachea Die **Trachea (1)** tritt, vom Spatium viscerale des Halses kommend, in die obere Thoraxapertur ein. Ihre Aufgabelung, die **Bifurcatio tracheae (2)**, liegt auf der Höhe des 4. Brustwirbelkörpers. Aus der Trachea gehen die **Bronchi principales dexter und sinister (rechter und linker Hauptbronchus, 3 a und b)** hervor. Der rechte Hauptbronchus hat ein etwas größeres Lumen als der linke und knickt weniger stark von der Trachea nach lateral ab.

Oesophagus Zunächst von der Trachea verdeckt, wird unterhalb der Bifurcatio tracheae der **Oesophagus (4)** sichtbar. In diesem Bereich liegt er der Hinterwand des Herzbeutels an und damit in unmittelbarer Nachbarschaft des linken Vorhofs. Gemeinsam mit dem Oesophagus verlaufen im hinteren unteren Mediastinum die beiden **Nn. vagi (N. X, 5 a und b)**.
Bereits kurz nach dem Eintritt in die obere Thoraxapertur geben die Nn. vagi die Nn. laryngei recurrentes zum Larynx ab. Der rechte **N. laryngeus recurrens (6 a)** biegt dabei um die **A. subclavia dextra (7**, hier teilweise entfernt), während der linke **N. laryngeus recurrens (6 b)** um den **Aortenbogen (8 a)** nach kranial zurückläuft. Die beiden Nn. vagi tauschen Fasern miteinander aus und bilden so auf dem Oesophagus den **Plexus oesophageus (9)**. Oesophagus und die Nn. vagi passieren das **Zwerchfell (Diaphragma, 10)** durch den **Hiatus oesophageus**. Die Nn. vagi geben unmittelbar unterhalb des Zwerchfells **Äste (Rr. gastrici anteriores, 5 c)** zum **Magen (11)** ab und versorgen dann im weiteren Verlauf auch die übrigen Bauchorgane parasympathisch.

Aorta Die Aorta thoracica beginnt am linken Ventrikel mit der Aorta ascendens, die hier mit dem Herzen entfernt wurde. Dieser Aortenabschnitt setzt sich in den **Arcus aortae (Aortenbogen, 8 a)** fort, aus dem der **Truncus brachiocephalicus (12)**, die **A. carotis communis sinistra (13)** und die **A. subclavia sinistra (14)** hervorgehen. Der Arcus aortae biegt dann nach kaudal um und kommt so kranial des **linken Hauptbronchus (3 b)** zu liegen. Als Fortsetzung des Aortenbogens verläuft die **Aorta descendens (8 b)** etwas links von der Mittellinie absteigend im hinteren unteren Mediastinum. Sie tritt im Bereich des Hiatus aorticus durch das Zwerchfell.

Truncus sympathicus Paravertebral verläuft beidseits der **Truncus sympathicus (Grenzstrang, 15 a und b)**. Er gibt in seinem Verlauf Fasern zu peripheren Nerven, wie z. B. den **Interkostalnerven (16)**, und zur sympathischen Innervation der Thoraxorgane ab.

Klinik

Der Oesophagus liegt unterhalb der Bifurcatio tracheae der Rückseite des Herzens, und somit dem linken Vorhof, an. Zur Darstellung der Größe des linken Vorhofs kann daher eine **Thorax-Röntgenaufnahme im transversalen Strahlengang** mit einem oral verabreichten Röntgenkontrastmittel (Breischluck) genutzt werden. Eine Verdrängung des mit Kontrastmittel gefüllten Oesophagus ist ein Indiz für eine pathologische Vergrößerung des linken Vorhofs.
Außerdem ist eine sonographische Darstellung des Herzens über eine in den Oesophagus eingeführte Ultraschallsonde möglich.

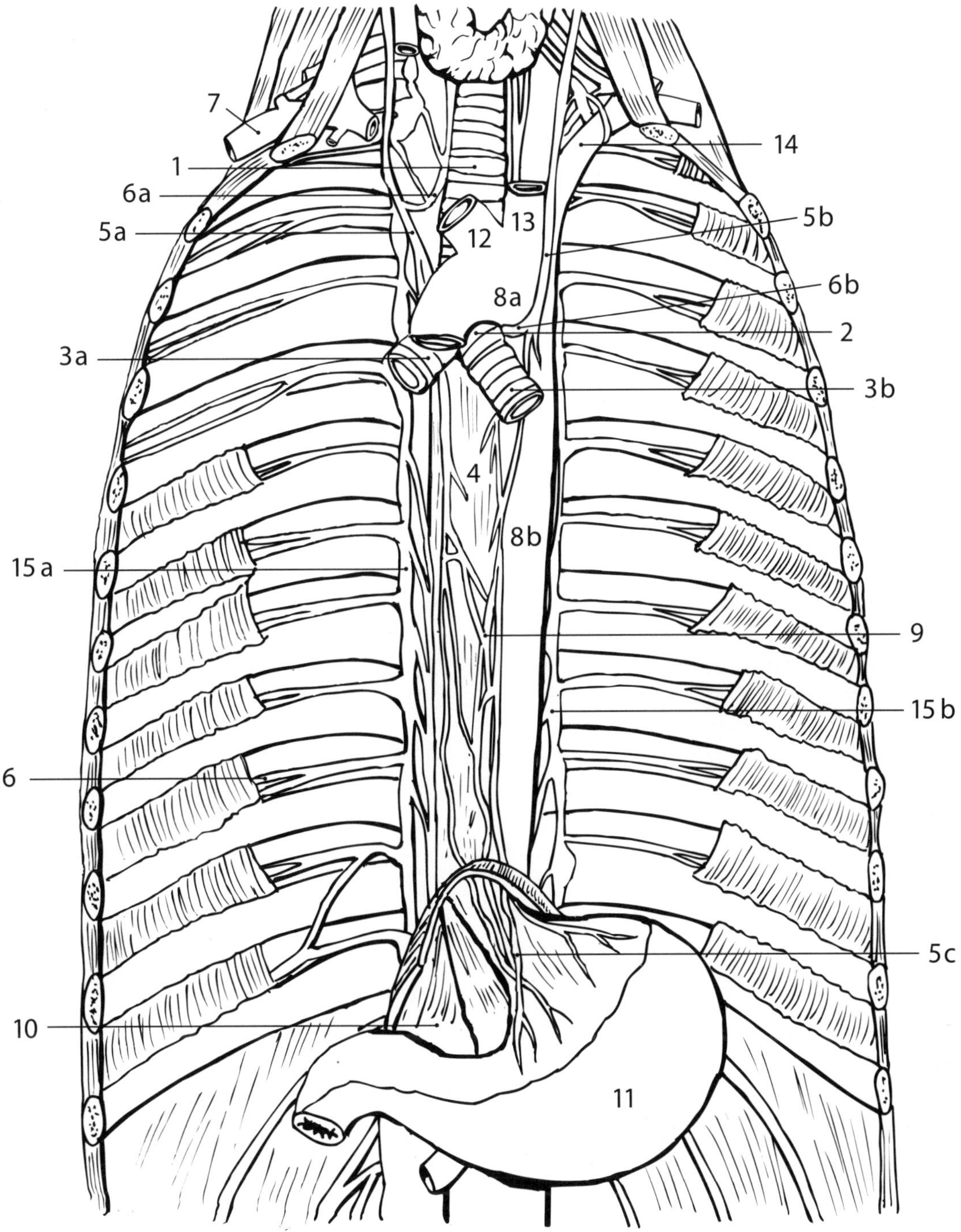
7
1
6a
5a
12
13
14
5b
6b
8a
2
3a
3b
4
8b
15 a
9
15 b
16
5c
10
11

4.9 Hinteres Mediastinum, Ansicht von ventral II

Die am weitesten dorsal gelegenen Strukturen des hinteren unteren Mediastinums werden sichtbar, wenn man den mittleren und distalen **Oesophagus (1)** reseziert.

Ductus thoracicus Zwischen der **Aorta descendens (2)** und der Wirbelsäule wird der **Ductus thoracicus (Milchbrustgang, 3)** sichtbar. Der Ductus thoracicus ist ein großes, mit Klappen ausgestattetes Lymphgefäß. Er entspringt unmittelbar unterhalb des **Zwerchfells (Diaphragma, 4)** aus der Cisterna chyli (nicht sichtbar) und drainiert die Lymphe der unteren Körperhälfte und der Bauchorgane zum linken Venenwinkel zwischen V. subclavia sinistra und V. jugularis interna sinistra. Seinen deutschen Namen trägt er wegen der milchig trüben Färbung, die nach einer Mahlzeit durch die in der Lymphe transportierten Nahrungsfette verursacht wird. Die Lage des Ductus thoracicus zwischen Aorta descendens und Wirbelsäule führt zu seiner Komprimierung durch die über die Aorta laufenden Pulswellen. Zusätzlich unterstützt das Klappensystem im Ductus thoracicus den nach kranial gerichteten Lymphfluss.

V. azygos, V. hemiazygos Etwas rechts von der Mittellinie erkennt man die **V. azygos (5)**. Sie sammelt das venöse Blut der rechten Interkostalräume und verläuft im Bogen über den **rechten Hauptbronchus (6)** zur V. cava superior. In Höhe des 7.–10. Brustwirbelkörpers mündet die von links kommende **V. hemiazygos (7)** in die V. azygos ein.

Truncus sympathicus Auf der rechten Seite erkennt man den **Truncus sympathicus (8)**. Er gibt aus den 6.–9. thorakalen Ganglien den **N. splanchnicus major (9)** und aus den 10.–11. thorakalen Ganglien den **N. splanchnicus minor (10)** nach medial ab. Die Nn. splanchnici verlaufen absteigend meist durch die medialen Zwerchfellschenkel in den Bauchraum. Dort enden sie in den prävertebralen sympathischen Ganglien, die die Bauchorgane sympathisch innervieren.

Die Entfernung des Magens macht die Durchtrittsstelle, den **Hiatus aorticus (11)**, sichtbar, durch den die **Aorta descendens (2)** durch das Zwerchfell in die Bauchhöhle eintritt.

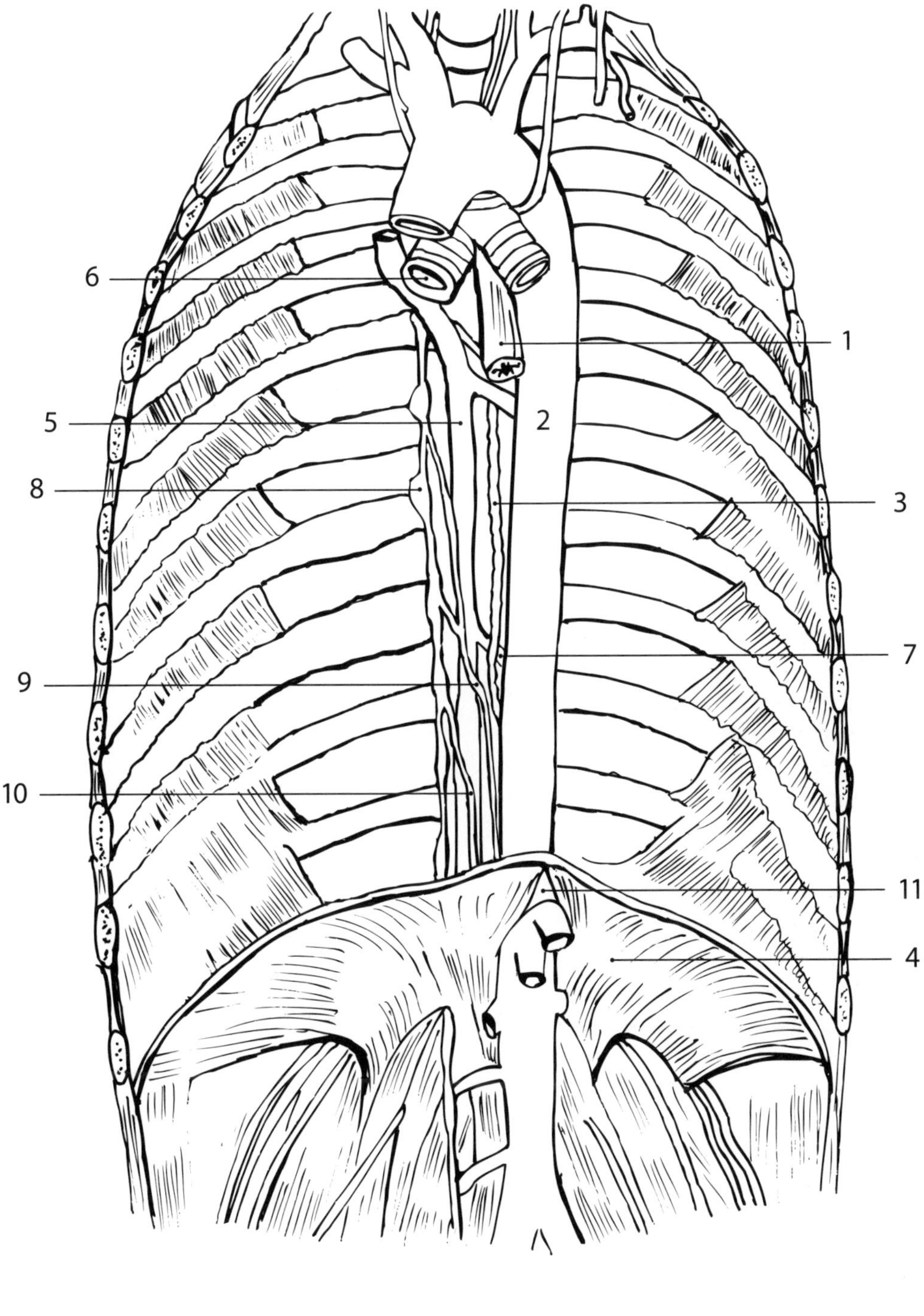
6
1
5
2
8
3
7
9
10
11
4

4.10 Zwerchfell, Ansicht von kaudal

Das Zwerchfell (Diaphragma) ist der wichtigste Atemmuskel und wird vom N. phrenicus innerviert. Es trennt als kuppelförmige Muskelplatte den Thorax von der Bauchhöhle. Entsprechend dem Ursprung des Zwerchfells lassen sich drei Teile unterscheiden:

- **Pars lumbalis (1a–d)**,
- **Pars costalis (2)**,
- **Pars sternalis (3)**.

Die drei Anteile laufen am höchsten Punkt der Zwerchfellkuppel im bindegewebigen **Centrum tendineum (4)** zusammen. Im Zwerchfell befinden sich Öffnungen, die als Durchtrittsstellen für Strukturen dienen, die vom Thorax in die Bauchhöhle und umgekehrt ziehen.

Pars lumbalis Die **Pars lumbalis (1a–d)** entspringt von der Lendenwirbelsäule und zwei bindegewebigen Bögen:

- am **Lig. arcuatum mediale (5a und b)**, das den **M. psoas (6a und b)** überspannt (Psoasarkade), und
- am **Lig. arcuatum laterale (7a und b)**, das den **M. quadratus lumborum (8a und b)** überbrückt (Quadratusarkade).

Beidseits kann man je ein **Crus mediale (1a und b)** und ein **Crus laterale (1c und d)** unterscheiden. Die **Crura medialia** entspringen von der Lendenwirbelsäule, wobei das linke Crus mediale meist tiefer entspringt als das rechte. Die **Crura lateralia** entspringen von den oben genannten Sehnenbögen. Zwischen Crura mediale und laterale dringt auf beiden Seiten der **Truncus sympathicus** (nicht dargestellt) durch das Zwerchfell. Durch das Crus mediale ziehen rechts die V. azygos und links die V. hemiazygos sowie beidseits die Nn. splanchnici. Die medialen Muskelfasern beider Crura medialia laufen nach kranial in das **Lig. arcuatum medianum (9)** aus, das den **Hiatus aorticus (10)** zum Durchtritt der Aorta und des Ductus thoracicus umgibt. Ventral davon liegt die Öffnung für den Oesophagus und die Nn. vagi, der **Hiatus oesophageus (11)**.

Pars costalis Die **Pars costalis (2)** entspringt von den kaudalen sechs Rippen. Zwischen der Pars lumbalis und der Pars costalis besteht beidseits eine muskelfreie Lücke, das **Trigonum lumbocostale (12a und b)**.

Pars sternalis Die **Pars sternalis (3)** entspringt von der Rückseite des Sternums und dem hinteren Blatt der Rektusscheide. Zwischen Pars sternalis und Pars costalis bleibt beidseits ein kleiner muskelfreier Spalt, das **Trigonum sternocostale (Larrey-Spalte, 13a und b)**, frei, durch das jeweils die A. und V. thoracica interna aus dem Thorax in die Rektusscheide ziehen.

Centrum tendineum Die sehnige Platte des **Centrum tendineum (4)** verbindet die Muskelfasern der verschiedenen Zwerchfellabschnitte miteinander. Kranial ruht der Herzbeutel auf dem Centrum tendineum, was dazu führt, dass das Herz sich atemabhängig verschiebt. Im rechten Anteil des Centrum tendineum befindet sich eine Öffnung, das **Foramen venae cavae (14)**, für den Durchtritt der unteren Hohlvene.

Klinik

Durch die Öffnungen des Zwerchfells und durch seine muskelfreien Bereiche können Baucheingeweide in den Thoraxraum hernieren. Am häufigsten sind **Hernien** im Bereich des **Hiatus oesophageus** (Hiatushernien) und im **Trigonum lumbocostale** (Bochdalek-Dreieck).

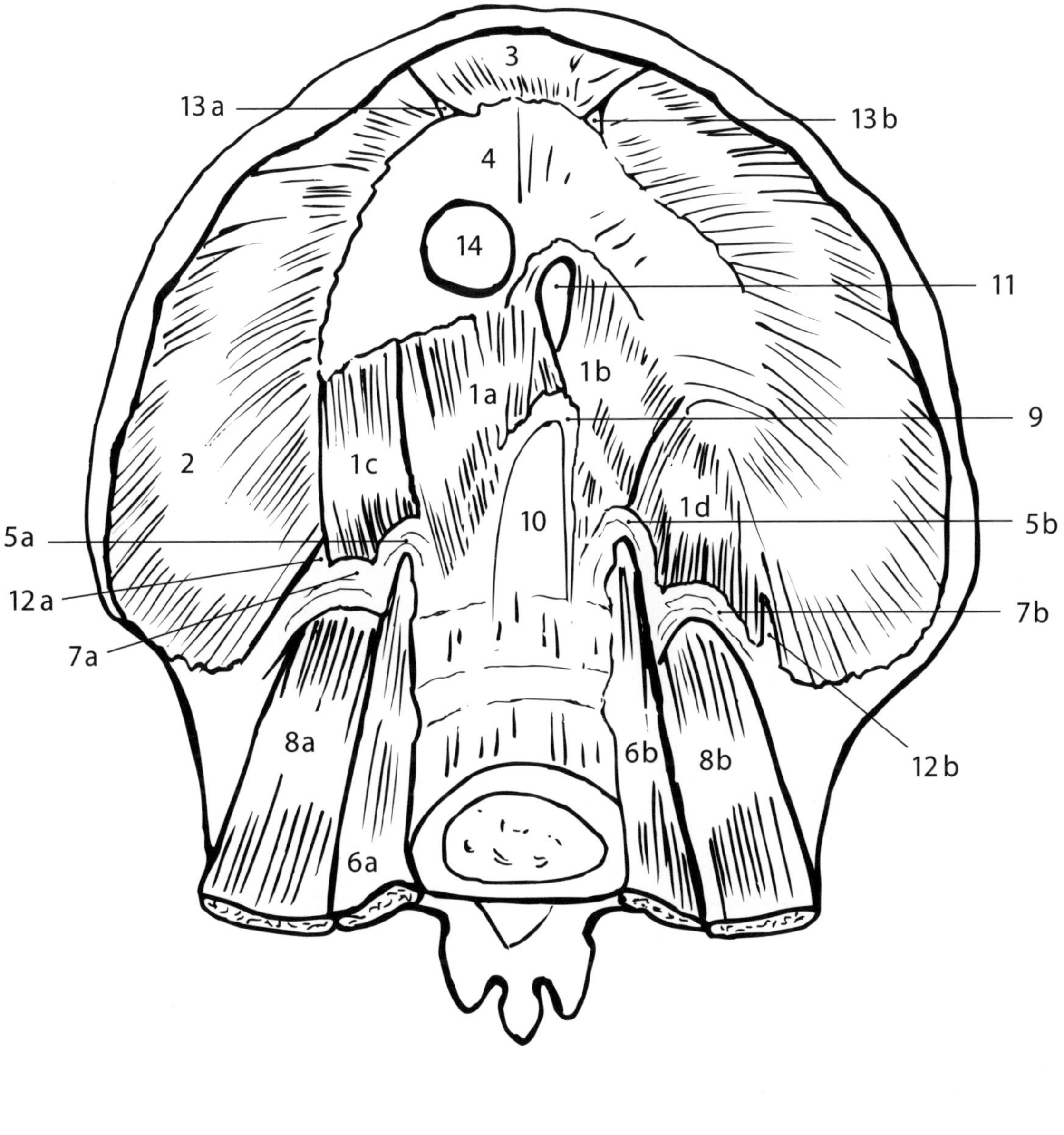
3
13 a
13 b
4
14
11
1 b
1 a
9
2
1 c
1 d
10
5 a
5 b
12 a
7 b
7 a
8 a
6 b
8 b
12 b
6 a

5.1 Bauchmuskulatur

Die Bauchmuskulatur erstreckt sich vom Unterrand des Thorax bis zum Oberrand des Beckens. Sie besteht aus gerade und schräg verlaufenden Anteilen. Die doppelt kreuzweise Verspannung ermöglicht es der Bauchmuskulatur, den **Rumpf vorwärts und seitwärts zu neigen und zu drehen**. Neben den Bewegungsmöglichkeiten der Wirbelsäule erhöht die Anspannung der Bauchmuskulatur den **intraabdominellen Druck** (Bauchpresse), der bei geöffneter Stimmritze das Zwerchfell nach kranial drücken und so eine forcierte Ausatmung (Husten) bewirken kann. Bei geschlossener Stimmritze kann sich das Zwerchfell nicht nach kranial ausdehnen, und somit wirkt der erhöhte intraabdominelle Druck auf die Bauchorgane. Bei der Miktion, Defäkation und zur Unterstützung der Wehentätigkeit unter der Geburt ist diese Funktion der Bauchmuskulatur von Bedeutung.

Die Bauchmuskulatur wird von kaudalen Interkostalnerven und den Nn. iliohypogastricus und ilioinguinalis aus dem Plexus lumbalis innerviert.

Die vordere Bauchwand bilden vier Muskeln:

- **M. rectus abdominis (1),**
- **M. obliquus externus abdominis (2),**
- **M. obliquus internus abdominis (3),**
- **M. transversus abdominis.**

M. rectus abdominis Die beiden **Mm. recti abdominis (1)** verlaufen senkrecht von dem Proc. xiphoideus und den Knorpeln der 5.–7. Rippe nach kaudal zum kranialen Rand des Os pubis und der Symphyse. Die Mm. recti abdominis liegen in einer köcherförmigen Scheide, der **Rektusscheide (Vagina musculi recti abdominis)**, die von den Aponeurosen der lateral gelegenen schrägen und geraden Bauchmuskeln und der Fascia transversalis gebildet wird (siehe Kap. 5.2). In der Abbildung wurde auf der rechten Seite das ventrale Blatt der **Rektusscheide (1a)** eröffnet, so dass der M. rectus abdominis sichtbar wird. Der M. rectus abdominis ist durch 3–4 **Intersectiones tendineae (1b)** in mehrere Muskelbäuche unterteilt. Die Intersectiones tendineae sind mit dem ventralen Blatt der Rektusscheide verwachsen und ermöglichen eine abschnittsweise Kontraktion des Muskels.

Die Mm. recti abdominis bewirken eine Vorwärtsneigung des Rumpfes und wirken bei der Bauchpresse mit.

M. obliquus externus abdominis Der **M. obliquus externus abdominis (2)** verläuft von hinten oben schräg absteigend nach vorn unten. Seine Ursprungszacken kommen von der 6.–12. Rippe, wo sie sich mit den Ursprungszacken des **M. serratus anterior (4)** und des M. latissimus dorsi (nicht sichtbar) verzahnen. Die oberen Zacken gehen am Rand des M. rectus abdominis in eine Aponeurose über, die die **Rektusscheide (1a)** mit bildet. Die unteren Zacken verlaufen zum ventralen Abschnitt der Crista iliaca bis hin zur Spina iliaca anterior superior.

Der M. obliquus externus abdominis wirkt bei der Bauchpresse sowie bei der Drehung und Vor-/Seitwärtsneigung des Rumpfes mit.

M. obliquus internus abdominis Der **M. obliquus internus abdominis (3)** wird in der Abbildung auf der linken Rumpfseite sichtbar, nachdem die Ursprungszacken des **M. obliquus externus abdominis (2a)** durchtrennt und nach medial abgeklappt worden sind. Die Fasern des M. obliquus internus abdominis verlaufen nahezu senkrecht zu denen des M. obliquus externus abdominis. Sie entspringen dorsal von der Fascia thoracolumbalis und der Crista iliaca bis hin zum Leistenband. Die kranialen Abschnitte ziehen schräg aufsteigend zu den kaudalen Rippen. Die mittleren und unteren Abschnitte gehen in eine **Aponeurose (3a)** über, die einen Teil der Rektusscheide bildet. Die kaudalsten Abschnitte des M. obliquus internus abdominis verlaufen horizontal oder sogar schräg absteigend.

Der M. obliquus internus abdominis wirkt bei der Bauchpresse sowie bei der Drehung und Vor-/Seitwärtsneigung des Rumpfes mit.

Von den untersten Fasern des M. obliquus internus abdominis zweigt der **M. cremaster (5)** ab. Er verläuft im Samenstrang durch den Leistenkanal zum Hoden (siehe Kap. 5.3).

M. transversus abdominis Der M. transversus abdominis liegt unter dem M. obliquus internus abdominis und ist daher hier nicht sichtbar. Seine Fasern verlaufen horizontal. Er entspringt an den kaudalen Rippen, der Fascia thoracolumbalis, den Procc. costales der Lendenwirbel und der Crista iliaca. Medial geht er in eine Aponeurose über, die sich an der Bildung der Rektusscheide beteiligt.

Der M. transversus abdominis wirkt bei der Bauchpresse mit.

Klinik

Bei chirurgischen Eingriffen im Abdomen wird versucht, das Gefüge der Bauchmuskulatur möglichst wenig zu beeinträchtigen, um z. B. spätere **Narbenhernien** zu vermeiden.

Bei der Operation einer **Appendizitis** werden daher die Mm. obliqui externus abdominis und internus abdominis sowie transversus abdominis jeweils in ihrer Faserverlaufsrichtung gespalten **(Wechselschnitt)**.

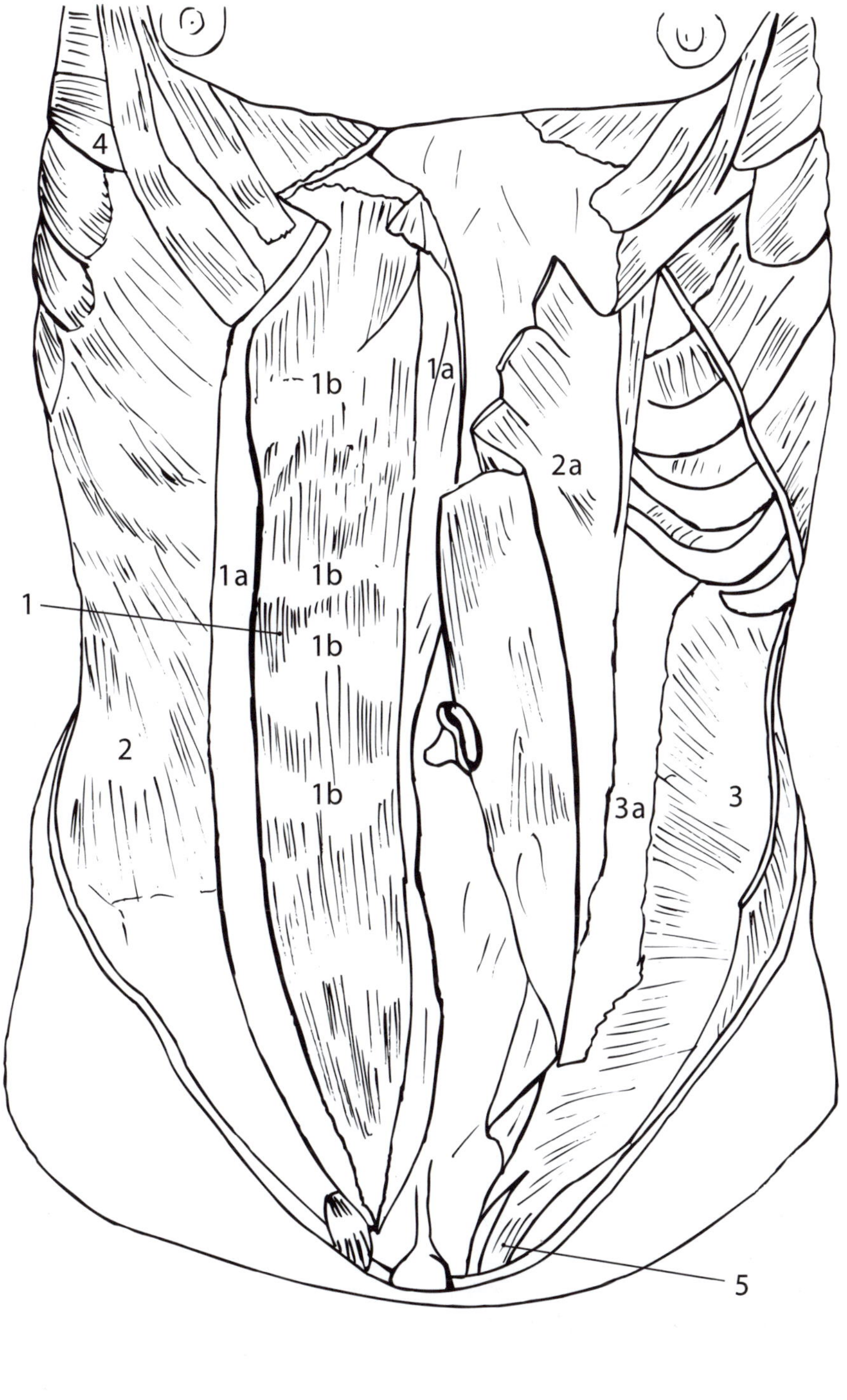

5.2 Rektusscheide

Der **M. rectus abdominis (1a–c)** ist der direkte Antagonist des **M. erector spinae (2)**. Die beiden Mm. recti abdominis liegen jeweils in einer köcherförmigen Scheide (**Rektusscheide = Vagina musculi recti abdominis**), die von den Aponeurosen der lateral gelegenen Bauchmuskeln (M. obliquus externus abdominis, M. obliquus internus abdominis, M. transversus abdominis) und der Fascia transversalis gebildet wird. Der Aufbau der Rektusscheide ist jedoch nicht in allen Abschnitten gleich, sondern ändert sich in kraniokaudaler Richtung. Die Rektusscheide besteht aus einem ventralen und dorsalen Blatt.

Kranialer Abschnitt der Rektusscheide (A) Der kraniale Teil der Rektusscheide ist zwischen den Rippenbögen gelegen. Hier wird das ventrale Blatt nur von der **Aponeurose (3a)** des **M. obliquus externus abdominis (4a)** gebildet und ist entsprechend dünn. Das dorsale Blatt der Rektusscheide besteht hier aus Muskelfasern des **M. transversus abdominis (5a)** und der **Fascia transversalis (6a)**.

Mittlerer Abschnitt der Rektusscheide (B) Der mittlere Abschnitt der Rektusscheide ist hier in Höhe des Nabels getroffen. Das ventrale Blatt wird von der **Aponeurose (3b)** des **M. obliquus externus abdominis (4b)** und von der Hälfte der **Aponeurose (7b)** des **M. obliquus internus abdominis (8b)** gebildet. Das dorsale Blatt formen die andere Hälfte der **Internusaponeurose (7b)**, die **Aponeurose (9b)** des **M. transversus abdominis (5b)** und die **Fascia transversalis (6b)**.

Kaudaler Abschnitt der Rektusscheide (C) Der kaudale Abschnitt der Rektusscheide liegt unterhalb des Nabels. Hier ziehen die Aponeurosen der **M. obliquus externus abdominis (3c)**, **M. obliquus internus abdominis (8c)** und **M. transversus abdominis (5c)** komplett vor den **M. rectus abdominis (1c)** und bilden das ventrale Blatt der Rektusscheide. Das dorsale Blatt besteht hier ausschließlich aus der **Fascia transversalis (6c)**.

Im Bereich des Übergangs vom mittleren in den kaudalen Abschnitt der Rektusscheide wird das dorsale Blatt deutlich dünner. Betrachtet man an der Leiche diese Region hinter dem M. rectus abdominis, so wird der Übergang als **Linea arcuata** sichtbar.

In der Mittellinie verzahnen sich die Aponeurosen der lateralen Bauchmuskeln miteinander und bilden so die **Linea alba (9a–c)**. Dieser Streifen ist oberhalb des Nabels dünn und breit, unterhalb dick und schmal.

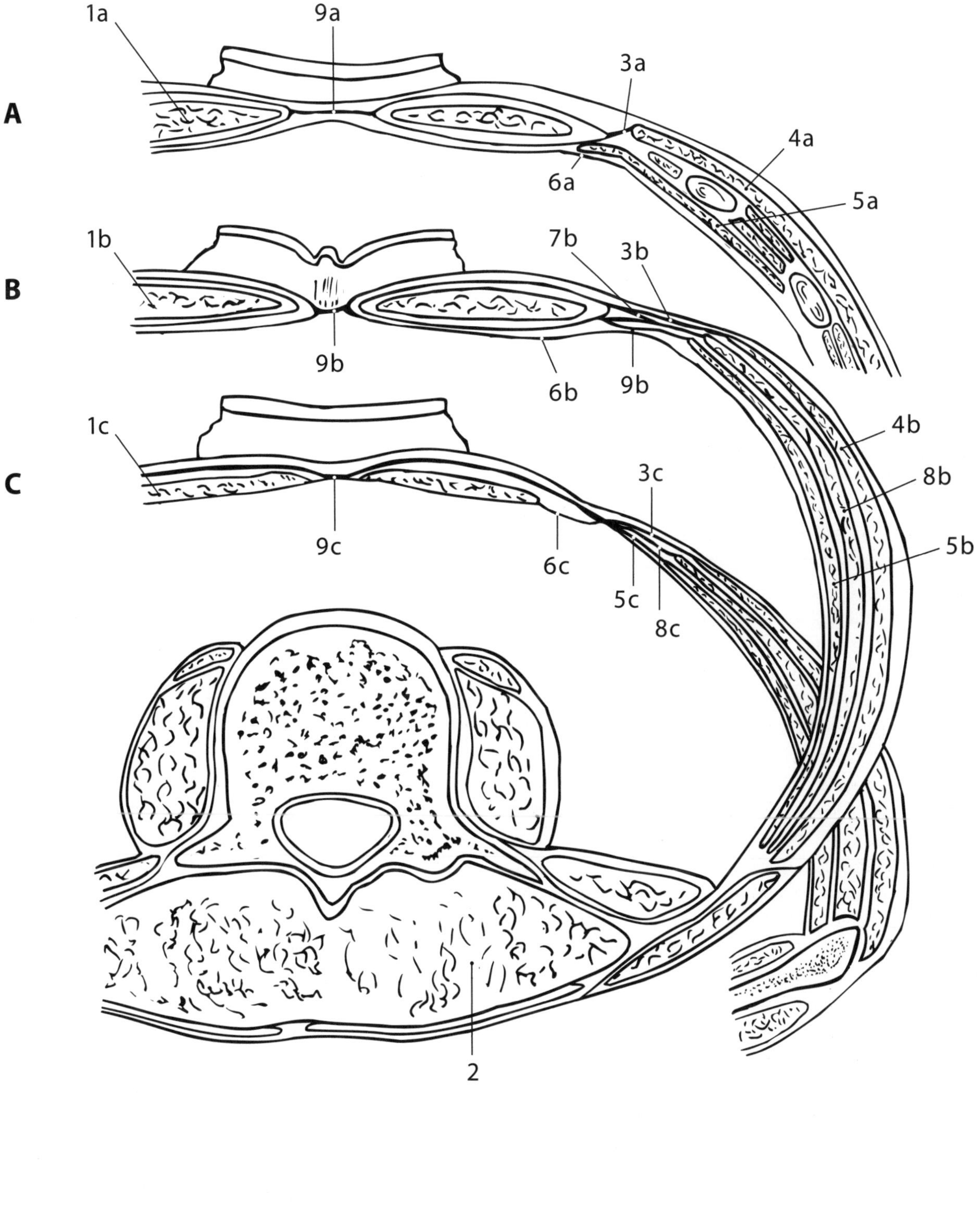
A
B
C
1a
9a
3a
4a
6a
5a
1b
7b
3b
9b
6b
9b
4b
1c
8b
3c
9c
6c
5b
5c
8c
2

5.3 Leistenkanal

Begrenzungen des Leistenkanals Der **Leistenkanal (Canalis inguinalis)** durchzieht die Bauchwand vom **Anulus inguinalis profundus (1)** zum **Anulus inguinalis superficialis (2)**. Dabei verläuft er von kranial und lateral nach kaudal und medial durch die Bauchwand. Der Leistenkanal ist ca. 4–5 cm lang und besitzt zwei schmale und zwei breite Begrenzungen:

- Das Dach des Leistenkanals wird vom Unterrand des **M. obliquus internus abdominis** (3) und des **M. transversus abdominis** gebildet.
- Den Boden repräsentiert das **Lig. inguinale (Leistenband, 4)**.
- Die Aponeurose des **M. obliquus externus abdominis** (5) formt die Vorderwand.
- Die Hinterwand besteht aus der **Fascia transversalis (6)**. In der Hinterwand kreuzen die **A.** und die **V. epigastrica inferior** (7) den Leistenkanal.

Der Leistenkanal stellt eine anatomische Schwachstelle der Bauchwand dar (siehe Klinik). Besondere Schwachstellen, wie die **Anuli inguinales**, sind jedoch zusätzlich verstärkt:

- Der **Anulus inguinalis profundus** wird nach ventral von den kaudalen Fasern des M. obliquus internus abdominis überdeckt.
- Im Bereich des **Anulus inguinalis superficialis** ist die Vorderwand besonders dünn. Hier ist die Hinterwand durch die **Falx inguinalis (8)** besonders verdickt.

Hodenhüllen und Inhalt des Leistenkanals Der **Descensus des Hodens (9)** von der Bauchhöhle durch den Leistenkanal in das Scrotum führt dazu, dass die Schichten der Bauchwand mit ausgestülpt werden und als **Fascia spermatica externa** (ehemalige **Aponeurose des M. externus abdominis, 10**) und als **Fascia spermatica interna** (ehemalige **Fascia transversalis, 11**) den Hoden und die Strukturen im Leistenkanal umhüllen. Auch das parietale Peritoneum wird als fingerförmiger **Proc. vaginalis peritonei** mit in das Scrotum ausgezogen. Die Verbindung zur Peritonealhöhle verschließt sich jedoch anschließend, und nur um den Hoden bleiben Reste des Proc. vaginalis peritonei als seröse Häute des Hodens, **Peri-** und **Epiorchium (12)**, bestehen.
Die Hüllen und die in ihnen gelegenen Strukturen (siehe Tabelle) bilden beim Mann den **Funiculus spermaticus (Samenstrang, 13)**. Im Samenstrang verläuft auch der **Ductus deferens (Samenleiter, 14)**. Er beginnt im Bereich des Nebenhodens, läuft durch den Leistenkanal zu den Samenbläschen, um dann schließlich zusammen mit den Ausführungsgängen der Samenbläschen in die **Pars prostatica der Harn-/Samenröhre** einzumünden. Aufgrund seiner dicken Muskelwand ist der Ductus deferens im Scrotum leicht als derber, runder Strang zu tasten.

Inhalt des Leistenkanals

Mann	Frau
– Ductus deferens (14) – A. testicularis – A. ductus deferentis – A. cremasterica – Venen (Plexus pampiniformis)	– Lig. teres uteri – A. ligamenti teretis uteri – Venen – Lymphgefäße – R. genitalis des N. genitofemoralis
– Lymphgefäße – R. genitalis des N. genitofemoralis – M. cremaster	

Klinik

An Schwachstellen der Bauchwand, insbesondere im Bereich des Leistenkanals, können Hernien von Abdominalorganen auftreten. Leistenhernien haben ihre innere Bruchpforte kranial des Lig. inguinale und werden wie folgt unterteilt:

- Die **laterale (indirekte) Leistenhernie** benutzt den Anulus inguinalis profundus als innere Bruchpforte. Sie stülpt sich durch einen nicht verschlossenen Proc. vaginalis peritonei aus.
- Die **mediale (direkte) Leistenhernie** erzeugt eine eigene Bruchpforte in der Hinterwand des Leistenkanals.

Die A. und V. epigastrica inferior bilden die Grenze zwischen den Bruchpforten der lateralen und medialen Leistenhernien.

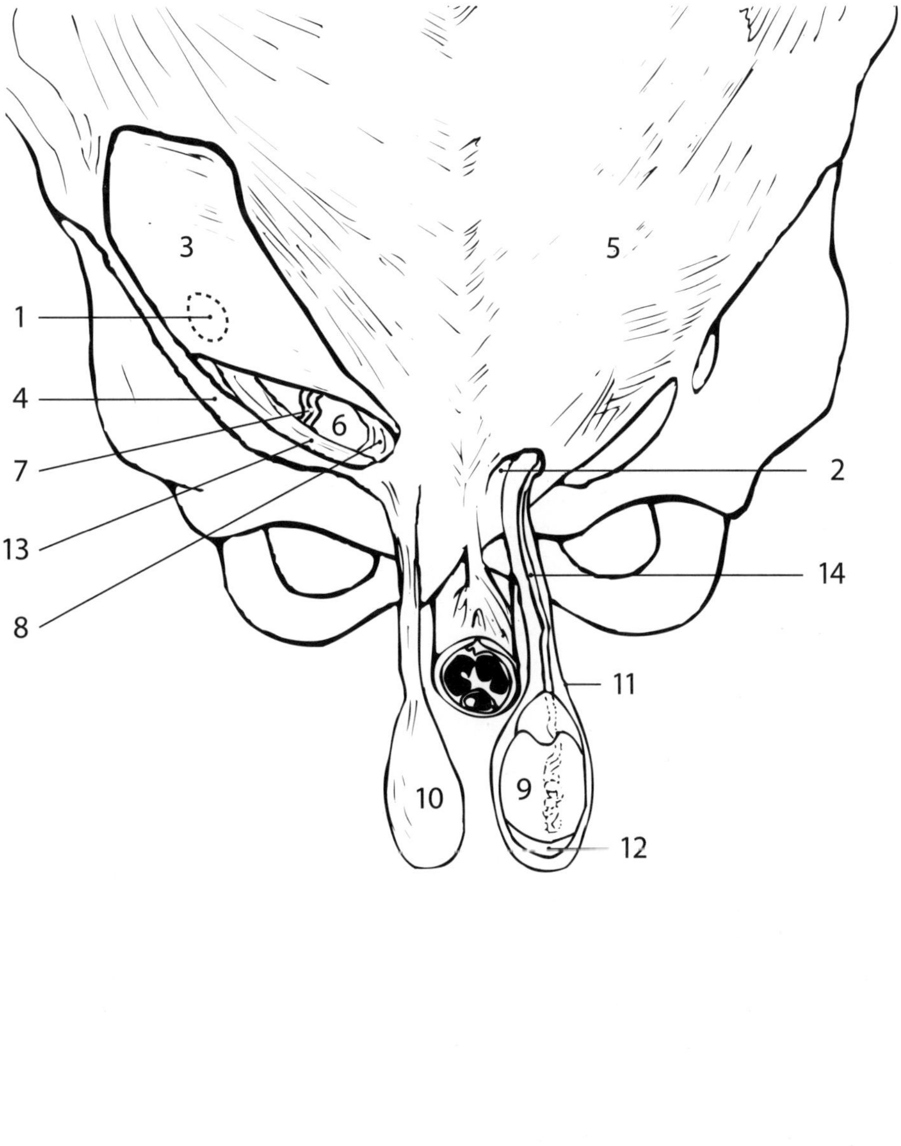
3
5
1
4
6
7
2
13
14
8
11
10
9
12

5.4 Oberbauchorgane in situ

Nach Entfernung der ventralen Rumpfwand blickt man auf die Oberbauchorgane (Leber, Milz, Bauchspeicheldrüse, Magen).
Im rechten Oberbauch liegt unterhalb des Zwerchfells die **Leber (Hepar, 1)**, die hier mit Haken angehoben wurde. Auf der Unterseite der Leber liegt die **Gallenblase (Vesica biliaris, 2)**.
Im linken Oberbauch befindet sich der **Magen (Gaster, 3)** mit seinen Abschnitten:

- **Cardia (3 a),**
- **Fundus (3 b),**
- **Corpus (3 c),**
- **Antrum (3 d)** und
- **Pylorus (3 e).**

Der Magen liegt intraperitoneal. Die **kleine Kurvatur (Curvatura minor, 3 f)** weist nach kranial, die große Kurvatur (**Curvatura major, 3 g**) nach kaudal. Von der Curvatura major hängt das **große Netz (Omentum majus, 4)** herab und verdeckt den Dünn- und Dickdarm.

Arterielle Gefäßversorgung der Oberbauchorgane Die Oberbauchorgane werden aus dem ersten unpaaren Abgang aus der Aorta abdominalis, dem **Truncus coeliacus (5)**, versorgt. Der Truncus coeliacus geht direkt unterhalb des Durchtritts der Aorta durch das **Zwerchfell (6)** in sagittaler Richtung ab. Er teilt sich unmittelbar danach in seine drei Äste auf:

- Die **A. gastrica sinistra (7)** zieht zur kleinen Kurvatur des Magens. Sie gibt im Bereich der Cardia kleinere Äste zum Oesophagus und im weiteren Verlauf entlang der kleinen Kurvatur größere Äste zum Magen ab. Schließlich anastomosiert sie mit der **A. gastrica dextra (8)** aus der **A. hepatica communis (9)**.
- Die **A. hepatica communis (9)** verläuft im Lig. hepatoduodenale in Richtung Leberpforte. Sie gibt die kleine **A. gastrica dextra (8)** ab, die im Omentum minus (kleines Netz) zur kleinen Kurvatur des Magens gelangt und dort mit der **A. gastrica sinistra (7)** anastomosiert. Ein weiterer Ast der A. hepatica communis ist die **A. gastroduodenalis (10)**. Sie verläuft absteigend hinter die **Pars superior duodeni (11)** und versorgt Teile des Duodenums und des Pankreaskopfes. Die A. gastroduodenalis gibt auch die **A. gastroomentalis dextra (12)** ab, die entlang der großen Kurvatur verläuft. Hier zweigen Äste zum Magen und zum großen Netz ab. Als letzter Ast der A. hepatica communis läuft die **A. hepatica propria (13)** schließlich in die Leberpforte und versorgt als Vas privatum die Leber. Bevor die A. hepatica propria sich in je einen Ast für den rechten und linken Leberlappen teilt, gibt sie die **A. cystica (14)** für die Gallenblase ab.
- Die **A. splenica [lienalis] (15)** verläuft gewunden am Oberrand des Pancreas nach links zur Milz, die sie versorgt. Außerdem gibt sie in ihrem Verlauf zahlreiche Äste zu Corpus und Cauda des Pancreas ab. Im Bereich des Milzhilus zweigt die **A. gastroomentalis sinistra (16)** ab, die an der großen Kurvatur mit der A. gastroomentalis dextra anastomosiert.

Venöser Abfluss der Oberbauchorgane Das venöse Blut der Oberbauchorgane fließt in die **V. portae (Pfortader, 17)**. Sie sammelt zusätzlich das venöse Blut des Darms, verläuft im Lig. hepatoduodenale und erreicht so die Leberpforte. In der Leber kapillarisiert sich die V. portae, so dass im Bereich der unpaaren Bauchorgane zwei Kapillarnetze hintereinander geschaltet sind.
Als dritte Struktur im Lig. hepatoduodenale erkennt man den **Ductus choledochus (18)**. Er drainiert das Sekret der Leber, die Galle, zum Duodenum. Über das Lig. hepatoduodenale gelangt er dorsal der Pars superior duodeni in den Pankreaskopf und mündet schließlich in die Pars descendens duodeni (siehe Kap. 5.7).

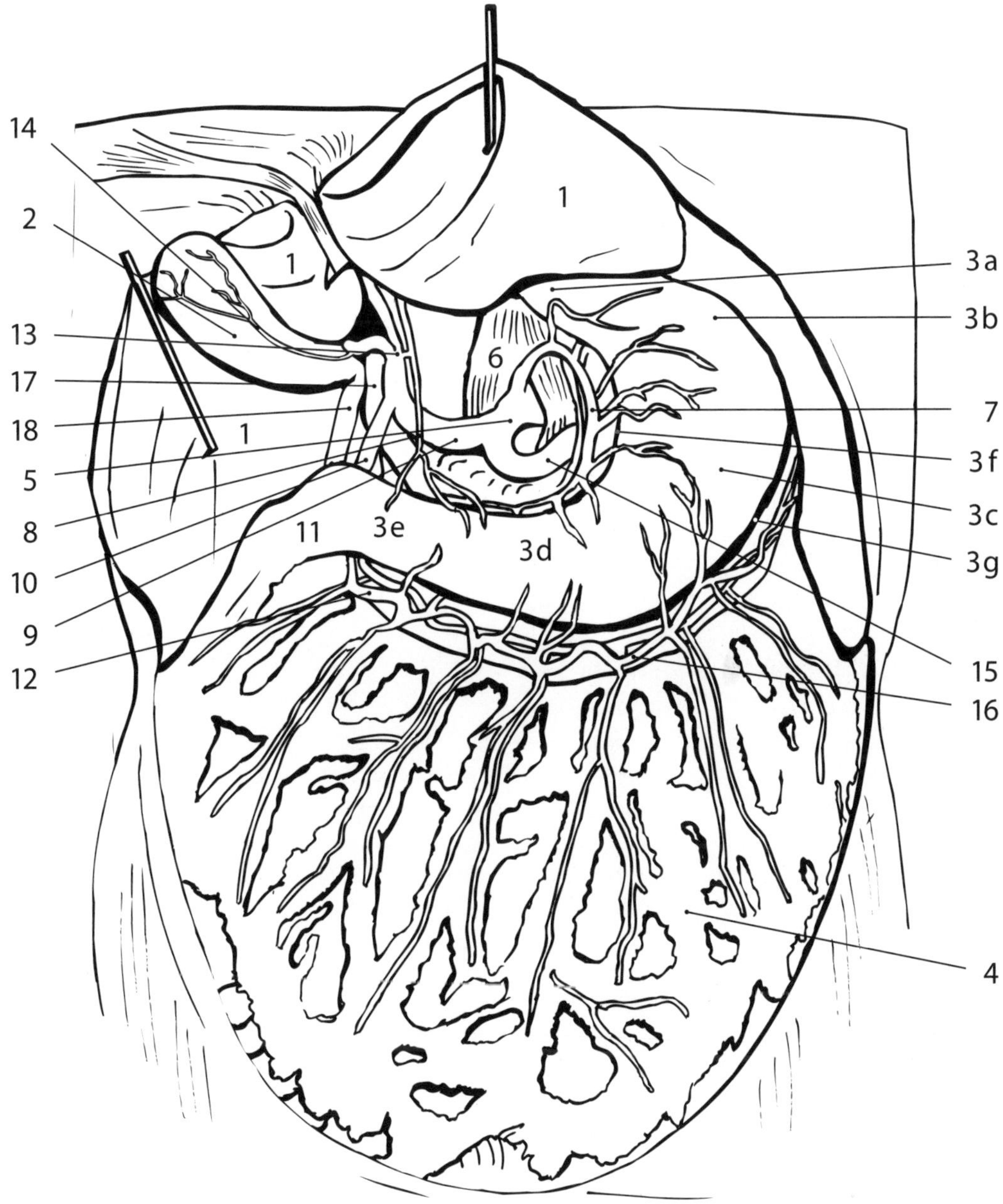
14
2
13
17
18
5
8
10
9
12
1
1
1
6
11
3e
3d
3a
3b
7
3f
3c
3g
15
16
4

5.5 Leber

Lage und Peritonealverhältnisse Die Leber (Hepar) liegt intraperitoneal im rechten Oberbauch unter dem **Zwerchfell (1)**. Sie ist über die **Area nuda (2)** mit dem Zwerchfell verwachsen. An der Grenze der Area nuda verbindet rechts das **Lig. coronarium dextrum (3)**, links das **Lig. coronarium sinistrum (4)** die Leber mit dem Zwerchfell. Das Lig. coronarium sinistrum läuft in der **Appendix fibrosa (5)** aus. Aufgrund ihrer Lage bewegt sich die Leber atemabhängig auf und ab und ist bei tiefer Inspiration unter dem rechten Rippenbogen tastbar.

Aufbau Die Oberfläche der Leber wird unterschieden in:
- **Facies diaphragmatica,**
- **Facies visceralis.**

Auf der **Facies diaphragmatica** der Leber erkennt man die Gliederung in den größeren **Lobus dexter (6)** und den kleineren **Lobus sinister (7)**. Rechter und linker Leberlappen werden durch das **Lig. falciforme (8)** getrennt. Das Lig. falciforme verbindet die Leber mit der Bauchwand. Am freien kaudalen Rand des Lig. falciforme befindet sich das **Lig. teres hepatis (9).** Dieses Ligament stellt den Rest der V. umbilicalis dar, die im Embryonalkreislauf vom Nabel zur Leberpforte verläuft.
Die Gallenblase **(Vesica biliaris, 10 a–c)** ist von ventral weitgehend durch die Leber verdeckt. Einzig der **Fundus vesicae biliaris (10 a)** ragt über den kaudalen Leberrand hervor.
Auf der **Facies visceralis** erkennt man neben dem Lobus dexter und Lobus sinister noch den **Lobus caudatus (11)** und den **Lobus quadratus (12)**. Sie werden durch die H-förmig angeordneten Strukturen der Leberpforte abgetrennt. In der Leberpforte tritt die **V. portae (Pfortader, 13)** in die Leber ein. Als Vas publicum der Leber führt sie das venöse Blut aus dem Verdauungstrakt vom distalen Oesophagus bis zum Rectum in die Leber, wo eine 2. Kapillarisation stattfindet. Als Vas privatum der Leber tritt die **A. hepatica propria (14)** in die Leberpforte ein. Dort teilt sie sich in eine **A. hepatica dextra (15)** und eine **A. hepatica sinistra (16)**. Die A. hepatica dextra gibt hier die **A. cystica (17)** zur Gallenblase ab.

Gallenblase Rechts von der Leberpforte erkennt man die Gallenblase (Vesica biliaris) mit ihren Abschnitten:
- **Fundus (10 a),**
- **Corpus (10 b)** und
- **Collum (10 c).**

Das Collum vesicae biliaris setzt sich in den **Ductus cysticus (18)** fort. Der Ductus cysticus vereinigt sich mit den **Ductus hepatici (19)** zum **Ductus choledochus (20)**. Die Ductus hepatici und der Ductus choledochus leiten das Sekret der Leber, die Galle, in Richtung Duodenum (siehe Kap. 5.7). Über den Ductus cysticus kann die Galle in die Gallenblase fließen, wo sie gespeichert und bei Bedarf wieder abgegeben wird. Kranial der Gallenblase verläuft die **V. cava inferior (21)**. Sie ist durch das **Lig. venae cavae (22)** an der Leber fixiert.

Fetaler Kreislauf Links der Leberpforte liegen das **Lig. teres hepatis (9)** und das **Lig. venosum (23)**. Letzteres setzt im Embryonalkreislauf als Ductus venosus den Verlauf der V. umbilicalis fort und schafft so einen Kurzschluss an der Leber vorbei zur V. cava inferior und schließlich zum rechten Vorhof. Postnatal verschließt sich der Ductus venosus und bleibt als Lig. venosum erhalten.

Merke

Die Leber ist zum einen ein Organ, in dem die aufgenommenen Nahrungsbestandteile verstoffwechselt werden, zum anderen ist sie eine exokrine Drüse. Die aufgenommenen Proteine und Kohlenhydrate aus dem Verdauungstrakt werden der Leber über die V. portae zugeführt, die sich in der Leber ein zweites Mal kapillarisiert. Nahrungsfette erreichen die Leber indirekt über den Ductus thoracicus (siehe Kap. 4.9) und den Körperkreislauf. Das Sekret der Leber, die Galle, wird über die Ductus hepatici und den Ductus choledochus in das Duodenum drainiert.

Klinik

Thrombosen im Stromgebiet der V. portae oder pathologische Veränderungen der Leber (z. B. Leberzirrhose) können den Blutfluss in und durch die Leber behindern und so zum **Pfortaderhochdruck** führen. Das Blut sucht sich dann Umgehungskreisläufe an der Leber vorbei, z. B. im Bereich der kaudalen Ösophagusvenen oder der Venen des Rectums (**portokavale Anastomosen**, siehe auch Kap. 6.8).

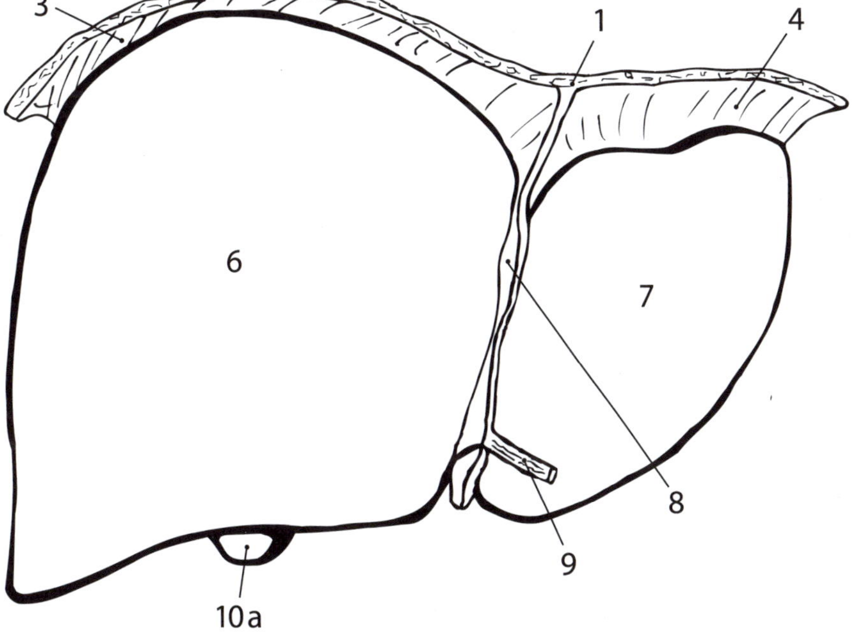
3
1
4
6
7
8
9
10a

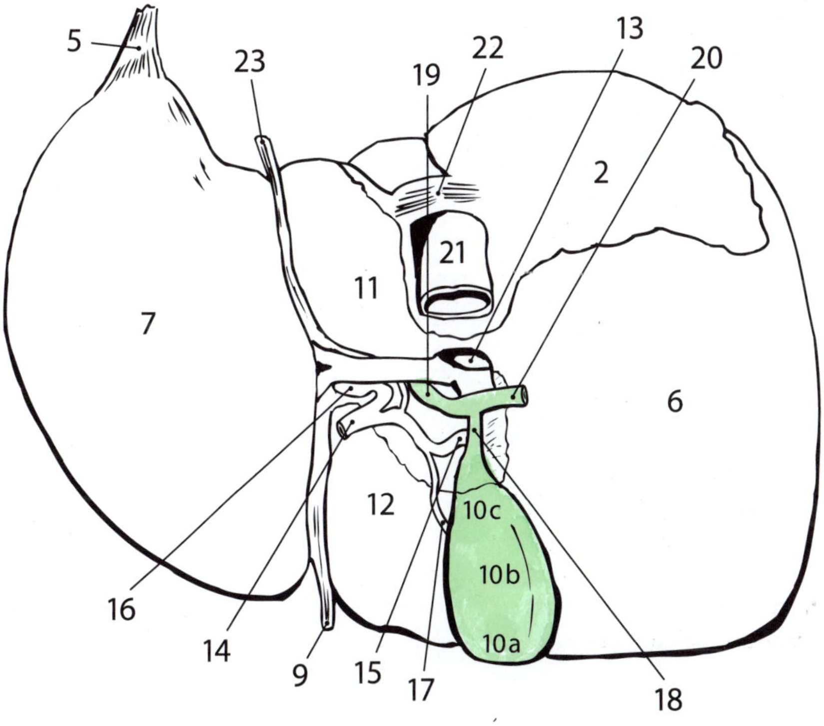
5
23
19
22
13
20
2
21
11
7
6
12
10c
10b
10a
16
14
9
15
17
18

5.6 Retroperitoneale Strukturen des Oberbauchs

Im Retroperitoneum des Oberbauchs liegen folgende Organe und Gefäße:

- **Bauchspeicheldrüse (Pancreas, 1),**
- **Zwölffingerdarm (Duodenum, 2),** welches C-förmig das Pancreas umgreift,
- **Nieren (Renes, 3a und b),**
- **Nebennieren (Gll. suprarenales, 4a und b),**
- **Bauchaorta (Aorta abdominalis, 5)** mit ihren Ästen,
- **untere Hohlvene (V. cava inferior, 6)** mit ihren Zuflüssen und
- **Pfortader (V. portae hepatis, 7)** mit ihren Zuflüssen.

Aorta abdominalis Die **Aorta abdominalis (5)** gelangt durch den Hiatus aorticus des **Zwerchfells (8)** in den Bauchraum. Dort gibt sie als ersten unpaaren Ast den **Truncus coeliacus (9)** ab. Der Truncus coeliacus teilt sich in:

- die **A. gastrica sinistra (10),** die zur kleinen Kurvatur des Magens zieht,
- die **A. splenica [lienalis] (11),** die am Oberrand des Pancreas nach links zur Milz verläuft, sowie
- die **A. hepatica communis (12),** welche im Lig. hepatoduodenale liegt.

A. hepatica communis Die **A. hepatica communis (12)** zieht nach Abgabe der **A. gastroduodenalis (13)** als **A. hepatica propria (14)** zur Leber.

Der Abgang der **A. mesenterica superior (15)** – der zweite unpaare Ast der **Aorta abdominalis (5)** – liegt verdeckt hinter dem Pancreaskörper. In ihrem weiteren Verlauf nach kaudal wird sie zusammen mit der **V. mesenterica superior (16)** vom **Proc. uncinatus (1a)** des Pancreas umfasst. Bevor sich die A. mesenterica superior in ihre Endäste verzweigt, gibt sie die **A. pancreaticoduodenalis inferior (17)** ab. Diese anastomosiert vor und hinter dem Pankreaskopf mit der **A. pancreaticoduodenalis superior (18)** aus der **A. gastroduodenalis (13).**

V. portae hepatis Die Vereinigung der V. splenica [lienalis] und der V. mesenterica superior zur **Pfortader (V. portae hepatis, 7)** liegt hinter dem Pancreas. Die Pfortader drainiert das venöse Blut des Magen-Darm-Traktes zur Leber, die sie über das Lig. hepatoduodenale erreicht.

Im Lig. heptaduodenale liegt neben der **A. hepatica propria (14)** und der V. portae der **Ductus choledochus (19)**, der hinter den Pankreaskopf zieht. Er mündet in die **Pars descendens (2a) des Duodenums.**

V. cava inferior Die **Nebennieren (Gll. suprarenales, 4a und b)** sitzen den oberen Nierenpolen auf. Die **rechte Nebenniere (4a)** liegt zudem in enger Nachbarschaft zur **V. cava inferior (6).**

Im Bereich des linken Nierenhilus sind die **A. renalis (20)** und **V. renalis (21)** zu erkennen. Die Nierenarterien sind paarige Äste der Bauchaorta. Die Nierenvenen münden in die V. cava inferior. Die **Harnleiter (Ureteres, 22a und b)** liegen im Bereich des Nierenhilus meist am weitesten dorsal und verlaufen dann absteigend auf dem **M. psoas (23)** zum kleinen Becken.

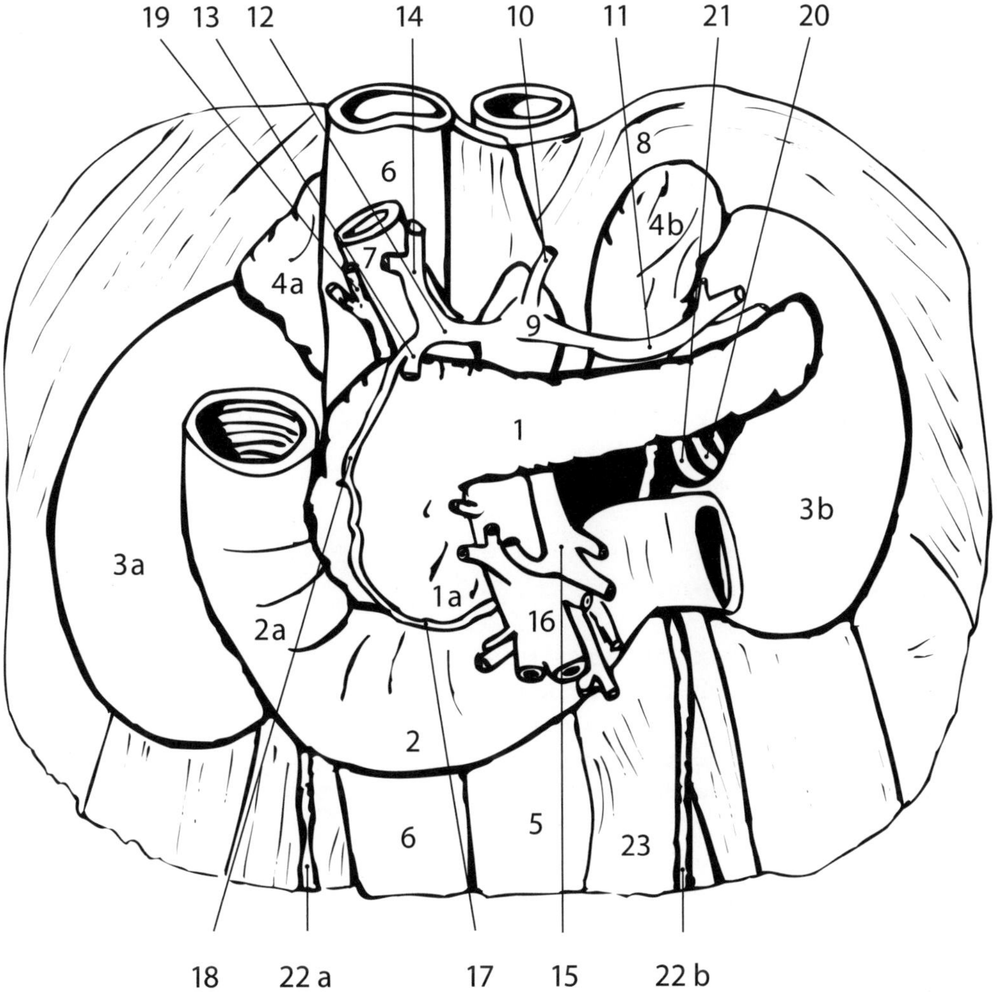
19
13
12
14
10
11
21
20
6
8
4b
7
4a
9
1
3b
3a
1a
16
2a
2
6
5
23
18
22 a
17
15
22 b

5.7 Pancreas

Das Pancreas (Bauchspeicheldrüse) liegt retroperitoneal im Oberbauch.
Das Pancreas besteht aus:
- einem **Kopf (Caput pancreatis, 1a)**,
- einem **Körper (Corpus pancreatis, 1b)** und
- einem **Schwanz (Cauda pancreatis, 1c)**.

Das **Caput pancreatis (Pankreaskopf, 1a)** wird vom **Duodenum (2a–c)** C-förmig umfasst. Ferner besitzt es noch einen Fortsatz, den **Proc. uncinatus (1d)**.

Topographie und Gefäßversorgung Die Versorgung des Pancreas erfolgt über den **Truncus coeliacus** und die **A. mesenterica superior (3)**. Die A. mesenterica superior verläuft gemeinsam mit der **V. mesenterica superior (4)** absteigend hinter der **Pars superior duodeni (2a)** und dem Pankreaskopf. Hier werden beide Gefäße auch vom **Proc. uncinatus (1d)** umfasst, bevor sie dann ventral der **Pars horizontalis duodeni (2c)** ziehen. Am kranialen Rand des Pancreas verläuft die **V. splenica [lienalis] (5)** von der Milz kommend zum Pancreaskopf. Dort vereinigt sie sich mit der **V. mesenterica superior (4)** zur **V. portae (Pfortader, 6)**, die dann zur Leberpforte aufsteigt.

Ausführungsgangsystem Von der Leberpforte kommt der **Ductus choledochus (7)**. Auf seinem Weg zur Mündung in das Duodenum verläuft er durch den Pancreaskopf. Der **Ductus choledochus (7)** mündet meist zusammen mit dem **Ductus pancreaticus (Wirsung-Gang, 8)** auf der **Papilla duodeni major (9)**, die in der **Pars descendens duodeni (2b)** liegt. Etwas kranial davon mündet der **Ductus pancreaticus accessorius (Santorini-Gang, 10)** auf der **Papilla duodeni minor (11).** Ductus pancreaticus und pancreaticus accessorius entstehen aus feineren Verzweigungen entlang dem Pancreasschwanz, -körper und -kopf und transportieren das Pancreassekrekt in das Duodenum. Die Papilla duodeni major wird durch einen Sphinkter verschlossen.

Klinik

Der Ductus choledochus kann bei einem **Karzinom des Pancreaskopfes** komprimiert werden. Dadurch entstehen ein Rückstau der Galle, eine meist schmerzlose Schwellung der Gallenblase und ein Ikterus.
Abgehende **Gallensteine** können an der Papilla duodeni major, die eine Engstelle des Ductus choledochus darstellt, hängen bleiben. Durch die gemeinsame Einmündung von Ductus choledochus und Ductus pancreaticus entsteht so nicht nur ein schmerzhafter (Koliken) Ikterus, sondern auch ein Stau des Pankreassekrets. Dies kann zu einer **akuten Bauchspeicheldrüsenentzündung** (Pancreatitis) führen.

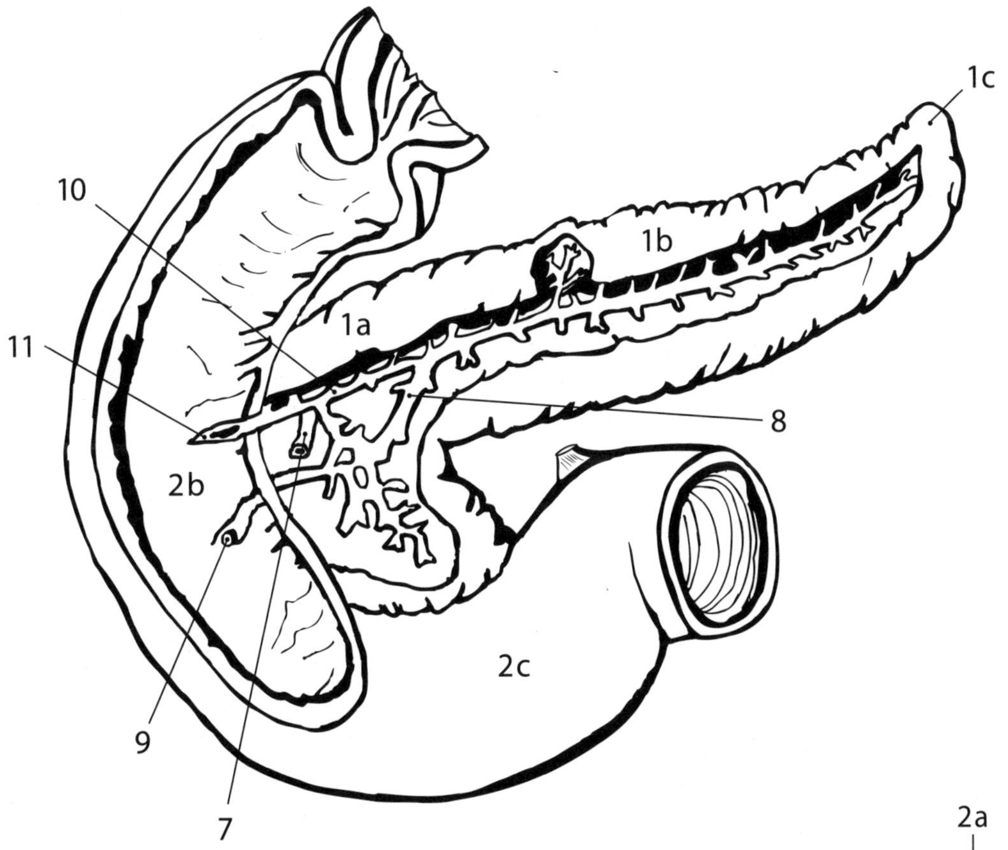
1c
10
1b
1a
11
8
2b
2c
9
7

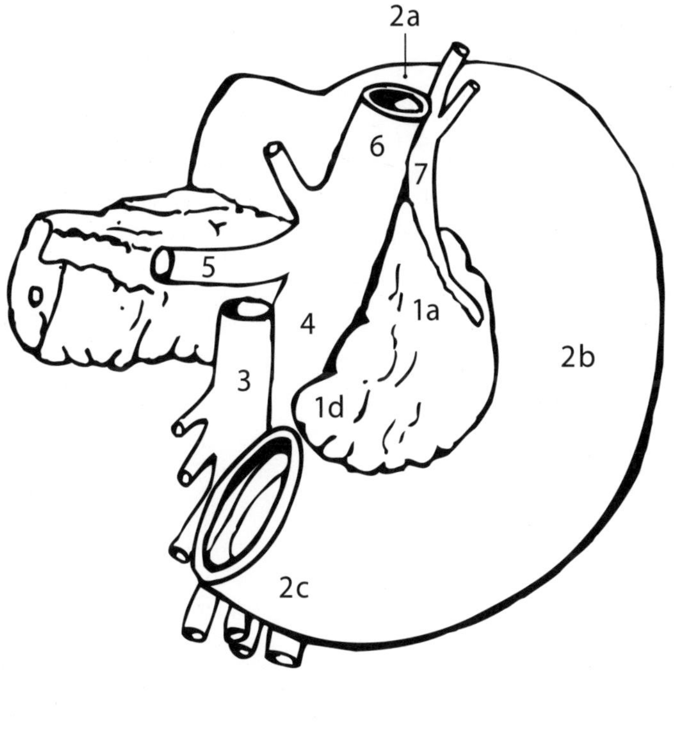
2a
6
7
5
4
1a
2b
3
1d
2c

5.8 Nieren und Nebennieren

Die Nieren liegen in Retroperitonealraum. Die linke Niere erstreckt sich von der 11. Rippe bis zur Oberkante des 3. Lendenwirbelkörpers, die rechte Niere von der 12. Rippe bis zur Unterkante des 3. Lendenwirbelkörpers.
Den Nieren (Renes) liegen kappenförmig die **Nebennieren (Gll. suprarenales, 1)** auf.

Hüllen und Form der Niere Die **Hüllen** der Niere sind von außen nach innen:

- **Fascia renalis,**
- **Capsula adiposa,**
- **Capsula fibrosa.**

Die Niere ist ca. 12 cm lang, 6 cm breit und 3 cm dick.
An der **Oberfläche** der Niere lassen sich unterscheiden:

- **oberer Nierenpol (2)** und **unterer Nierenpol (3),**
- **Margo lateralis (4),**
- **Margo medialis (5).**

Gefäßversorgung Im Bereich des Margo medialis ziehen im **Hilus renalis (6)** die Gefäße der Niere und der Ureter in die Niere bzw. aus dieser heraus. Im Hilus renalis liegt die **A. renalis (7)**, die aus der Aorta abdominalis stammt, am weitesten kranial. Darunter findet sich die **V. renalis (8)**, die in die V. cava inferior mündet. Dorsal von den Gefäßen verlässt der **Ureter (9)** die Niere.

Längsschnitt durch die Niere Der Längsschnitt zeigt, dass der Hilus renalis in der Niere in eine größere Bucht, den **Sinus renalis (10),** führt. Im Sinus renalis verzweigen sich:

- die **Nierengefäße,**
- das **Kelchsystem des Nierenbeckens (Pelvis renalis, 11).**

Dem Kelchsystem liegt das Nierenparenchym auf, das sich folgendermaßen gliedert:

- **Nierenrinde (Cortex renalis, 12)** und
- **Nierenmark (Medulla renalis, 13).**

Die Medulla renalis besteht aus den Markpyramiden, deren Spitzen hiluswärts gerichtet sind und mit den **Papillae renales (14)** in die **Nierenkelche (Calices renales, 15)** hineinragen. Zwischen den Markpyramiden erstrecken sich säulenförmige Fortsätze der Nierenrinde, die **Columnae renales (16)**.

Nebennieren Die **Nebennieren (Gll. suprarenales, 1)** liegen beidseits den **oberen Nierenpolen (2)** auf und sind durch die **Capsula adiposa (17)** von den Nieren getrennt. Die Nebennieren bestehen aus dem Nebennierenmark, einem Paraganglion, und der Nebennierenrinde, einer endokrinen Drüse, die Steroidhormone produziert.
Die Gefäßversorgung der Nebennieren erfolgt aus der **A. suprarenalis superior (18)** aus der A. phrenica inferior, der **A. suprarenalis media (19)** aus der Aorta abdominalis und der **A. suprarenalis inferior (20)** aus der A. renalis.

Klinik

Das Nierenparenchym und die ableitenden Harnwege lassen sich durch Röntgenaufnahmen mit nierengängigen Kontrastmitteln darstellen. Verlegungen der ableitenden Harnwege, z. B. durch einen Harnleiterstein, stellen sich u. a. als **gestautes, plumpes Nierenbeckenkelchsystem** dar. Differentialdiagnostisch ist dabei zu beachten, dass als anatomische Varianten schlanke, dendritische und plumpe, ampulläre Kelchsysteme vorkommen können.

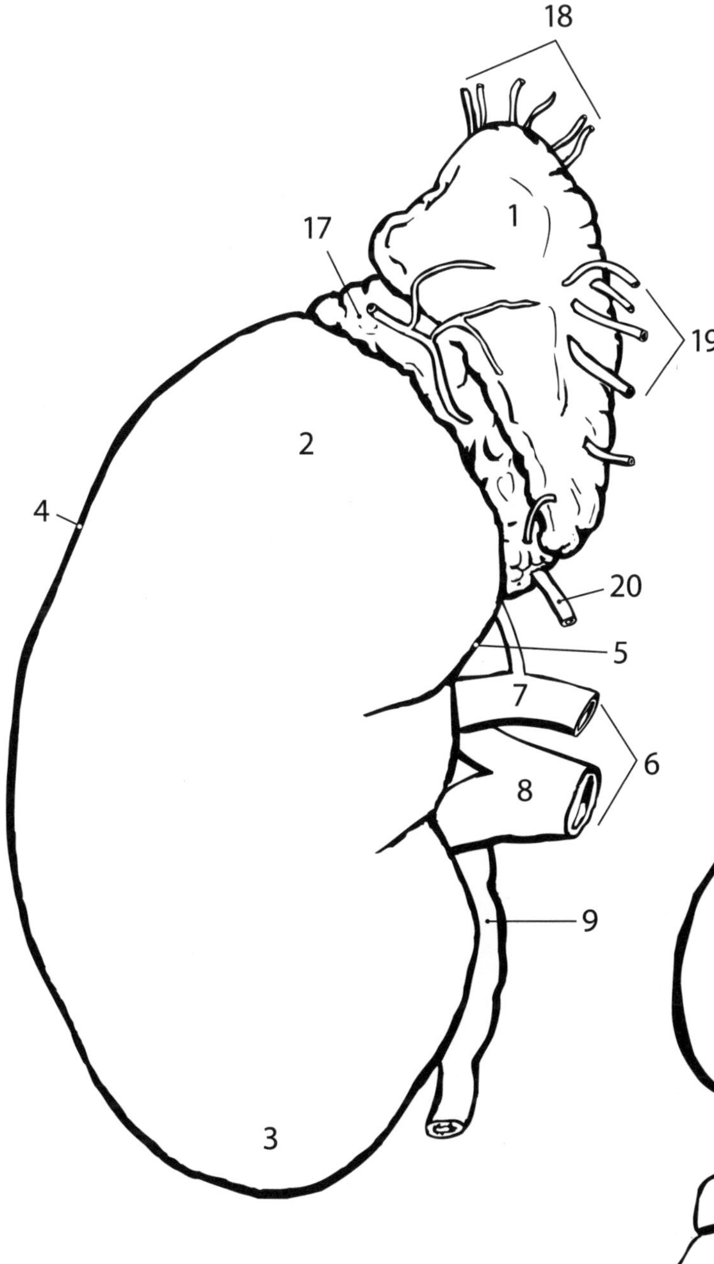
18
17
1
19
2
4
20
5
7
6
8
9
3

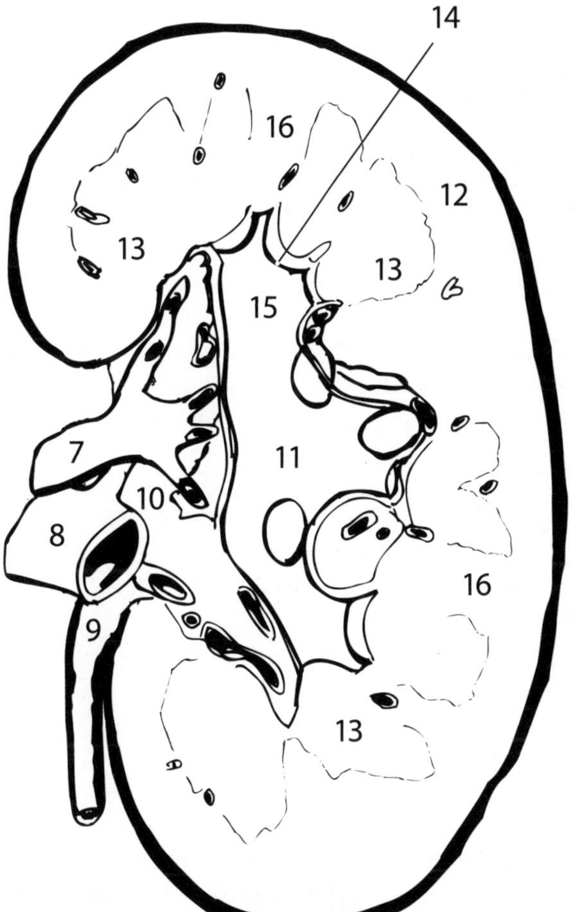
14
16
12
13
13
15
11
7
10
8
16
9
13

5.9 Darm und Gefäßversorgung

Der Darm unterteilt sich in:

- **Dünndarm (Intestinum tenue).** Dieser gliedert sich in:
  - **Duodenum (Zwölffingerdarm),**
  - **Jejunum (Leerdarm, 1),**
  - **Ileum (Krummdarm, 2).**
- **Dickdarm (Intestinum crassum).** Dieser gliedert sich in:
  - **Caecum (Blinddarm, 3),**
  - **Appendix vermiformis (Wurmfortsatz, 4),**
  - **Grimmdarm (Colon ascendens, 5; Colon transversum, 6; Colon descendens, Colon sigmoideum),**
  - **Rectum (Mastdarm).**

An der **Flexura duodenojejunalis (7)** beginnt das **Jejunum (1)**. Es geht in das **Ileum (2)** über. Makroskopisch sind Jejunum und Ileum nicht zu unterscheiden und setzen sich kontinuierlich ineinander fort. Während das Duodenum nicht sichtbar retroperitoneal gelegen ist, ist die Lage des Jejunums und Ileums intraperitoneal. Ihr **Mesenterium (8)** entspringt mit einer breiten Wurzel von der hinteren Bauchwand. Sie beginnt auf der rechten Seite etwa in Höhe des Iliosakralgelenks, steigt dann nach links auf und kommt vor dem 2. Lendenwirbelkörper zu liegen. Das terminale Ileum mündet End-zu-Seit in das Colon. Kaudal dieser Einmündung entsteht somit ein blind endender Teil des Colons, das **Caecum (3)**. Von diesem geht die **Appendix vermiformis (4)** ab. Kranial der Einmündung des Ileums setzt sich das Kolon mit dem **Colon ascendens (5)** und dem **Colon transversum (6)** fort. Appendix vermiformis und Colon transversum liegen intraperitoneal und haben Mesos, die Mesappendix und **Mesocolon transversum (9)** genannt werden.
Die Lage des Caecums kann variieren, entweder liegt es retroperitoneal (Caecum fixum) oder intraperitoneal. Bei einem stark ausgeprägten Meso spricht man von einem Caecum mobile.
Das Colon ascendens liegt retroperitoneal. Makroskopisch lässt sich das Colon vom Dünndarm durch quer verlaufende Einschnürungen und die dazwischen liegenden **Haustren (10)** und längs verlaufende Verdickungen der Kolonmuskulatur, die **Tänien**, unterscheiden. In dieser Ansicht ist die **Taenia libera (11)** zu erkennen.

Gefäßversorgung Die Gefäßversorgung des Darms von der Flexura duodenojejunalis bis einschließlich Colon transversum erfolgt aus der **A. mesenterica superior (12)**. Sie ist der zweite unpaare Abgang der Aorta abdominalis und verläuft zunächst retroperitoneal hinter dem Pancreas (siehe Kap. 5.7). Kaudal des Pancreas tritt sie in die Mesenterialwurzel ein und verzweigt sich hier in etwa 15–20 **Aa. jejunales et ileales (13)**, die den Dünndarm versorgen. Die im Mesenterium gelegenen Aa. jejunales et ileales verzweigen sich weiter und sind durch arkadenartige Anastomosen miteinander verbunden.
Am Ansatz der Mesenterialwurzel und parallel zu ihr verlaufend findet man die **A. ileocolica (14)**. Sie versorgt das terminale Ileum und gibt auch Äste zum Caecum und die **A. appendicularis** zur Appendix vermiformis ab.
Der nächste Abgang der A. mesenterica superior ist die **A. colica dextra (15)**, die das Colon ascendens versorgt. Sie anastomisiert im Bereich der rechten Kolonflexur mit der **A. colica media (16)**, die im Mesocolon transversum verläuft und das Colon transversum versorgt.

Merke

Darmabschnitt	Gefäßversorgung
Duodenum	Aa. pancreaticoduodenales superiores anteriores et posteriores aus der A. gastroduodenalis und A. pancreaticoduodenalis inferior aus der A. mesenterica superior
Jejunum	Aa. jejunales aus der A. mesenterica superior
Ileum	Aa. ileales aus der A. mesenterica superior
terminales Ileum	A. ileocolica aus der A. mesenterica superior
Caecum	Aa. caecales anterior et posterior aus der A. ileocolica
Appendix vermiformis	A. appendicularis aus der A. ileocolica
Colon ascendens	A. colica dextra aus der A. mesenterica superior
Colon transversum	A. colica media aus der A. mesenterica superior
Colon decendens	A. colica sinistra aus der A. mesenterica inferior
Colon sigmoideum	Aa. sigmoideae aus der A. mesenterica inferior

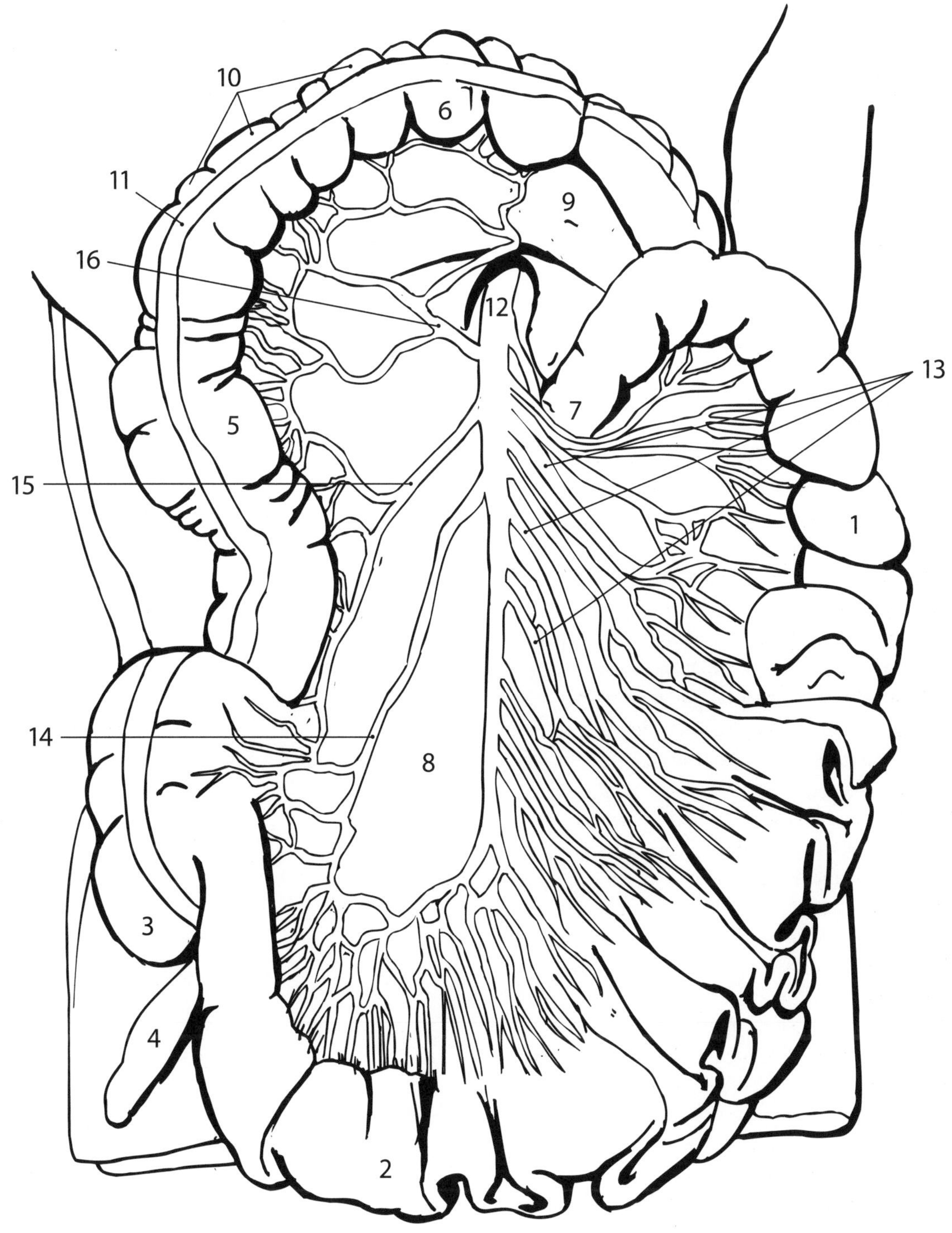
10
6
11
9
16
12
13
7
5
15
1
14
8
3
4
2

5.10 Leitungsbahnen des Retroperitonealraums

Der **M. quadratus lumborum (1)** und der **M. psoas major (2)** bilden die muskulöse Begrenzung der hinteren Bauchwand.

Nerven Der **N. subcostalis (3)** und die Nerven des Plexus lumbalis liegen zwischen den Ursprüngen des M. psoas major. In kraniokaudaler Richtung verlaufen nach lateral über den M. quadratus lumborum bzw. den **M. iliacus (4)**:

- **N. subcostalis (3),**
- **N. iliohypogastricus (5),**
- **N. ilioinguinalis (6)** und
- **N. cutaneus femoris lateralis (7).**

Die Nn. subcostalis, iliohypogastricus und ilioinguinalis dringen in den M. transversus abdominis ein und laufen zwischen diesem und dem M. obliquus abdominis bogenförmig absteigend nach ventral.
Auf dem M. psoas major zieht der **N. genitofemoralis (8)** nach kaudal und gabelt sich in seine Endäste, die **Rr. genitalis (8a)** und **femoralis (8b)**.
Der **N. femoralis (9)** liegt in der Rinne zwischen M. psoas major und M. iliacus. Er zieht nach kaudal und tritt unter dem Leistenband durch die Lacuna musculorum auf den Oberschenkel. Als einziger Nerv des Plexus lumbalis verläuft der **N. obturatorius (10)** medial des M. psoas major entlang der Wand des kleinen Beckens zum Canalis obturatorius.
Paramedian vor den Wirbelkörpern verläuft der abdominelle Teil des **Truncus sympathicus (11)** absteigend.

Arterien Die **Aorta abdominalis (12)** tritt durch den Hiatus aorticus. Sie gibt folgende Äste ab:

- **Aa. phrenicae inferiores,**
- **Truncus coeliacus (unpaar, 13),**
- **Aa. suprarenales mediae,**
- **A. mesenterica superior (14),**
- **Aa. renales (15),**
- **Aa. ovaricae bzw. Aa. testiculares (16),**
- **A. mesenterica inferior (17).**

Vor dem 4. Lendenwirbel teilt sich die Aorta abdominalis in die beiden **Aa. iliacae communes (18a und b)**.

Venen Rechts von der Aorta abdominalis liegt die **V. cava inferior (19)**. Sie entsteht aus der Vereinigung der beiden **Vv. iliacae communes (20a und b)** etwa in Höhe des 5. Lendenwirbelkörpers.

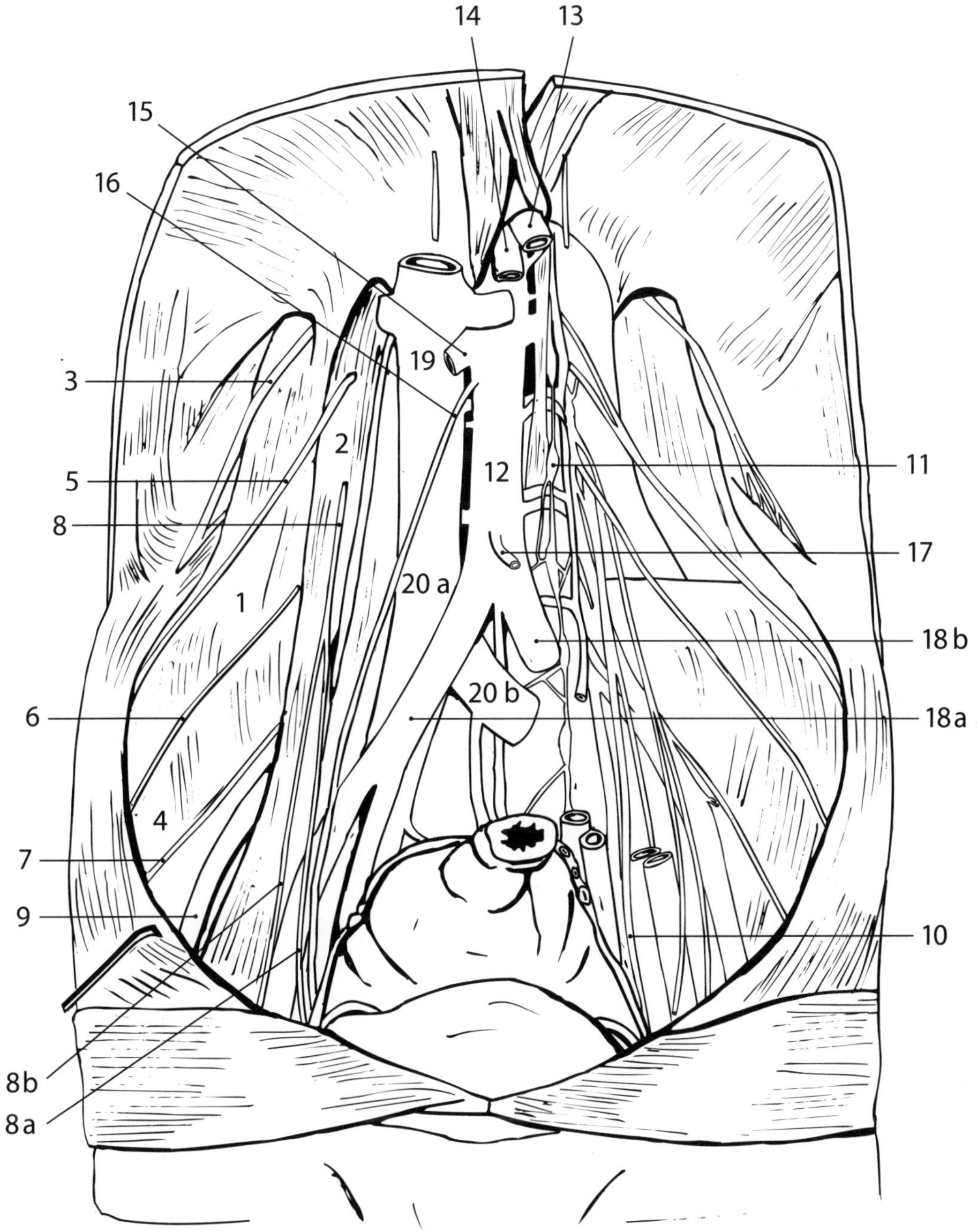
14
13
15
16
19
3
2
12
11
5
8
17
20 a
1
18 b
20 b
6
18 a
4
7
9
10
8b
8a

5.11 Plexus lumbalis

Der Plexus lumbalis bildet sich aus den Rr. anteriores der Rückenmarksegmente Th12–LIV. Zur Orientierung sind die Wirbelkörper LI–LV markiert.
Der Plexus lumbalis besteht aus folgenden Ästen:

- **N. iliohypogastricus (1, Th12–LI),**
- **N. ilioinguinalis (2, Th12–LI),**
- **N. genitofemoralis (3, LI–II),**
- **N. cutaneus femoris lateralis (4, LII–III),**
- **N. femoralis (5, LI–IV),**
- **N. obturatorius (6, LII–IV).**

Die obersten Äste, der **N. iliohypogastricus (1, Th12–LI)** und **N. ilioinguinalis (2, Th12–LI)**, entspringen oft aus einem gemeinsamen Stamm und teilen sich dann im weiteren Verlauf. Sie beteiligen sich an der Innervation der Bauchmuskeln. Der N. ilioinguinalis innerviert zusätzlich sensibel die Haut der Leistenregion und des Scrotums.
Der **N. genitofemoralis (3, LI–II)** teilt sich in seine zwei Äste:

- den **R. femoralis**, der durch die Lacuna vasorum zum proximalen, ventralen Oberschenkel zieht und dort die Haut versorgt, und
- den **R. genitalis**, der mit durch den Leistenkanal zieht und dort den M. cremaster und die Hodenhüllen innerviert.

Der N. **cutaneus femoris lateralis (4, LII–III)** verläuft absteigend, durchbohrt das Leistenband in Höhe der Spina iliaca anterior superior und innerviert die Haut am lateralen Oberschenkel.
Der **N. femoralis (5, LI–IV)** erreicht durch die Lacuna musculorum den Oberschenkel. Er innerviert die Haut des ventralen Oberschenkels, den M. quadriceps femoris und den M. sartorius. Sein Endast, der **N. saphenus**, innerviert die Haut am medialen Unterschenkel.
Der **N. obturatorius (6, LII–IV)** zieht als einziger Nerv des Plexus lumbalis nach medial an der Wand des kleinen Beckens entlang zum Canalis obturatorius. Durch ihn gelangt er zur medialen Seite des Oberschenkels, wo er die Haut und die Muskeln der Adduktorengruppe versorgt.

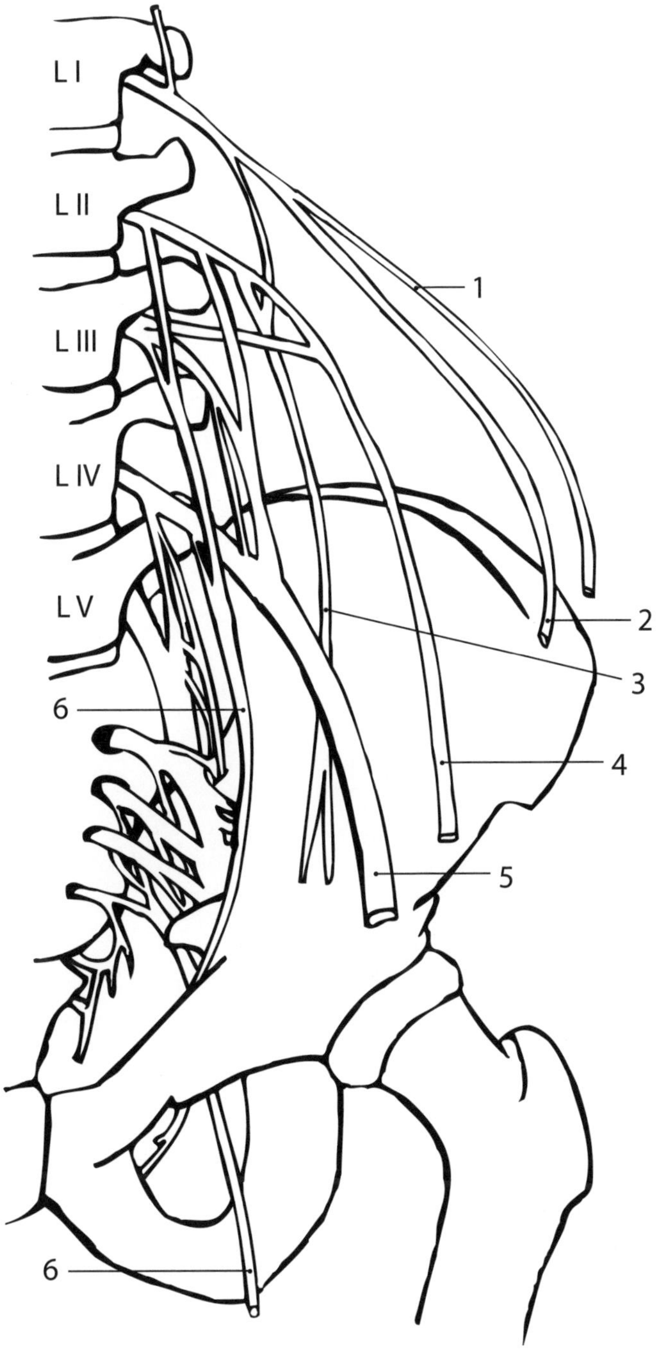
L I
L II
L III
L IV
L V
1
2
3
4
5
6
6

6.1 Beckenboden

Der Beckenausgang wird ventral von den beiden unteren **Schambeinästen (Rr. inferiores ossis pubis, 1)** und der **Symphyse** (2), lateral von den beiden **Sitzbeinhöckern (Tuber ischiadicum, 3)** und den **Ligg. sacrotuberalia (4)** sowie dorsal von der Spitze des **Os sacrum (Kreuzbein, 5)** begrenzt. Der Beckenausgang wird durch einen aus Muskeln und Faszien bestehenden Verschlussapparat, den **Beckenboden**, verschlossen. Die quergestreifte Muskulatur des Beckenbodens und seine bindegewebigen Anteile tragen die Beckenorgane und sind für die Stuhl- und Harnkontinenz von Bedeutung. Im Beckenboden unterscheidet man zwei Muskelplatten:

- **Diaphragma pelvis (6),**
- **Diaphragma urogenitale (7).**

Ansicht von kaudal Das **Diaphragma pelvis** setzt sich aus dem **M. levator ani (8)** und dem **M. coccygeus (9)** zusammen. Der M. levator ani verläuft U-förmig von der dorsalen Seite des Schambeins und von einem Sehnenblatt, das sich entlang der Beckenwand erstreckt. Er lässt ventral eine Lücke, den **Hiatus urogenitalis**, frei. Beide Schenkel des M. levator ani umfassen das **Rectum** und den **Anus (10)**, der hier durch den Beckenboden tritt. Der Anus wird zirkulär vom **M. sphincter ani externus (11)** umgeben. Dorsal des Anus ist der M. levator ani durch das **Lig. anococcygeum (12)** mit dem Os sacrum verbunden.

Das zwischen den unteren **Schambeinästen (1)** quer verlaufende **Diaphragma urogenitale (7)** verschließt den Hiatus genitalis.

Das Diaphragma urogenitale besteht aus der Muskelplatte des **M. transversus perinei profundus (13)** und dem schmalen **M. transversus perinei superficialis (14)**. Das Diaphragma urogenitale enthält die **Durchtrittsstellen für die Urethra (15)** sowie bei der Frau für die **Vagina (16)**. Um die Durchtrittsstelle der Urethra finden sich die zirkulär verlaufenden Fasern des **M. sphincter urethrae externus (17)**.

Vor dem Anus und dorsal des Diaphragma urogenitale findet man eine bindegewebige Platte, das **Centrum tendineum perinei (18)**.

Ansicht von kranial In dieser Ansicht erkennt man die verschiedenen Abschnitte des M. levator ani. Er besteht aus vier Muskeln:

- **M. puborectalis,**
- **M. pubococcygeus (19),**
- **M. pubovaginalis** (nur bei der Frau),
- **M. levator prostatae** (nur beim Mann),
- **M. iliococcygeus (20 a und b).**

Der **M. pubococcygeus (19)** entspringt von der dorsalen Seite der Schambeinäste und verläuft in einer U-förmigen Schlinge um das Rectum. Dadurch bleibt ventral der **Hiatus urogenitalis (21)** frei. Der M. pubococcygeus bildet die sog. Levatorschlinge, die das Rectum umfasst. Er ist der wichtigste Schließmuskel des Anus.

Der **M. iliococcygeus (20 a und b)** hat seinen Ursprung an einem Sehnenblatt, dem **Arcus tendineus musculi levatoris ani (22)**, das an der Innenseite des kleinen Beckens verläuft und auch den M. obturatorius internus überspannt. Der M. iliococcygeus lagert sich lateral dem M. pubococcygeus an.

Dorsal des M. levator ani schließt sich der **M. coccygeus (23 a und b)** an. Er entspringt an der Spina ischiadica und zieht zum Os coccygis.

Klinik

Während der Geburt wird der Scheideneingang durch den kindlichen Kopf auf bis zu 10 cm gedehnt. Dabei kann es durch Überdehnung zum unkontrollierten Einreißen des Beckenbodens kommen (Dammriss). Langzeitfolgen dieser Einrisse können **Inkontinenz** sowie **Senkungen und Vorfälle der Vagina und des Uterus** sein.

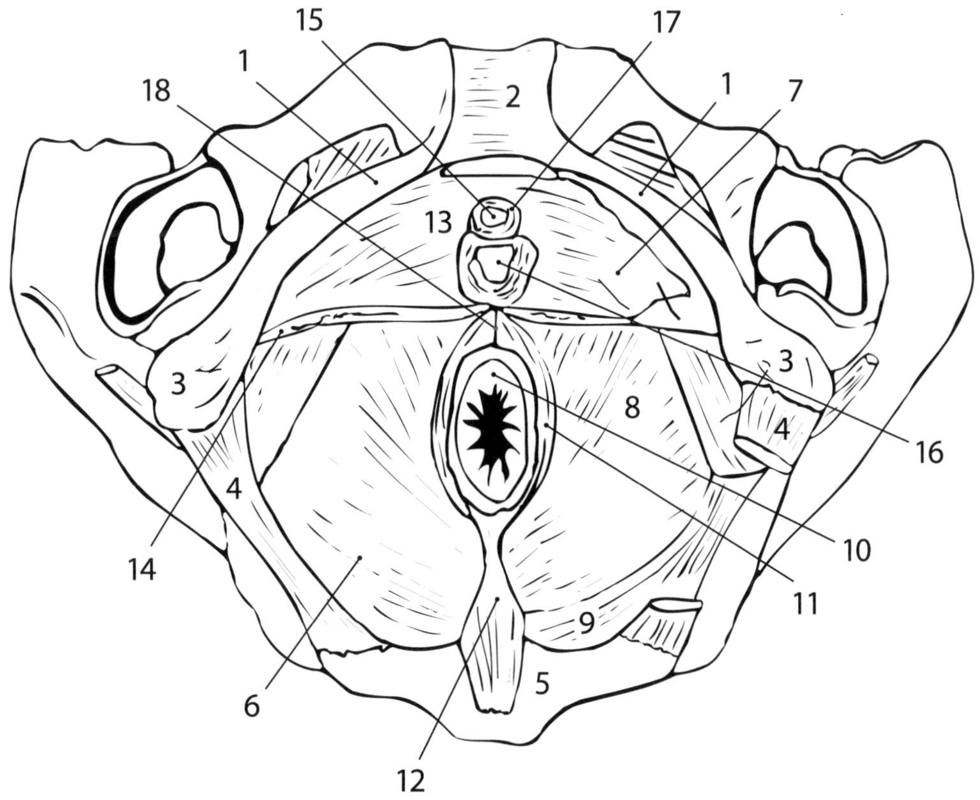
15
17
1
18
2
1
7
13
3
3
8
4
16
4
10
14
11
9
6
5
12

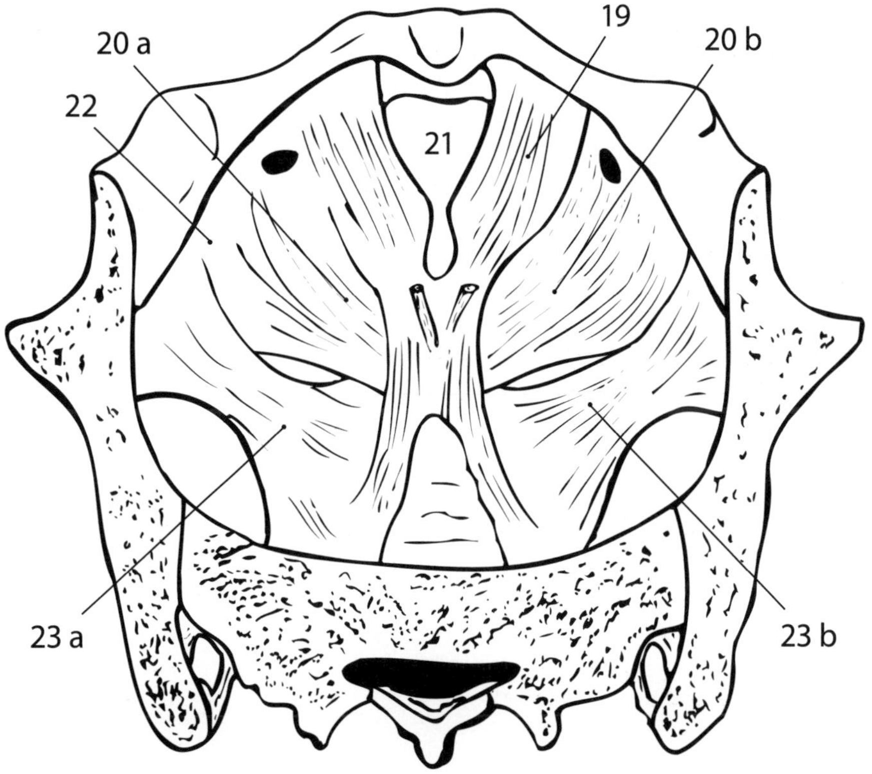
19
20 a
20 b
22
21
23 a
23 b

6.2 Leitungsbahnen des Beckenbodens bei der Frau

Muskeln des Beckenbodens Zur untersten Schicht des Beckenbodens gehören:

- **M. transversus perinei superficialis (1),**
- **M. sphincter ani externus (2,** siehe Kap. 6.1),
- **M. bulbospongiosus (3),**
- **M. ischiocavernosus (4).**

Der **M. bulbospongiosus** umfasst das **Vestibulum vaginae (5)** und inseriert ventral an der **Clitoris (6)**.
Die **Mm. ischiocavernosi** liegen nahe den Schambeinästen und bedecken beidseits das **Corpus cavernosum clitoridis (7)**. Sie befördern bei sexueller Erregung das Blut in Richtung der Schwellkörper nach ventral.

Innervation Die quergestreifte Muskulatur des Beckenbodens wird vom **N. pudendus (8 a und b)** aus dem **Plexus pudendalis (S2–4)** und aus direkten Ästen aus dem **Plexus sacralis** innerviert. Der N. pudendus verlässt das Beckeninnere durch das Foramen infrapiriforme, biegt direkt um die Spina ischiadica wieder in das Foramen ischiadicum minus ein und gelangt so in die **Fossa ischioanalis (9)**.
Die **Fossa ischioanalis** ist ein pyramidenförmiger Spaltraum zwischen der Wand des kleinen Beckens einerseits und dem Beckenboden andererseits. Ihre Basis weist zur Haut des Gesäßes, ihre Spitze zur Symphyse. Die laterale Wand der Fossa ischiorectalis wird vom M. obturatorius internus begrenzt.
In einer Duplikatur der Faszie des M. obturatorius internus, dem **Canalis pudendalis**, verläuft der N. pudendus zum Beckenboden, verzweigt sich und innerviert neben der Beckenbodenmuskulatur auch die Haut des Damms und der äußeren Genitalien.

Gefäßversorgung Die Gefäßversorgung des Beckenbodens und des Damms erfolgt über die **A. und V. pudenda interna (10 a und b)**, die den gleichen Verlauf wie der **N. pudendus (8)** nehmen. Die A. pudenda interna stammt aus der A. iliaca interna. Die V. pudenda mündet in die V. iliaca interna.

Klinik

Bei chirurgischen Eingriffen im Dammbereich kann eine **Leitungsanästhesie des N. pudendus** durchgeführt werden. Dabei wird durch die Vagina die Spina ischiadica ertastet und um sie herum das Anästhetikum injiziert.

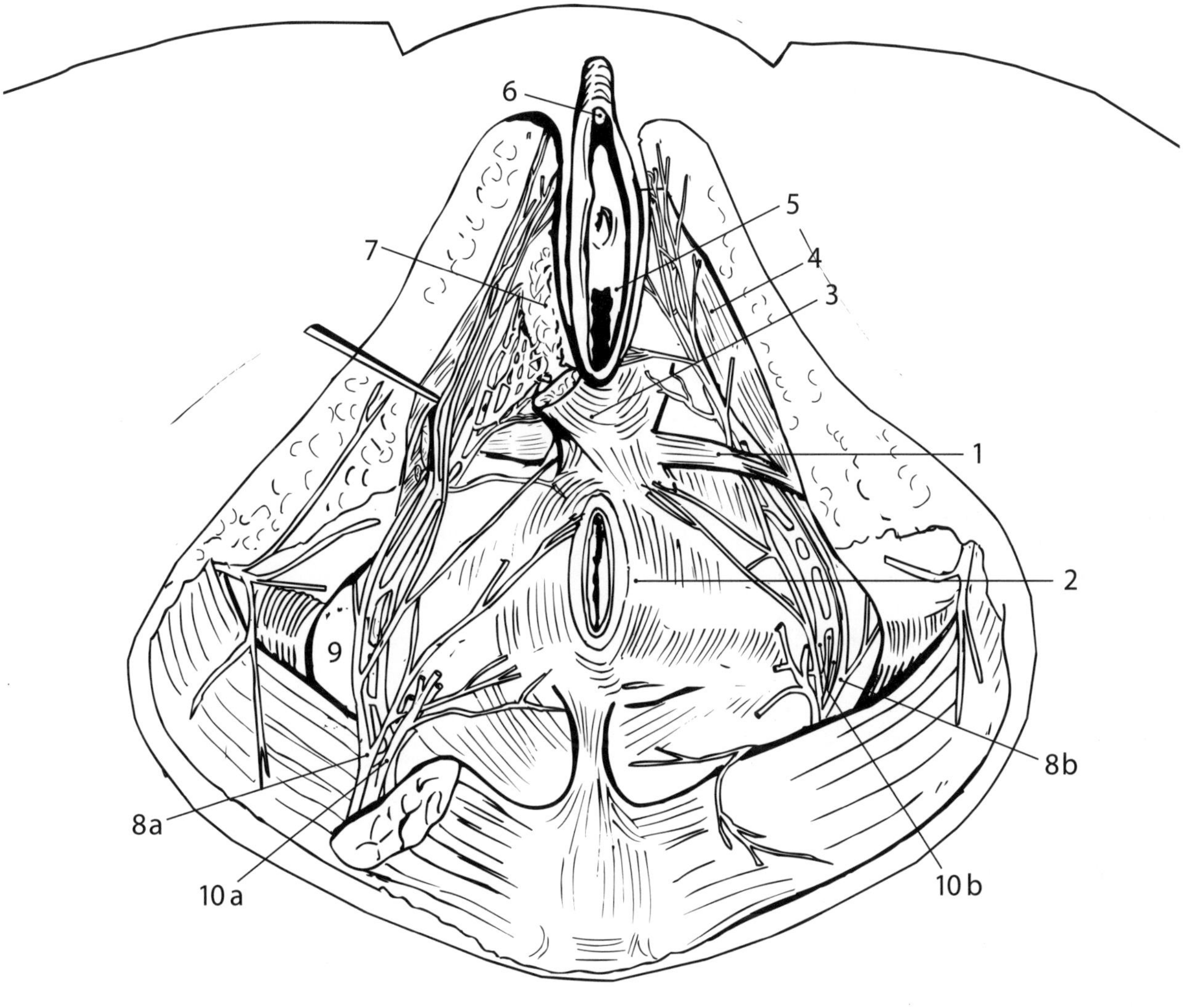
6
5
7
4
3
1
2
9
8b
8a
10a
10b

6.3 Leitungsbahnen des Beckenbodens beim Mann

Muskeln des Beckenbodens Die unterste Schicht des Beckenbodens wird beim Mann von den gleichen Muskeln wie bei der Frau aufgebaut:

- **M. transversus perinei superficialis (1),**
- **M. sphincter ani externus (2,** siehe Kap. 6.1),
- **M. bulbospongiosus (3),**
- **M. ischiocavernosus (4).**

Der Verlauf und die Funktion der Mm. bulbospongiosus und ischiocavernosus unterscheiden sich jedoch von denen der Frau.
Der **M. bulbospongiosus** (3) entspringt am Diaphragma urogenitale, am Sphincter ani externus und an der medianen Raphe des Beckenbodens. Er zieht schräg nach vorn und umgibt den Bulbus corporis cavernosi ringförmig. Der M. bulbospongiosus verkürzt und verengt die Urethra und entleert sie stoßweise.
Der **M. ischiocavernosus (4)** verläuft den Schambeinästen eng anliegend und entspringt vom Crus des Corpus cavernosum penis. Er umhüllt den Schwellkörper und setzt vorn an dessen Tunica albuginea an. Auf dem Dorsum des Schwellkörpers vereinigen sich die Fasern der beiden Seiten schlingenförmig. Der M. ischiocavernosus hilft bei der Erektion und unterstützt die Ejakulation.

Innervation und Gefäßversorgung Die Nerven- und Gefäßversorgung des Damms, des Beckenbodens und der äußeren Genitalien erfolgen aus dem **N. pudendus (5),** der **A. pudenda interna (6)** und der **V. pudenda interna (7),** die den bei der Frau beschriebenen Verlauf nehmen.

Klinik

Sowohl Schädigungen des N. pudendus als auch Durchblutungsstörungen im Bereich der A. pudenda interna können die Ursache für eine erektile Dysfunktion sein.

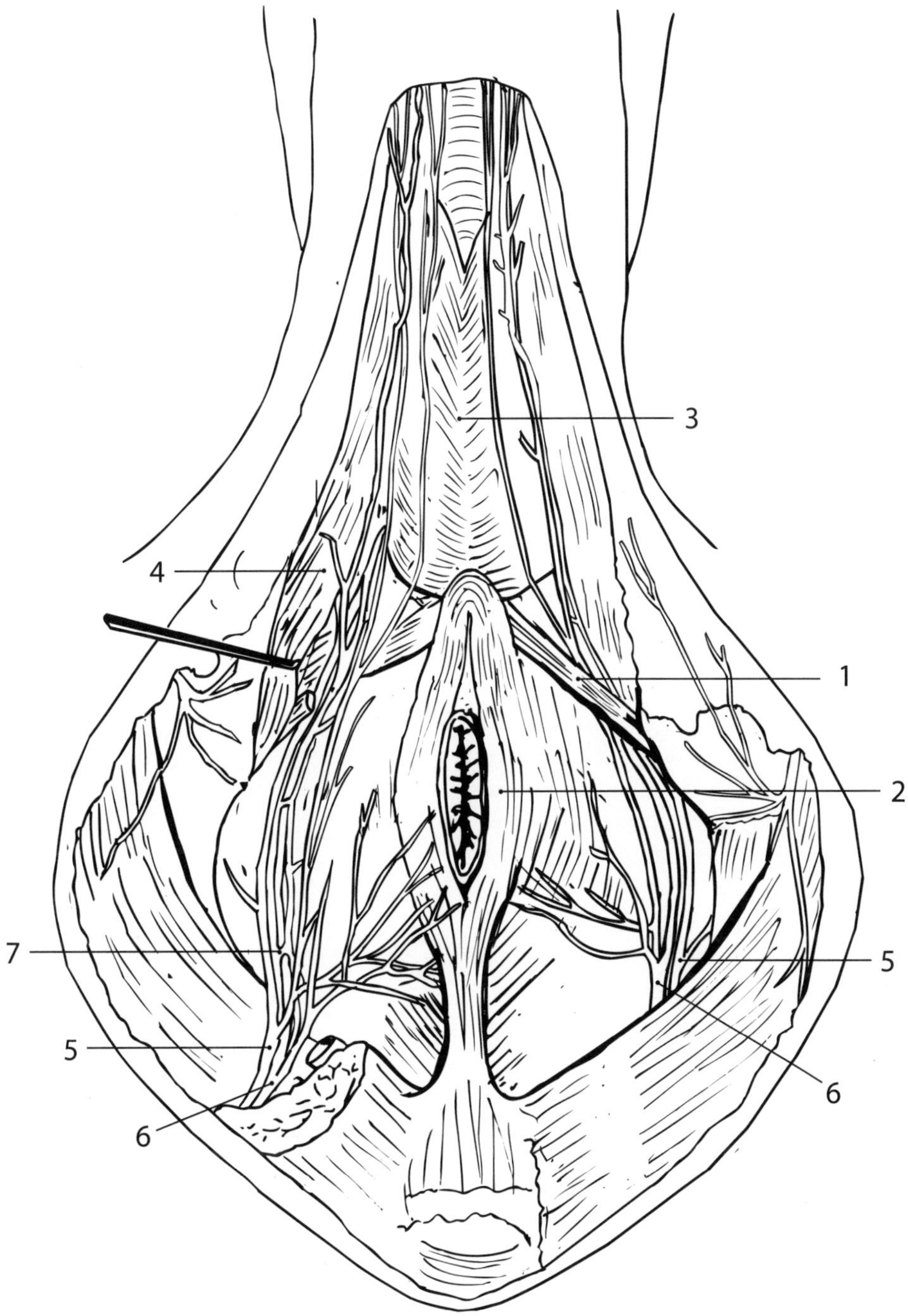
3
4
1
2
7
5
5
6
6

6.4 Sagittalschnitt durch das weibliche Becken

Die Lagebeziehungen der Beckenorgane werden im medianen Sagittalschnitt besonders deutlich. Die ventrale Begrenzung des kleinen Beckens bildet die **Symphyse (1)**, die dorsale bilden das **Os coccygis (2)** und das **Os sacrum (3)**.

Harnblase Die **Harnblase (Vesica urinaria, 4)** liegt der Symphyse dorsal an. Die Abschnitte der Harnblase sind:

- **Corpus vesicae (4a),**
- **Apex vesicae (4b),**
- **Fundus vesicae (4c),**
- **Collum vesicae (4d).**

Vom Apex vesicae zieht der obliterierte **Urachus (5)** aufsteigend zum Nabel. Der Apex vesicae ist kranial von **Peritoneum parietale (6)** bedeckt und liegt somit sub- bzw. präperitoneal. Vor der Harnblase liegt das mit lockerem Bindegewebe gefüllte **Spatium retropubicum (7)**. In dieses dehnt sich die Harnblase bei zunehmender Füllung aus, hebt dabei das Peritoneum parietale nach kranial an und kommt so oberhalb der **Symphyse (1)** direkt dorsal der Bauchwand zu liegen. Vom Collum vesicae (4d) geht die etwa 4–5 cm lange weibliche **Urethra (8)** ab. Sie durchbohrt den Beckenboden und mündet im Bereich des **Vestibulum vaginae (9)**.

Uterus Der **Uterus (Gebärmutter, 10)** liegt dorsal auf der Blase. Man erkennt die Abschnitte des Uterus: kranial der **Fundus uteri (10a)**, anschließend das **Corpus uteri (10b)** sowie am weitesten kaudal der **Isthmus uteri (10c)** und die **Cervix uteri (10d)**.
Die Cervix uteri ragt mit der **Portio vaginalis (10e)** in die **Vagina (Scheide, 11)** hinein. Die Vagina umfasst die Portio vaginalis, so dass zwischen Scheidenwand und Portio vaginalis ventral und dorsal ein Spaltraum entsteht: das **ventrale und dorsale Scheidengewölbe (12a und b)**. Die Lage des Uterus auf der Harnblase kommt durch die **Anteversio** (ventrale Neigung des Uterus zur Körperlängsachse) und die **Anteflexio** (Winkel zwischen Cervix und Corpus uteri) zustande.

Rectum Dorsal des Uterus schließt sich das **Rectum (13)** an. Das Rectum schmiegt sich im kranialen Teil der Kyphose des **Os sacrum (3)** an (Flexura sacralis) an und biegt dann beim Durchtritt durch den Beckenboden in eine nach ventral gerichtete Biegung (Flexura perinealis) um. Im Rectum erkennt man die größte von drei Querfalten, die **Kohlrausch-Falte**, die von rechts in das Lumen des Rectums hineinragt. Unterhalb dieser Falte erweitert sich das Rectum zur **Ampulla recti (13a)**. Kaudal der Ampulla recti schließt sich der **Canalis analis (13b)** an, der schließlich durch den Beckenboden tritt.

Peritonealverhältnisse Das Peritoneum parietale der Bauchwand läuft über den **Apex vesicae (4b)** und schlägt dann auf das **Corpus uteri (10b)** um. Dadurch entsteht zwischen Harnblase und Uterus die **Excavatio vesicouterina (14)**. Das Peritoneum zieht dann weiter über den **Fundus uteri (10a)**, bedeckt auf der dorsalen Seite den kompletten Uterus und erreicht das hintere Scheidengewölbe. Dort schlägt das Peritoneum auf das Rectum um. Dadurch entsteht zwischen Uterus und Rectum die **Excavatio rectouterina (15,** klinische Bezeichnung: **Douglas-Raum)**. Sie stellt den tiefsten Punkt der Peritonealhöhle der Frau dar.

Klinik

Bei gefüllter Harnblase kann diese oberhalb der Symphyse durch die Bauchwand punktiert werden, ohne dass die Peritonealhöhle eröffnet werden muss.
Abweichungen der durch Anteflexio und Anteversio vorgegebenen Lage des Uterus können ein **Konzeptionshindernis** darstellen.
Aufgrund der Peritonealverhältnisse im Bereich der Excavatio rectouterina kann die Peritonealhöhle der Frau durch die Vagina und das hintere Scheidengewölbe punktiert werden.

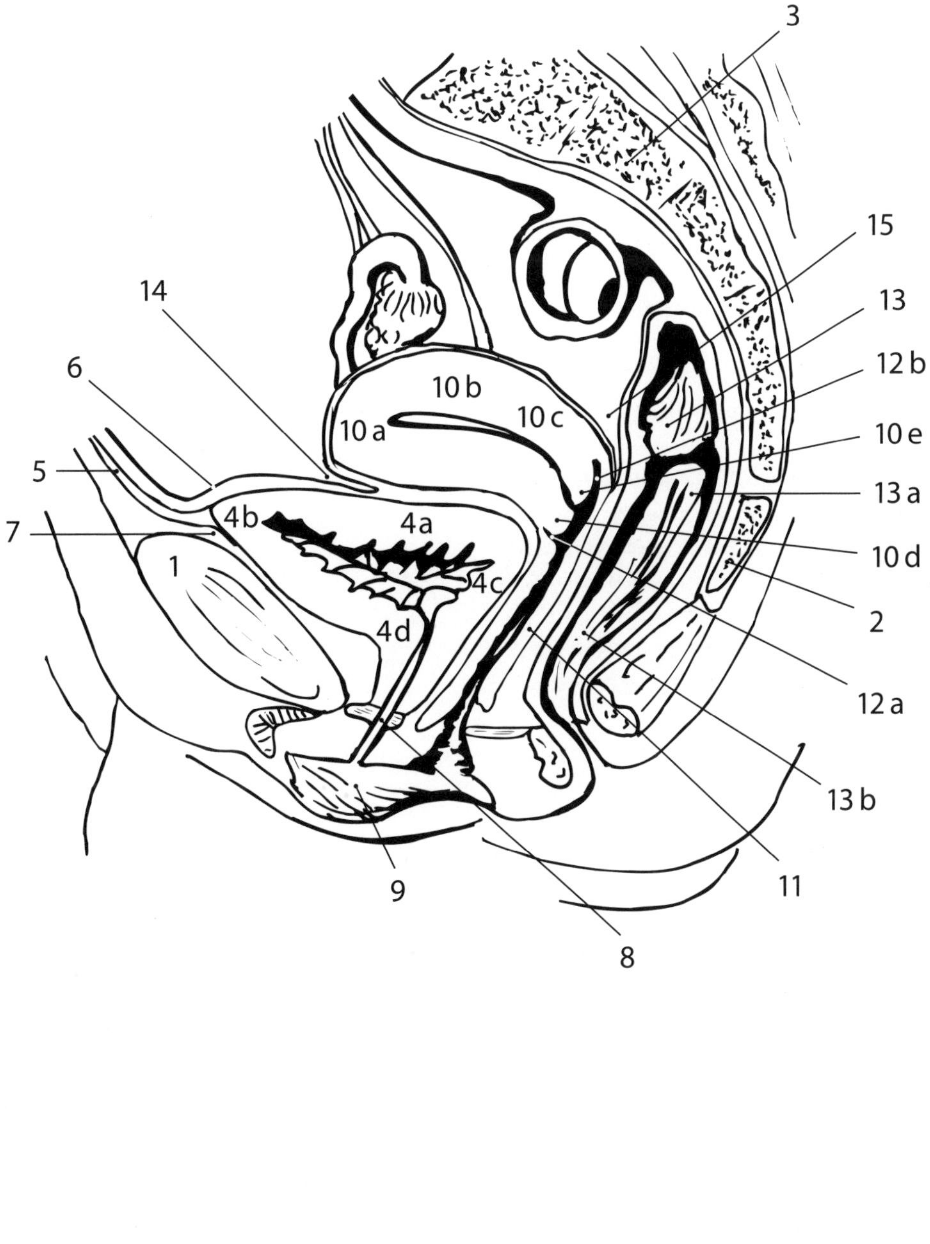
3
15
14
13
6
12 b
10 b
10 c
10 a
10 e
5
4b
4a
13 a
7
10 d
1
4c
4d
2
12 a
13 b
9
11
8

6.5 Sagittalschnitt durch das männliche Becken

Im medianen Sagittalschnitt durch das kleine Becken erkennt man als ventrale Begrenzung die **Symphyse (1)** und als dorsale Begrenzung das **Os sacrum (2)** und das **Os coccygis (3)**.
Die Lagebeziehungen der Beckenorgane werden bei dieser Schnittführung gut dargestellt.

Harnblase Die Lage und die Abschnitte der **Harnblase (Vesica urinaria, 4)** entsprechen denen der Frau (siehe Kap. 6.4). Die **Urethra (Harnröhre, 5)** des Mannes beginnt am Collum vesicae mit der Pars prostatica. Sie zieht hier durch die unterhalb des Blasenhalses und oberhalb des Beckenbodens gelegene **Prostata (6)**. Anschließend tritt die Pars perinealis der Urethra durch das **Diaphragma urogenitale (7)** und verläuft dann als Pars spongiosa durch das **Corpus spongiosum (8)** des Penis. Sie mündet im Bereich der Glans penis in der **Fossa navicularis (9)**. Man erkennt auch das **Corpus cavernosum penis (10)**, den Schwellkörper des Penis.

Rectum Lage, Abschnitte und Binnenrelief des **Rectums (11)** entsprechen denen der Frau (siehe Kap. 6.4).

Peritonealverhältnisse Das Peritoneum parietale der Bauchwand läuft über den Apex vesicae hinweg und schlägt dort auf das Rectum um. Im Bereich der Umschlagfalte liegt die **Gl. vesiculosa** (Samenblase, nicht sichtbar) dorsal der **Harnblase (4)**. Die Harnblase ist also subperitoneal gelegen.
Am Übergang zum Colon sigmoideum kann das **Rectum (11)** ein kurzes Meso aufweisen und somit intraperitoneal liegen. Weiter kaudal im Bereich der Kohlrausch-Falte und der Flexura perinealis ist das Rectum ventral von Peritoneum parietale bedeckt, liegt hier also retroperitoneal. Unterhalb der Flexura perinealis hat das Rectum keinen Bezug mehr zum Peritoneum. Durch diesen Verlauf des Peritoneums entsteht zwischen Rectum und Harnblase als tiefster Punkt der männlichen Peritonealhöhle die **Excavatio rectovesicalis (12)**.

Klinik

Gutartige Vergrößerungen der Prostata und auch **Karzinome der Prostata** sind relativ häufige Erkrankungen ab dem 50. Lebensjahr, die zu Harnstau und Miktionsstörungen führen können. Die Lage der Prostata ermöglicht es, zur Beurteilung ihrer Größe und zur Identifikation bösartiger Veränderungen eine digitale Untersuchung (Abtasten) oder auch eine Punktion und Biopsie von rektal aus durchzuführen.

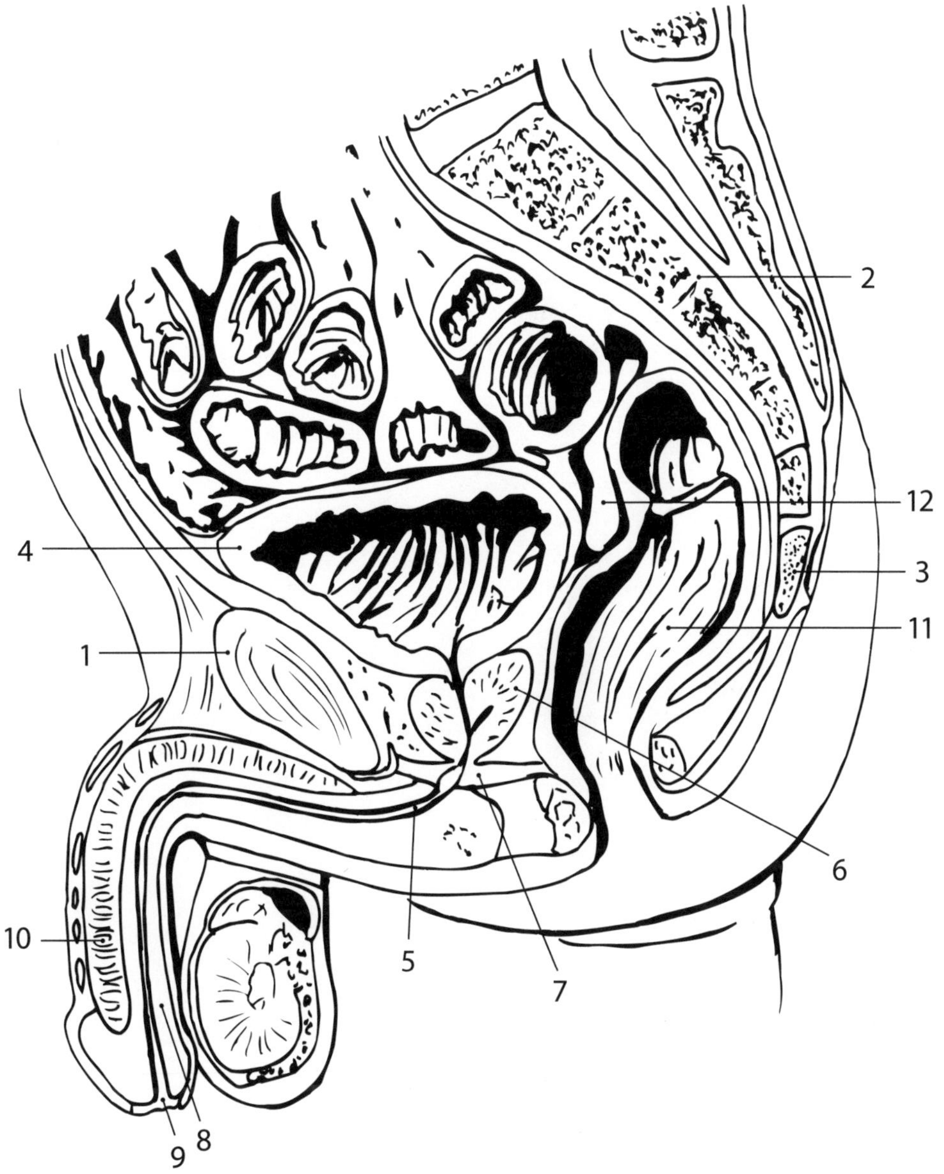

2
12
4
3
11
1
6
10
5
7
9
8

6.6 Leitungsbahnen des Beckens

Nach Präparation der Beckeneingeweide im medianen Sagittalschnitt werden der Beckenboden und die Leitungsbahnen des Beckens sichtbar.
Vom Beckenboden erkennt man den **M. levator ani** mit seinen Anteilen, **M. pubococcygeus** (1) und **M. iliococcygeus** (2) sowie den **M. coccygeus** (3).

Innervation Auf der ventralen Seite des Os sacrum entsteht durch die Vereinigung der **Rr. anteriores der sakralen Rückenmarksegmente** (4) der **Plexus sacralis** (5). Er gibt hier direkte Äste zur Innervation des Diaphragma pelvis ab.
Vom **Plexus lumbalis** erkennt man den **R. genitalis des N. genitofemoralis** (6), der durch den **Anulus inguinalis profundus** (7) in den Leistenkanal eintritt. Der **R. femoralis des N. genitofemoralis** (8) läuft mit der **A. iliaca externa** (9) durch die Lacuna vasorum zum Oberschenkel.

A. iliaca interna Die Gefäßversorgung der Beckenwand und der Beckeneingeweide erfolgt aus Ästen der A. iliaca interna. Sie entsteht aus der Teilung der **A. iliaca communis** (10) in die **A. iliaca externa** (9) und **A. iliaca interna** (11). Man unterscheidet fünf parietale und fünf viszerale Äste der A. iliaca interna.

Die fünf **parietalen Äste** versorgen die Beckenwand:
- **A. iliolumbalis** (12) verläuft hinter dem M. psoas major nach lateral aufsteigend.
- **A. obturatoria** (13) zieht entlang der Linea terminalis nach ventral und tritt zusammen mit dem N. obturatorius durch den Canalis obturatorius zur medialen Seite des Oberschenkels.
- **A. sacralis lateralis** (14) verläuft absteigend vor den Foramina sacralia anteriora des Os sacrum.
- **A. glutea superior** (15) tritt durch das Foramen suprapiriforme aus dem Becken aus und erreicht so die Gesäßregion.
- **A. glutea inferior** (16) verlässt das Becken durch das Foramen infrapiriforme und erreicht so die Gesäßregion.

Die **fünf viszeralen** Äste versorgen die Beckeneingeweide:
- **A. umbilicalis** zieht beim Fetus an der Bauchwand aufwärts zum Nabel und von dort über die Nabelschnur weiter zur Placenta. Postnatal obliteriert der kraniale Anteil, und nur der Anfangsteil bleibt als **A. vesicalis superior** (17) durchgängig.
- **A. vesicalis inferior** (18) zieht zum Fundus vesicae, zur Prostata und zur Gl. vesiculosa.
- **A. pudenda interna** (19) verlässt das Becken durch das Foramen infrapiriforme, biegt um die Spina ischiadica um und tritt durch das Foramen ischiadicum minus wieder in das Becken ein. In der Fossa ischioanalis verzweigt sie sich und versorgt Beckenboden, Damm und äußere Genitalien.
- **A. rectalis media** (nicht sichtbar) versorgt das Rectum mit (siehe Kap. 6.7).
- **A. uterina** (nicht sichtbar) versorgt den Uterus (siehe Kap. 6.9).

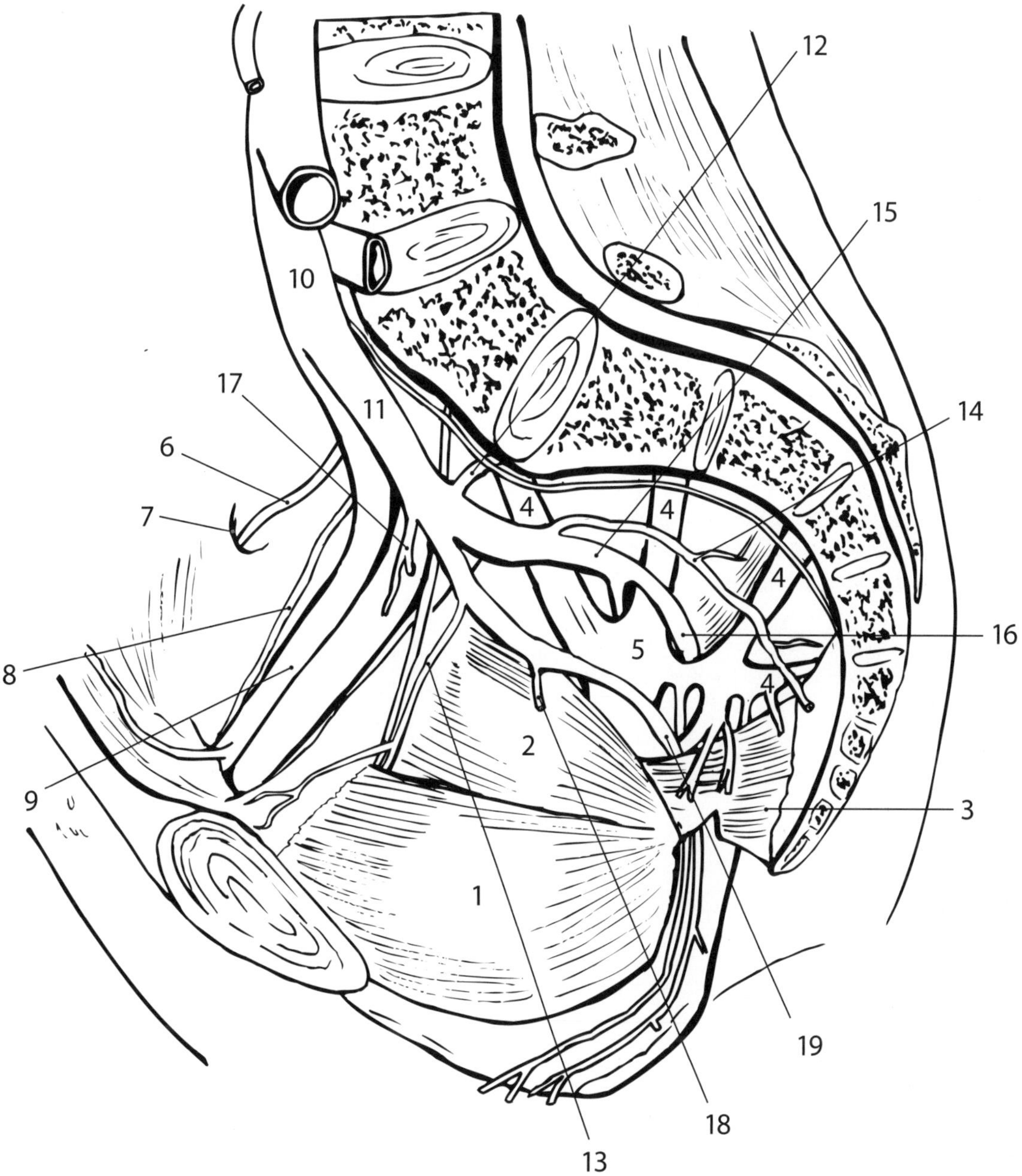
12
15
14
16
3
19
18
13
10
17
11
6
7
8
9
4
4
4
4
5
2
1

6.7 Arterien des Rectums

Im Wesentlichen versorgen drei Arterien das Rectum:

- Die **A. rectalis superior (1)** entspringt aus dem 3. und kaudalsten unpaaren Abgang der **Aorta abdominalis (2),** der **A. mesenterica inferior (3)**. Nach Abgabe der **Aa. sigmoideae (4)** erreicht die A. rectalis superior als Endast der A. mesenterica inferior das Rectum. Das Versorgungsgebiet der A. mesenterica inferior erstreckt sich von der linken Kolonflexur bis zum Rectum. Die **A. rectalis superior** versorgt die kranialen Abschnitte des Rectums einschließlich der Ampulla recti. Ihre Endäste durchbohren die Muskelschichten des Rectums und speisen das Corpus cavernosum recti. Das **Corpus cavernosum recti** ist ein Schwellkörper im Bereich des Analkanals, der zum gasdichten Verschluss des Anus dient.
- Die **A. rectalis media (5)** ist ein viszeraler Ast der **A. iliaca interna (6)**. Sie tritt im Bereich der kaudalen Ampulla recti an das Rectum und versorgt diese.
- Die **A. rectalis inferior (7)** ist ein Ast der **A. pudenda interna (8)**, die ihrerseits einen viszeralen Abgang der **A. iliaca interna (6)** darstellt. Sie versorgt die äußeren Abschnitte des Analkanals und die Sphinkteren des Anus.

Klinik

Die Arterien des Rectums bilden untereinander Anastomosen, so dass bei einer operativen Unterbindung der A. rectalis superior die Versorgung des Rectums noch gewährleistet ist. Pathologische Erweiterungen des Corpus cavernosum recti werden als Hämorrhoiden bezeichnet. Aus den **Hämorrhoiden** blutet es hellrot, da das Corpus cavernosum recti aus der A. rectalis superior mit arteriellem Blut gespeist wird.

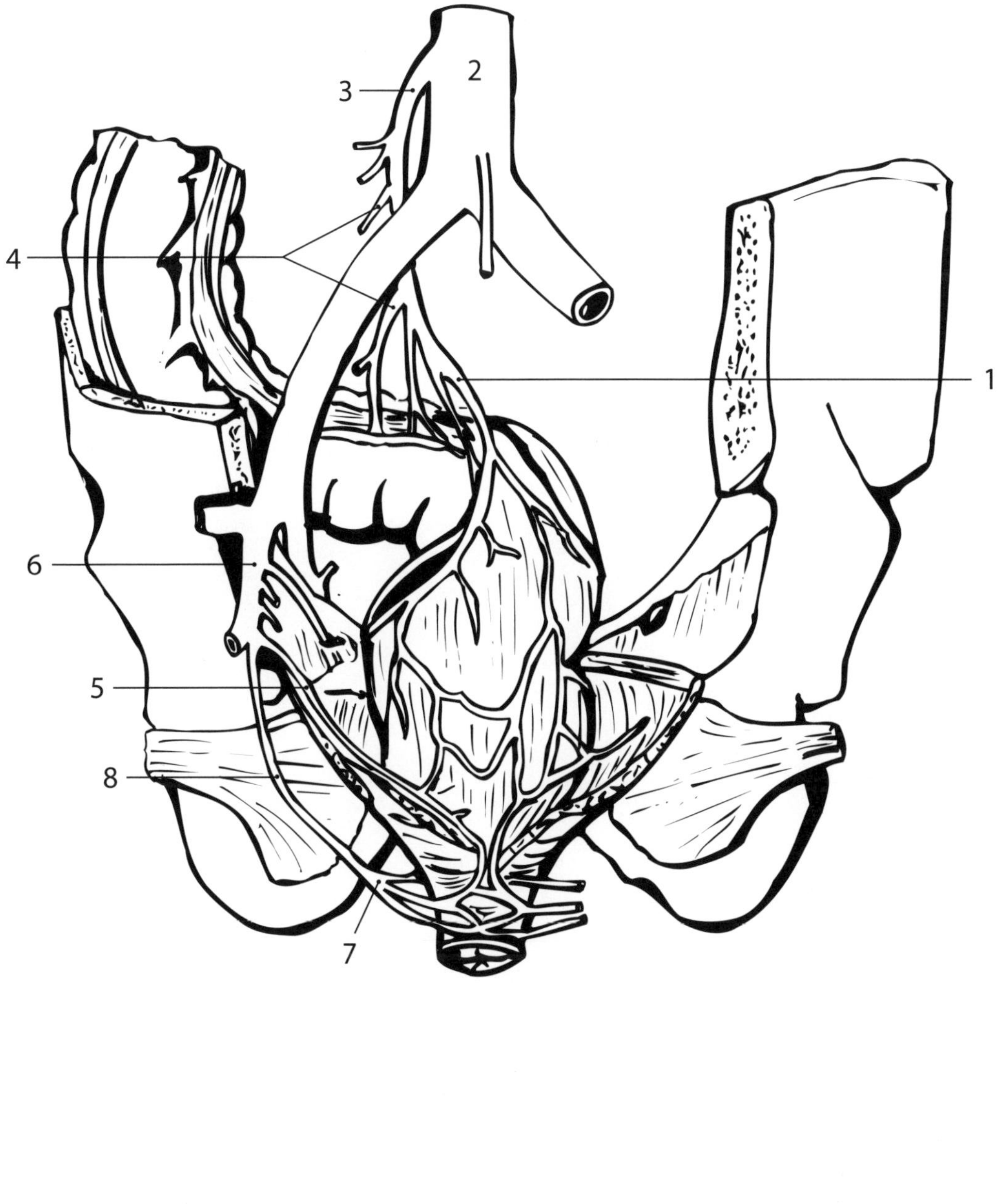
2
3
4
1
6
5
8
7

6.8 Venen des Rectums

Der venöse Abfluss erfolgt in zwei unterschiedliche Richtungen:

- über die **V. mesenterica inferior (1) zur V. portae,**
- zur **V. cava inferior** (2).

Um das Rectum gibt es kräftige Venengeflechte, den **Plexus venosus rectalis (3)**. Aus den Venengeflechten kann das Blut nach kranial über die **V. mesenterica inferior (1)** in die Pfortader (V. portae) und damit in die Leber abfließen.
Alternativ existieren über die **V. rectalis media** (4) sowie die **V. rectalis inferior** (5) und **V. pudenda interna** (6) Abflusswege zur **V. iliaca interna (7).** Über die **V. iliaca communis** (8) fließt das Blut so schließlich in die **V. cava inferior** (2).
Die venösen Plexus des Rectums stellen also einen Grenzbereich zwischen dem Stromgebiet der V. portae und der V. cava inferior dar (**portokavale Anastomosen**).

Klinik

Die venösen Plexus des Rectums können im Fall eines **portalen Hochdrucks,** also eines behinderten Blutflusses durch die Pfortader oder die Leber (z. B. bei einer Leberzirrhose), als Umgehungskreislauf zum Einzugsgebiet der V. cava inferior dienen. **Karzinome des Rectums** können auf dem venösen Blutweg, also hämatogen, metastasieren. Solche Tochtergeschwülste treten aufgrund des venösen Abflusses überwiegend in der Leber auf. Tief sitzende Rektumkarzinome können aber auch über die V. cava inferior und den pulmonalen Kreislauf Metastasen in die Lunge absetzen.

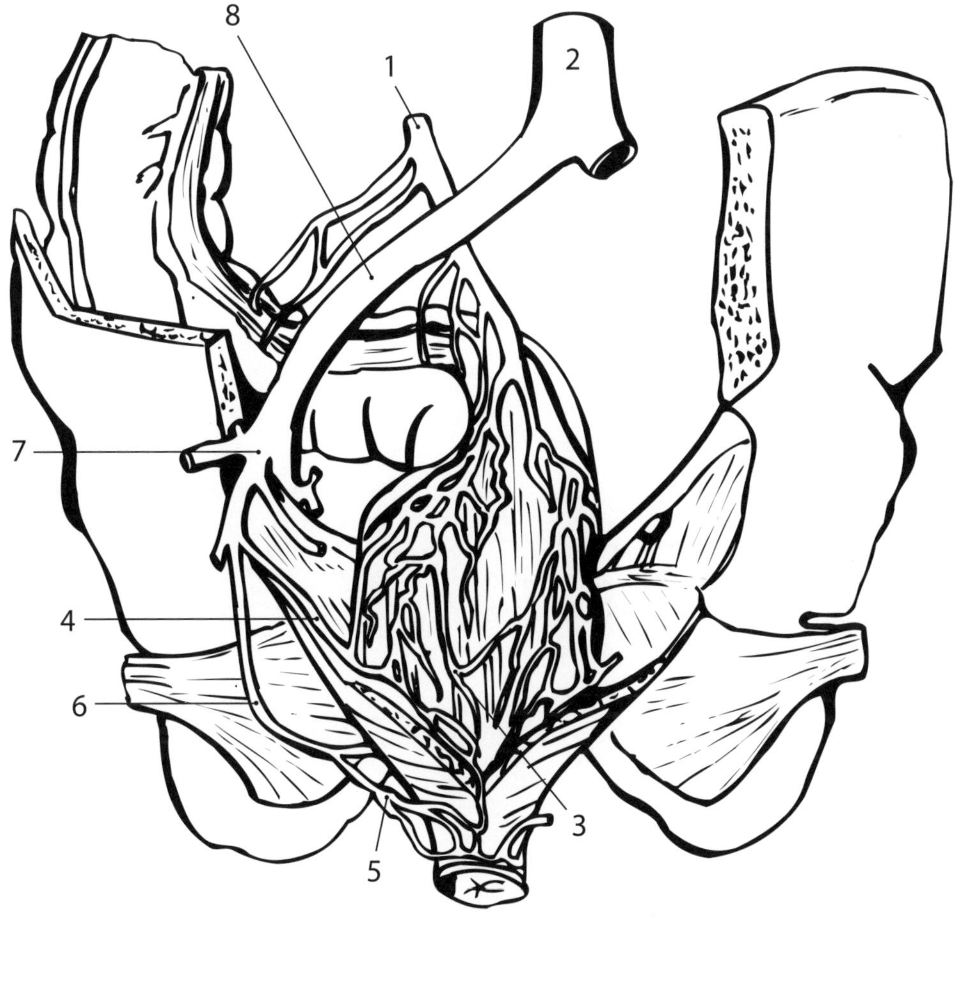
8
1
2
7
4
6
3
5

6.9 Uterus und Adnexe mit Gefäßversorgung

Uterus (Gebärmutter, 1), Tuba uterina (Eileiter, 2) und **Ovarium (Eierstock, 3)** liegen intraperitoneal. Sie sind von Peritoneum überzogen und besitzen über ihre Mesos Verbindung zur Beckenwand. Die Abbildung zeigt folgende Abschnitte des Uterus:

- **Fundus uteri (1a),**
- **Corpus uteri (1b)** und
- **Cervix uteri (1c).**

Die Cervix uteri wird vom muskulösen Schlauch der **Vagina (4)** umfasst. Zwischen Fundus uteri und Corpus uteri mündet die Tuba uterina im Bereich des Tubenwinkels in den Uterus ein. Von hier zieht auch das **Lig. teres uteri (5)** zum Leistenkanal.

Gefäße Im Bereich der Cervix uteri tritt die **A. uterina (6)** an den Uterus heran. Sie kommt als viszeraler Ast der A. iliaca interna von der Beckenwand und läuft in der Basis des **Lig. latum (7)**, dem Meso des Uterus, zur Cervix. Hier gibt sie die **Rr. vaginales (8)** zur Vagina ab. Anschließend steigt sie in Windungen lateral des Uterus auf und gibt am Tubenwinkel den **R. tubarius (9)** ab. Dieser Ast verläuft im Meso der Tuba uterina, der **Mesosalpinx (10)**, in Richtung Ovarium.
Die **A. ovarica (11)** kommt als Ast der Aorta abdominalis von kranial über das **Lig. suspensorium ovarii (12)** zum Ovarium. Im Bereich des **Mesovars (13)** und der **Mesosalpinx (10)** anastomosiert sie mit dem **R. ovaricus (14)** der **A. uterina**.

Klinik

Bei der operativen Entfernung des Uterus, der **Hysterektomie,** muss man bei der Unterbindung der A. uterina zum einen die enge Nachbarschaft zum Ureter im Bereich der Cervix uteri, zum anderen die Anastomose zur A. ovarica im Bereich der Tube beachten, die ebenfalls unterbunden werden muss.

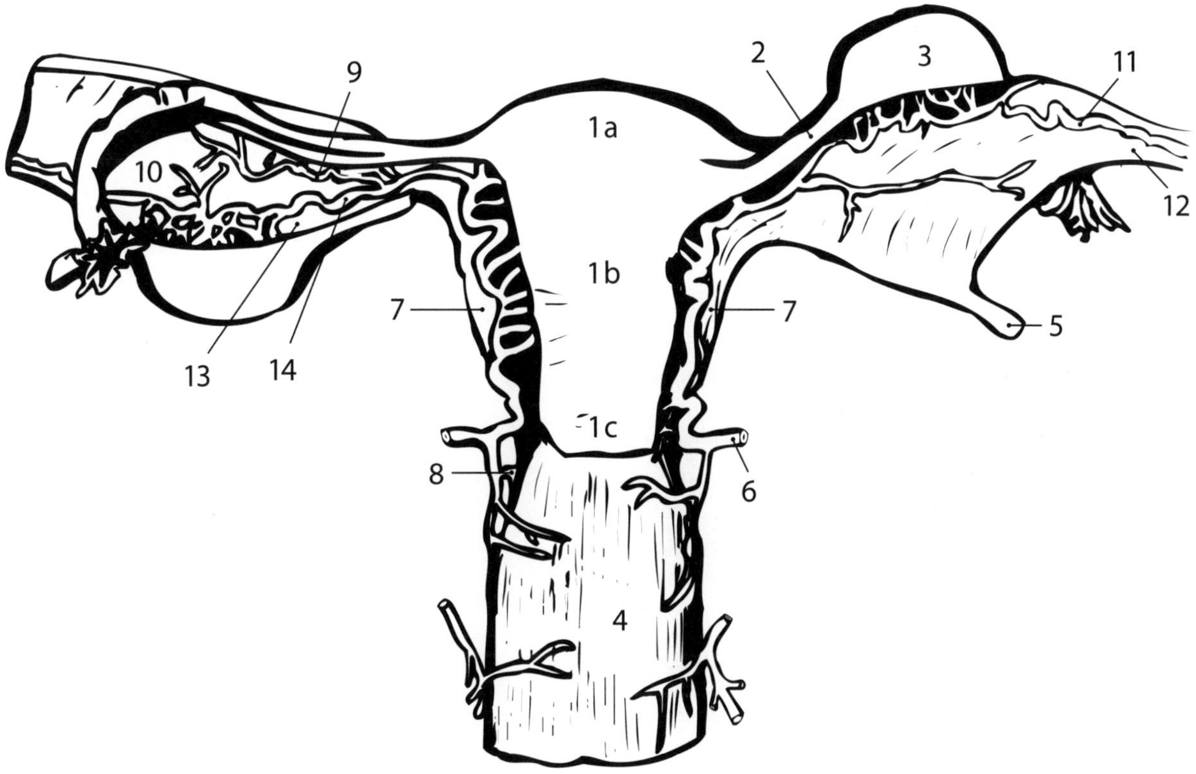

9
2
3
11
1a
10
12
1b
7
7
5
13
14
1c
8
6
4

6.10 Uterus und Adnexe

Uterus Am eröffneten **Uterus (Gebärmutter, 1)** erkennt man dessen Abschnitte:

- **Fundus uteri (1a),**
- **Corpus uteri (1b),**
- **Isthmus uteri (1c)** und
- **Cervix uteri (1d).**

Die Cervix uteri ragt mit der **Portio vaginalis (1e)** in die **Vagina (2)** hinein. Dadurch entsteht ein Spaltraum zwischen Vaginawand und Portio vaginalis, das **Scheidengewölbe (3)**. Unter dem **Peritonealüberzug des Uterus (4)** liegt die dicke muskuläre Wandschicht, das **Myometrium (5)**.

Tuba uterina Im Bereich des **Tubenwinkels (6)** mündet die **Tuba uterina (Eileiter, 8)** in den Uterus. Sie weist vier Abschnitte auf:

- **Infundibulum tubae uterinae (Tubentrichter, 8a),**
- **Ampulla tubae uterinae (8b),**
- **Isthmus tubae uterinae (8c),**
- **Pars uterina tubae.**

Die Tuba uterina beginnt am **Ovarium (7)** mit dem Infundibulum tubae uterinae, das von den **Fimbriae tubae uterinae (8d)** umgeben ist. Das Infundibulum tubae uterinae geht in die **Ampulla tubae uterinae (8b)** über. Es schließt sich der schmale **Isthmus tubae uterinae (8c)** an, der am intramuralen Abschnitt der Tube im Bereich des Tubenwinkels endet.
Als Reste der Urniere erkennt man in der Mesosalpinx das **Epoophoron (9)** und das zwischen Epoophoron und Uterus gelegene **Paroophoron (10)**.

Halteapparat des Uterus Der Halteapparat besteht im Wesentlichen aus:

- **Lig. teres uteri (11),**
- **Lig. latum uteri (12),**
- **Lig. cardinale (13),**
- **Lig. sacrouterinum (14).**

In der linken Bildhälfte sieht man nur Teile des Halteapparates des Uterus. Vom Tubenwinkel zieht das **Lig. teres uteri (11)** zum Leistenkanal. Das **Lig. ovarii proprium (15)** verläuft vom Tubenwinkel zum Ovarium. Die laterale Wand des Uterus ist über das **Lig. latum uteri (12)** mit der seitlichen Beckenwand verbunden. Im Bereich der Cervix verbinden die Bandzüge des **Lig. sacrouterina (14)** und des **Lig. cardinale (13)** den Uterus mit den Nachbarorganen.

Klinik

Bei der Ovulation wird die Eizelle vom Infundibulum tubae uterinae aufgefangen und in der Tuba uterina weitertransportiert. Die Befruchtung der Eizelle erfolgt in der Regel in der Tuba uterina. **Entzündungen der Tuba uterina** können zu deren Verschluss führen. Beidseitiger Verschluss der Eileiter führt zu Sterilität. Ein Teilverschluss der Tube kann zu Störungen des Transports der Eizelle führen und begünstigt das Auftreten von **Eileiterschwangerschaften.**

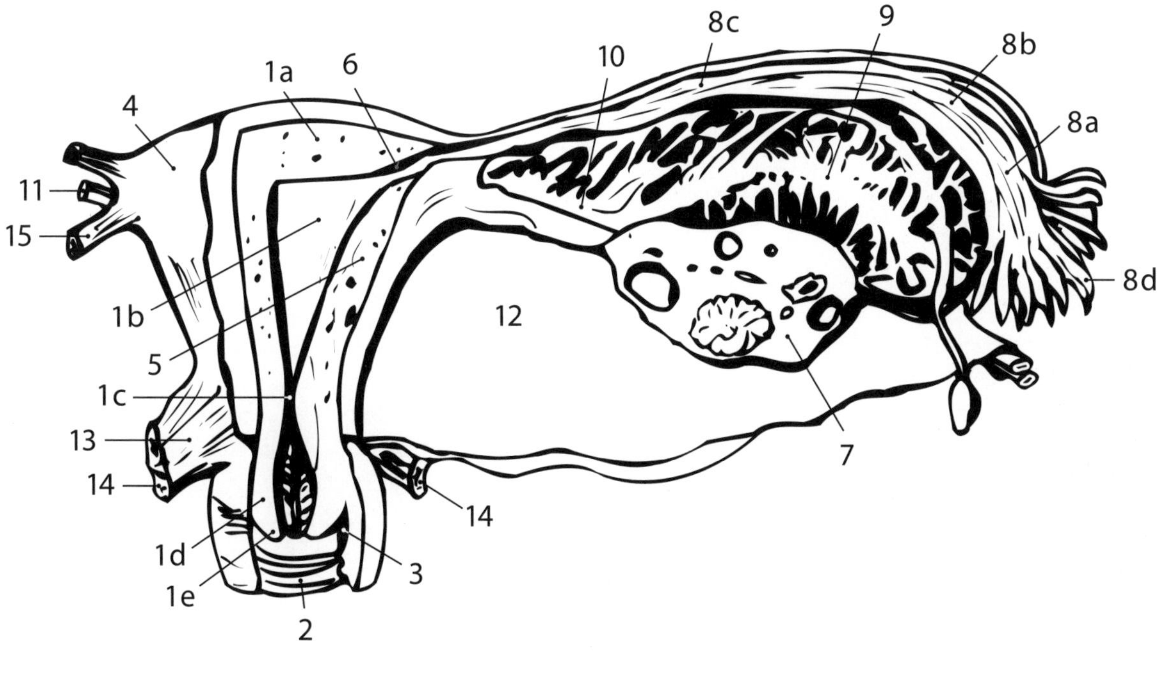
1a
6
10
8c
9
8b
8a
4
11
15
8d
1b
12
5
1c
13
14
7
14
1d
3
1e
2

7.1 Schädel (Cranium)

Am knöchernen Schädel unterscheidet man

- ein **Neurocranium (Gehirnschädel)** und
- ein **Viscerocranium (Gesichtsschädel)**.

Das Neurocranium setzt sich zusammen aus der Calvaria (Schädeldach) und der Basis cranii (Schädelbasis). Die Schädelknochen sind durch Schädelnähte (Suturae cranii) miteinander verbunden. Beim kindlichen Schädel stellen diese Nähte knorpelige oder bindegewebige Verbindungen dar, die sich im weiteren Verlauf zu Synostosen verschließen.

Ansicht von lateral In dieser Ansicht sind die Strukturen, die die Calvaria bilden, besonders gut sichtbar:

- das **Os frontale (1)**,
- das **Os parietale (2, paarig)**,
- die **Squama occipitalis** des **Os occipitale (3)** und
- die **Pars squamosa (4a)** des **Os temporale (4, paarig)**.

In der Ansicht von lateral erkennt man auch die Ala major des **Os sphenoidale (5, paarig)**.
Folgende wichtige Schädelnähte des Schädeldaches sind erkennbar:

- Die **Sutura coronalis (Kranznaht, 6)** verbindet das Os frontale und die Ossa parietalia.
- Die **Sutura lambdoidea (Lambdanaht, 7)** verbindet das Os occipitale und die Ossa parietalia.

In der Seitenansicht sind vom Os temporale neben der **Pars squamosa (4a)** auch die **Pars petrosa (4b)** und die **Pars tympanica (4c)** zu sehen: Diese drei Knochenanteile begrenzen den **Porus acusticus externus (8)**.
Der weiter okzipital gelegene **Processus mastoideus (4d)** der Pars petrosa enthält die pneumatisierten Cellulae mastoideae, die mit dem Mittelohr in Verbindung stehen. Unterhalb des Porus acusticus externus liegt der **Processus styloideus (4e)**, von dem suprahyoidale Muskeln ihren Ursprung nehmen.
Die **Fossa mandibularis (Gelenkpfanne des Kiefergelenks, 4f)** liegt unmittelbar vor dem **Porus acusticus externus (8)** in der Pars squamosa des Os temporale (4a). Die Fossa mandibularis bildet mit dem **Processus condylaris (9a)** der **Mandibula (9)** das Kiefergelenk. Der weiter rostral gelegene **Processus coronoideus (9b)** der Mandibula dient als Ansatzstelle für Kaumuskeln.

Ansicht von frontal In dieser Ansicht blickt man auf das **Viscerocranium**, das aus folgenden Knochen besteht:

- **Maxilla (10, paarig)**,
- **Os lacrimale (11, paarig)**,
- **Os nasale (12, paarig)**,
- **Os zygomaticum (13, paarig)**,
- **Os ethmoidale (14)**,
- **Vomer (15)**,
- **Conchae nasales inferiores (16)**,
- **Os palatinum (paarig, nicht sichtbar)**,
- **Mandibula (9)**.

Das Corpus der **Maxilla (10)** enthält die pneumatisierte Kieferhöhle. Der Processus alveolaris maxillae trägt die Zähne des Oberkiefers. Die Maxilla bildet einen Teil der knöchernen Begrenzung der Orbita (Augenhöhle). Das Os zygomaticum bildet den prominenten Wangenknochen und hat über den Jochbeinbogen Kontakt zum **Os temporale (4)**.
Das knöcherne Skelett der **Nase** besteht aus den **Ossa nasalia (12)** und der **Maxilla (10)**. Das knöcherne **Nasenseptum** wird zum Teil von der Lamina perpendicularis des **Os ethmoidale (14)** und zum Teil vom **Vomer (15)** gebildet. Die in der Nasenhöhle sichtbaren mittleren Nasenmuscheln gehören ebenso wie die oberen Nasenmuscheln (nicht sichtbar) zum Os ethmoidale (14), während die **Conchae nasales inferiores (16)** eigenständige Knochen darstellen.
Oberhalb der Orbita erkennt man im Os frontale beidseits das **Foramen supraorbitale (17),** unterhalb der Orbita in der Maxilla das **Foramen infraorbitale (18)**.
Die **Mandibula (9)** trägt die Zähne des Unterkiefers und setzt sich nach dorsal über den Angulus mandibulae in den Processus condylaris (9a) und in den Processus coronoideus (9b) fort. Im Bereich des Kinns ist das **Foramen mentale (19)** sichtbar.

Merke

Das Foramen supraorbitale, das Foramen infraorbitale und das Foramen mentale sind die **Nervenaustrittsstellen für die drei Endäste des N. trigeminus:**

- **N. ophthalmicus (N. V/1)**,
- **N. maxillaris (N. V/2)** und
- **N. mandibularis (N. V/3)**.

Klinik

Bei einer Reizung der Endäste des N. trigeminus (z. B. im Rahmen einer **Nasennebenhöhlenentzündung**) verursacht Druck auf diese Nervenaustrittsstellen Schmerzen.

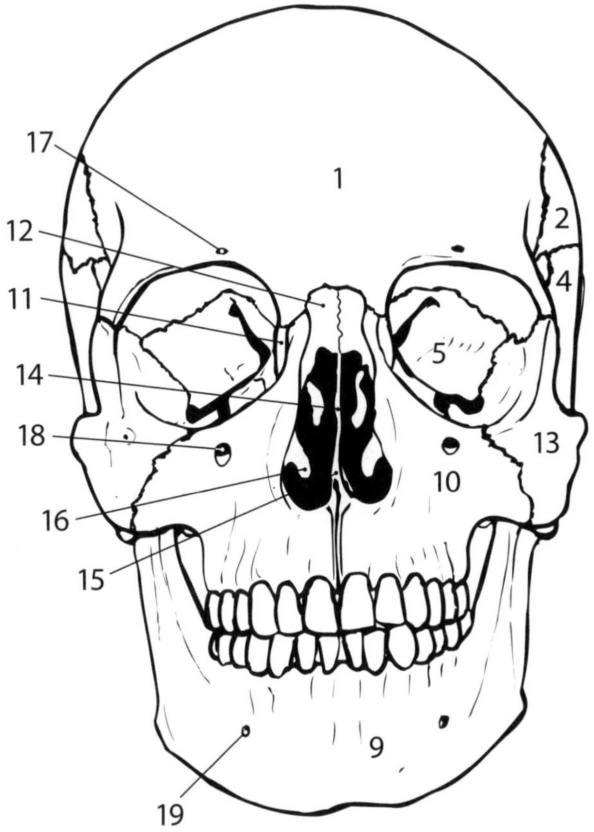
17
1
12
2
11
4
5
14
18
13
10
16
15
9
19

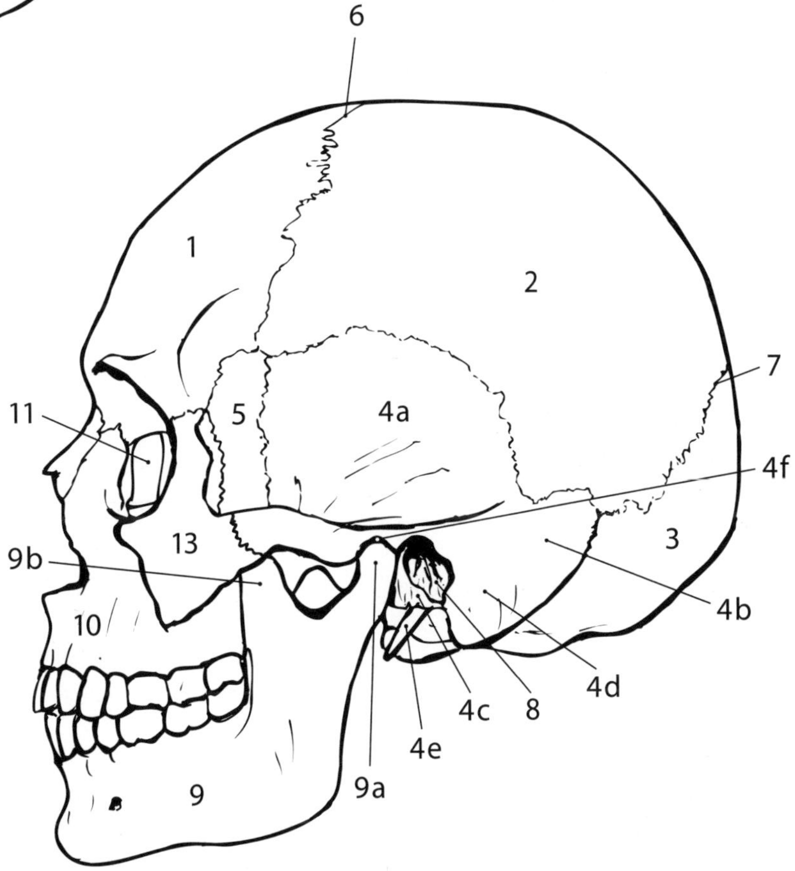
6
1
2
7
11
5
4a
4f
9b
13
3
4b
10
4d
4c
8
4e
9
9a

7.2 Innenansicht der Schädelbasis

Die Schädelbasis besteht aus vier unpaaren Knochen, dem

- **Os frontale (Stirnbein, 1)**,
- **Os ethmoidale (Siebbein, 2)**,
- **Os sphenoidale (Keilbein, 3)** und
- **Os occipitale (Hinterhauptbein, 4)**,

sowie dem paarig angelegten

- **Os temporale (Schläfenbein, 5)**.

Die innere Schädelbasis weist drei hintereinander gelegene Gruben auf:

- die **vordere Schädelgrube (Fossa cranii anterior, I)**, die die Stirnlappen des Großhirns aufnimmt,
- die **mittlere Schädelgrube (Fossa cranii media, II)**, in der die Temporallappen des Großhirns liegen, und
- die **hintere Schädelgrube (Fossa cranii posterior, III)**, in der sich das Kleinhirn und Teile des Hirnstamms befinden.

Vordere Schädelgrube (I) In der Mitte liegt die **Lamina cribrosa (Siebbeinplatte, 2a)** des Os ethmoidale (2), die von zahlreichen kleinen Löchern für den Durchtritt der Fila olfactoria (Riechfäden) zur Nasenhöhle durchsetzt ist. Auf der Lamina cribrosa erhebt sich eine Leiste, die **Crista galli (2b)**, die der Falx cerebri (einer sichelförmigen Duplikatur der harten Hirnhaut) als Ansatz dient. Lateral der Lamina cribrosa bilden beidseits die Partes orbitales des Os frontale (1) die Trennwand zur darunter gelegenen Orbita. Das **Corpus ossis sphenoidalis (3a)** und die beiden **Alae minores ossis sphenoidalis (kleine Keilbeinflügel, 3b)**, die zu den **Processus clinoidei anteriores (3c)** auslaufen, stellen die Grenze zur mittleren Schädelgrube dar.

Mittlere Schädelgrube (II) In dieser schließt sich die **Sella turcica (3d)** an, die okzipital vom **Dorsum sellae (3e)** begrenzt wird und die Hypophyse aufnimmt. Die **Canales optici (6)** führen zur Orbita und dienen als Durchtrittsstellen für die Nn. optici. Unterhalb der Alae minores ossis sphenoidalis (3b) gelangt man von der mittleren Schädelgrube durch die **Fissura orbitalis superior (7)** ebenfalls in die Orbita. Hier treten unter anderem die Hirnnerven N. III, IV, V/1 und VI in die Orbita. In der **Ala major (3f)** des Os sphenoidale erkennt man lateral der Sella turcica und rostral der Spitze der **Felsenbeinpyramide (Pars petrosa ossis temporalis, 3g)** das **Foramen rotundum (8)**, das **Foramen ovale (9)** und das **Foramen spinosum (10)**. Sie stellen die Durchtrittsstellen für den zweiten und dritten Ast des N. trigeminus (N. maxillaris: Foramen rotundum; N. mandibularis: Foramen ovale) bzw. für die A. meningea media (Foramen spinosum) dar. Das **Foramen lacerum (11)** ist am nicht mazerierten Schädel durch eine knorpelige Platte verschlossen. Hier treten der N. petrosus major und der N. petrosus profundus durch. Unmittelbar hinter dem Foramen lacerum liegt die innere Öffnung des **Canalis caroticus (12)**, durch den die A. carotis interna das Schädelinnere erreicht.

Hintere Schädelgrube (III) Hinter und unterhalb des Dorsum sellae und der Kante der Felsenbeinpyramide beginnt die hintere Schädelgrube. Durch das **Foramen magnum (13)** treten unter anderem Teile des Hirnstamms und die Aa. vertebrales. Die Aa. vertebrales vereinigen sich im Schädelinneren auf dem **Clivus (14)** zur A. basilaris. In der hinteren Schädelgrube finden sich der **Sulcus sinus transversi (15)** und der **Sulcus sinus sigmoidei (16)**. Diese Vertiefungen werden durch die gleichnamigen venösen Blutleiter der Dura mater hervorgerufen. Der Sulcus sinus sigmoidei läuft auf das **Foramen jugulare (17)** zu. Hier mündet der Sinus sigmoideus in die V. jugularis interna. Oberhalb des Foramen jugulare erkennt man den **Porus acusticus internus (18)**, durch den die Nn. facialis und vestibulocochlearis in die Felsenbeinpyramide eintreten.

Klinik

Da die Schädelbasis zahlreiche Durchtrittsstellen für Nerven und Blutgefäße aufweist, sind diese Strukturen bei einer **Schädelbasisfraktur** gefährdet: Einerseits kann es zu **intrakraniellen Blutungen** aus venösen Blutleitern der Dura mater oder aus den Meningealarterien kommen, andererseits führen Nervenläsionen je nach betroffenem Nerv zu charakteristischen **Lähmungen**, **Beeinträchtigung der Sensibilität** oder **anderen Ausfallerscheinungen**. So können bei Frakturen der Felsenbeinpyramide, die eine Verletzung des in ihr gelegenen Innenohrs nach sich ziehen, **Hör- und Gleichgewichtsstörungen** auftreten.

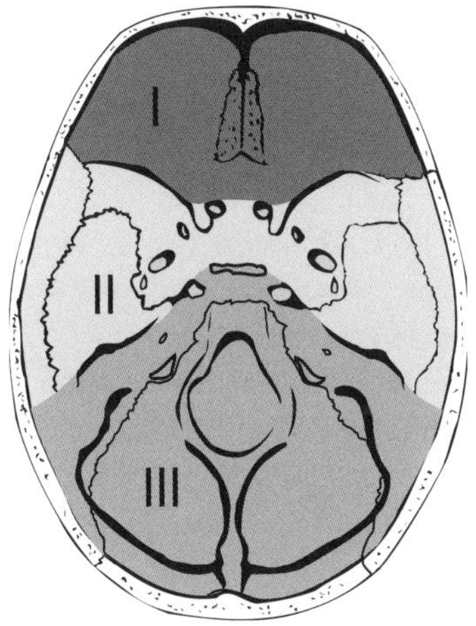
I
II
III

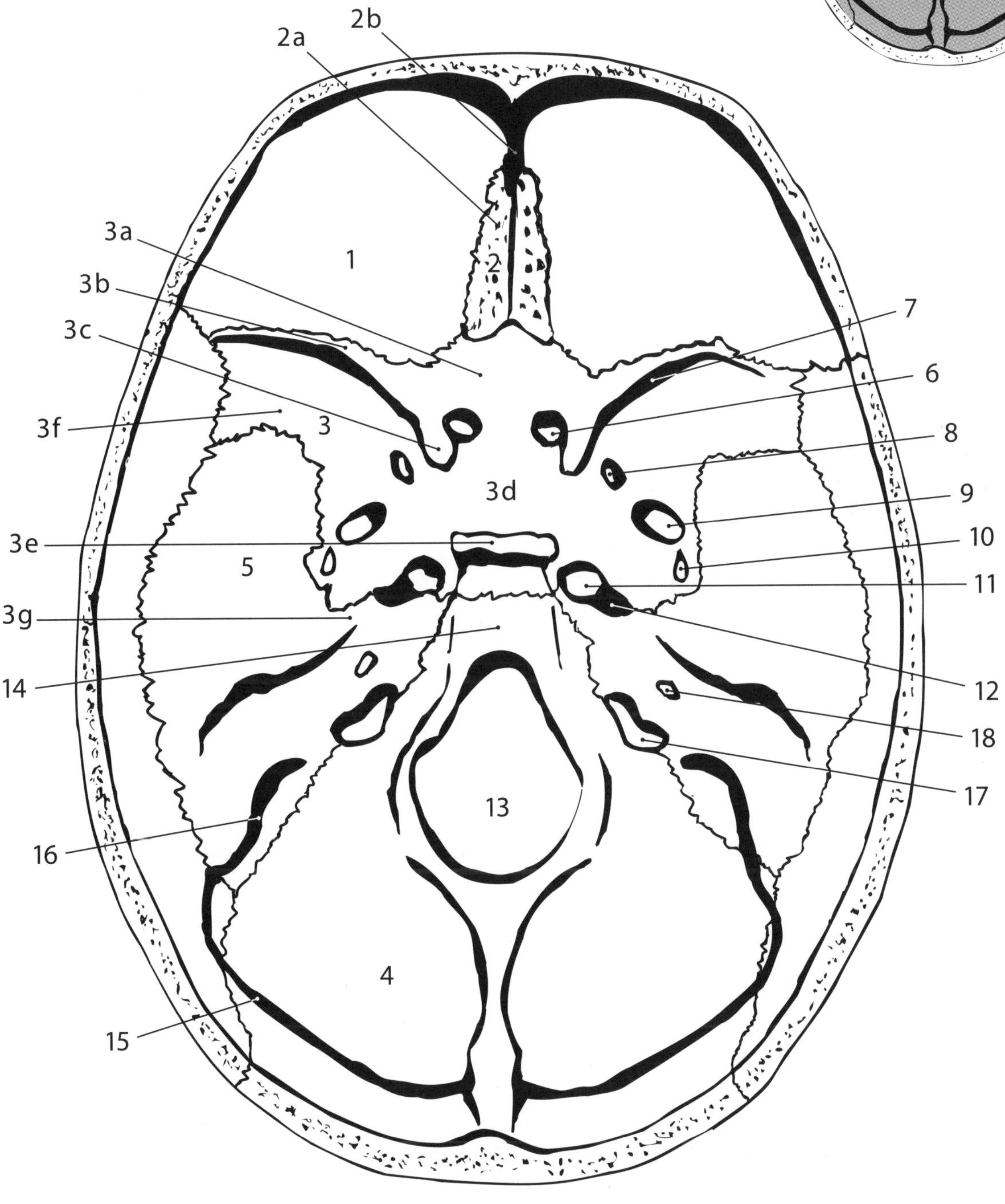
2a
2b
3a
3b
3c
3f
3e
3g
14
16
15
1
2
3
3d
5
13
4
7
6
8
9
10
11
12
18
17

7.3 Außenansicht der Schädelbasis

Die äußere Schädelbasis wird nach Entfernen der Mandibula sichtbar. Das vordere Drittel der äußeren Schädelbasis gehört zum Viscerocranium, die hinteren zwei Drittel zum Neurocranium (siehe Kap. 1.1).

Der harte Gaumen besteht rostral aus dem paarigen **Proc. palatinus der Maxilla (1).** Beide Processus palatini schließen in der Mittellinie das **Foramen incisivum (2)** ein. Den hinteren Gaumenrand begrenzt die ebenfalls paarige **Lamina horizontalis des Os palatinum (3),** die vom **Foramen palatinum majus (4)** durchbohrt wird.

Im Anschluss an den Gaumenrand blickt man auf den dorsalen Zugang zur Nasenhöhle, die **Choanen (5)**. Zwischen den Choanen bildet der **Vomer (6)** den hinteren Teil der knöchernen Nasenscheidewand.

Vom Körper des **Os sphenoidale (7)** ausgehend breitet sich beidseits nach lateral die **Ala major (großer Keilbeinflügel, 8)** aus. An der Basis der Ala major kann man das **Foramen ovale (9)** und das **Foramen spinosum (10)** erkennen. Durch das Foramen ovale tritt der dritte Ast des N. trigeminus (N. mandibularis), und durch das Foramen spinosum die A. meningea media.

Nach unten hin entspringt beidseits vom Os sphenoidale der Processus pterygoideus mit der **Lamina lateralis (11)** und der **Lamina medialis (12).** Die Lamina lateralis (11) dient dem M. pterygoideus lateralis als Ansatz. In der Grube (Fossa pterygoidea) zwischen den beiden Laminae entspringt der M. pterygoideus medialis. Die Lamina medialis (12) läuft im **Hamulus pterygoideus (13)** aus.

Im **Os temporale (14)** liegt der **Canalis caroticus (15)**, durch den die A. carotis interna in den Schädel tritt. Lateral davon findet sich der **Proc. styloideus (16)**, der einem Teil der suprahyalen Muskulatur als Ursprung dient. Direkt hinter der Basis des Processus styloideus erkennt man das **Foramen stylomastoideum (17)**, die Austrittsstelle des N. facialis. Ebenfalls zum Os temporale gehört der **Proc. mastoideus (18)** mit dem dahinter gelegenen **Foramen mastoideum (19)**. Vor dem **Porus acusticus externus (20)** bildet die **Fossa mandibularis (21)** die Gelenkpfanne des Kiefergelenks.

Im okzipitalen Bereich der Schädelbasis begrenzt der Hinterrand der Pars basalis des Os temporale (14) gemeinsam mit dem **Os occipitale (22)** das **Foramen jugulare (23)**, das von der Fossa jugularis umgeben ist und an dem die V. jugularis interna beginnt.

Das **Foramen magnum (24)** verläuft durch das Os occipitale (22) und verbindet das Schädelinnere mit dem Wirbelkanal. Das Foramen magnum dient u. a. als Durchtrittsstelle für Teile des Hirnstamms bzw. für die Aa. vertebrales. Rostral des Foramen magnum liegt auf der Pars basalis des Os occipitale das **Tuberculum pharyngeum (25)**, das der Pharynxmuskulatur als Anheftungsstelle dient. Lateral des Foramen magnum erkennt man die **Condyli occipitales (26)**, zwei bikonvexe Gelenkfortsätze, die mit dem obersten Halswirbel (Atlas) das obere Kopfgelenk bilden.

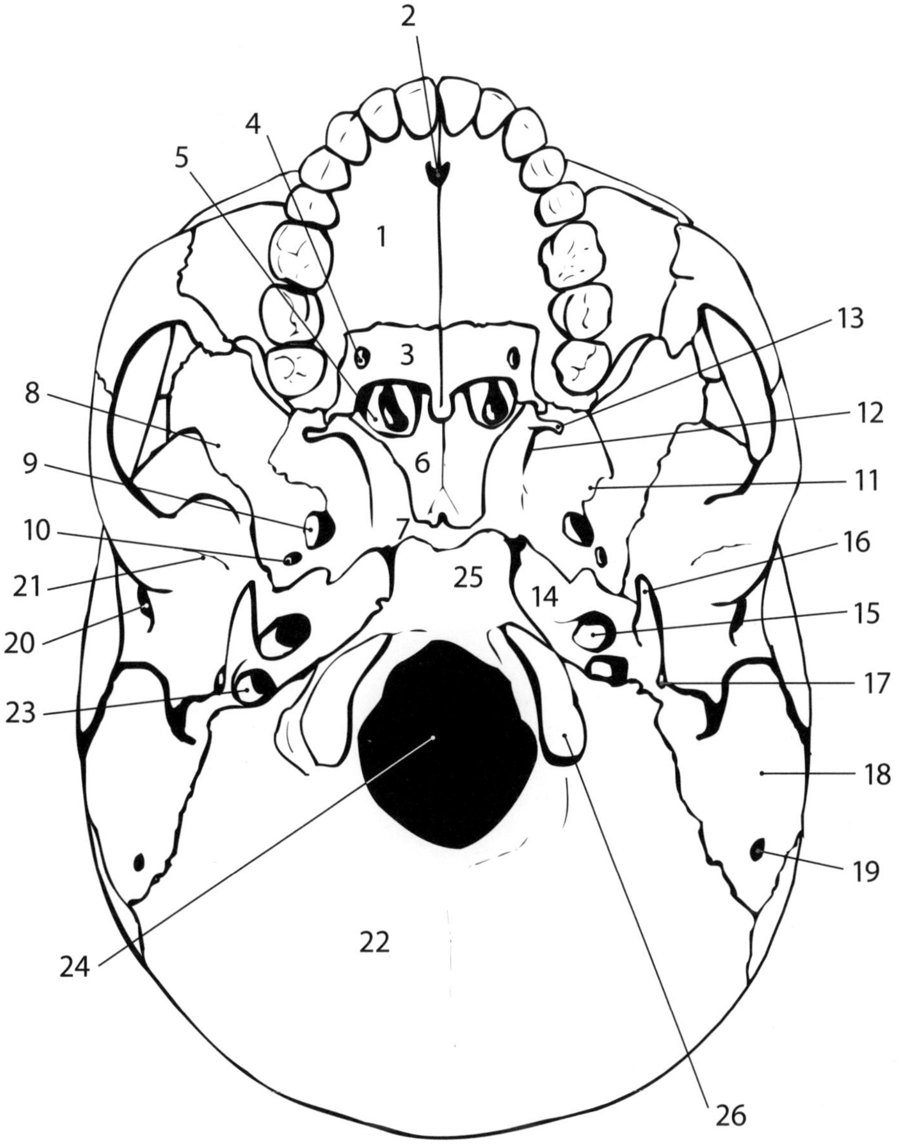
2
4
5
1
13
3
8
12
6
9
11
7
10
16
25
21
14
15
20
17
23
18
19
24
22
26

7.4 Mimische Muskulatur

Die mimische Muskulatur ist quergestreift und liegt im Kopf- und Halsbereich im Unterhautfettgewebe. Sie besitzt keine Faszie und strahlt direkt in die Haut ein. Dies ermöglicht feine Hautbewegungen, die für das Mienenspiel notwendig sind. Die mimische Muskulatur wird von den motorischen Endästen des N. facialis (N. VII) innerviert.

Stirnregion Der **M. epicranius (1)** erstreckt sich vom Hinterhaupt nach vorn zum Stirnbein. Er ist durch die zwischengeschaltete **Galea aponeurotica (2)** in einen Venter frontalis und einen Venter occipitalis (im Bild nicht sichtbar) unterteilt. Der M. epicranius ermöglicht das Stirnrunzeln.

Augenregion Beim **M. orbicularis oculi (3)** kann man eine Pars orbitalis am Rand der Orbita und eine Pars palpebralis, die die Lider bedeckt, unterscheiden. Die Fasern des Muskels verlaufen zirkulär um das Auge. Sie bewirken den Lidschlag sowie das starke Zukneifen des Auges.
Der **M. corrugator supercilii (4)** verläuft von der Nasenwurzel leicht aufsteigend nach lateral zur Mitte der Augenbraue. Er legt die Haut über der Nasenwurzel in senkrechte Falten.

Mund- und Wangenregion Die Fasern des **M. orbicularis oris (5)** umfassen zirkulär den Mund. Ein Teil der Fasern (Pars labialis) bildet das Lippenfleisch. Je nach Anspannung der unterschiedlichen Portionen des Muskels wird die Mundspalte fest geschlossen, leicht geöffnet oder ein Kussmund gebildet.
Der **M. depressor labii inferioris (6)** entspringt von der Mandibula und strahlt in die Unterlippe ein. Er zieht die Unterlippe herab. Medial vom M. depressor labii inferioris verläuft der **M. mentalis (7)** von den Alveolen der unteren Schneidezähne zum Kinngrübchen. Seine Fasern ziehen die Kinnhaut nach oben und erzeugen so eine Furche zwischen Kinn und Unterlippe. Lateral des M. depressor labii inferioris schließt sich der **M. depressor anguli oris (8)** an. Er strahlt mit seinen Fasern im Bereich der Mundwinkel in den M. orbicularis oris ein und bewirkt ein Herabziehen der Mundwinkel.
Die Fasern des **M. risorius (9)** reichen von der Wangenhaut zum Mundwinkel. Sie ziehen den Mund beim Lachen in die Breite und erzeugen die Lachgrübchen. Die **Mm. zygomatici major (10)** und **minor (11)** entspringen am Jochbeinbogen und ziehen über die Wange zum Mundwinkel bzw. zur Oberlippe. Sie sind typische Lachmuskeln, die einen fröhlichen Gesichtsausdruck bewirken.

Medial dieser Muskeln findet sich der **M. levator labii superioris alaeque nasi (12)**. Er verläuft vom Margo infraorbitalis zur Oberlippe und hebt diese sowie die Nasenflügel an. Der **M. levator anguli oris (13)** verläuft vom Foramen infraorbitale zum Mundwinkel und zieht diesen nach oben.
Auf und neben dem Nasenskelett liegt der **M. nasalis (14)**. Seine Pars transversa hebt die Oberlippe und erzeugt zwischen Nase und Mund eine Furche. Die Pars alaris strahlt beidseits in die Dorsalaponeurose der Nase ein und kann so die knorpelige Nase nach unten ziehen.
Nach Abtragen der oberflächlichen Schicht der mimischen Muskulatur wird an der Wange der **M. buccinator (15)** sichtbar. Er bildet die muskuläre Grundlage der Wange, wird beim Aufblasen der Wangen gedehnt und kann dann zusammen mit dem M. orbicularis oris Luft auspressen. Bei einseitiger Wirkung zieht er den Mundwinkel zur selben Seite. Beim Kauen kann er Speise, die zwischen die Zahnreihen und die Wange gelangt ist, wieder in die Mundhöhle zurückschieben.
In der Abbildung wird auf der linken Kopfseite nach Präparation der oberflächlichen Schicht auch die **Gl. parotis (Ohrspeicheldrüse, 16)** mit ihrem **Ausführungsgang**, dem **Ductus parotideus (17)**, sichtbar. Der Ductus parotideus überkreuzt den **M. masseter** (18; dieser gehört zur Kaumuskulatur und wird von Ästen des N. mandibularis innerviert!) sowie den Wangenfettpfropf und durchbohrt schließlich den M. buccinator, um im Vestibulum oris gegenüber dem 2. oberen Molaren zu münden.

Halsregion Die mimische Muskulatur erstreckt sich in Form des **Platysmas (19)** über den Hals bis hin zum Schlüsselbein. Bei starker Anspannung des Platysmas werden seine Muskelfasern als Längsfalten durch die Haut sichtbar.

Merke

Die mimische Muskulatur ist quergestreift und faszienfrei. Sie liegt im Unterhautfettgewebe des Kopfes und Halses und wird von den motorischen Endästen des N. facialis innerviert.

Klinik

Zur klinischen **Funktionsprüfung des N. facialis (N. VII)** fordert man den Patienten auf, die Stirn zu runzeln, die Augen fest zusammenzukneifen, die Zähne zu zeigen und den Mund wie zum Pfeifen zu spitzen. Während bei der **peripheren Fazialislähmung** sämtliche mimischen Muskeln der betroffenen Seite ausfallen, sind bei der **zentralen Fazialislähmung** das Stirnrunzeln und der Lidschluss noch möglich.

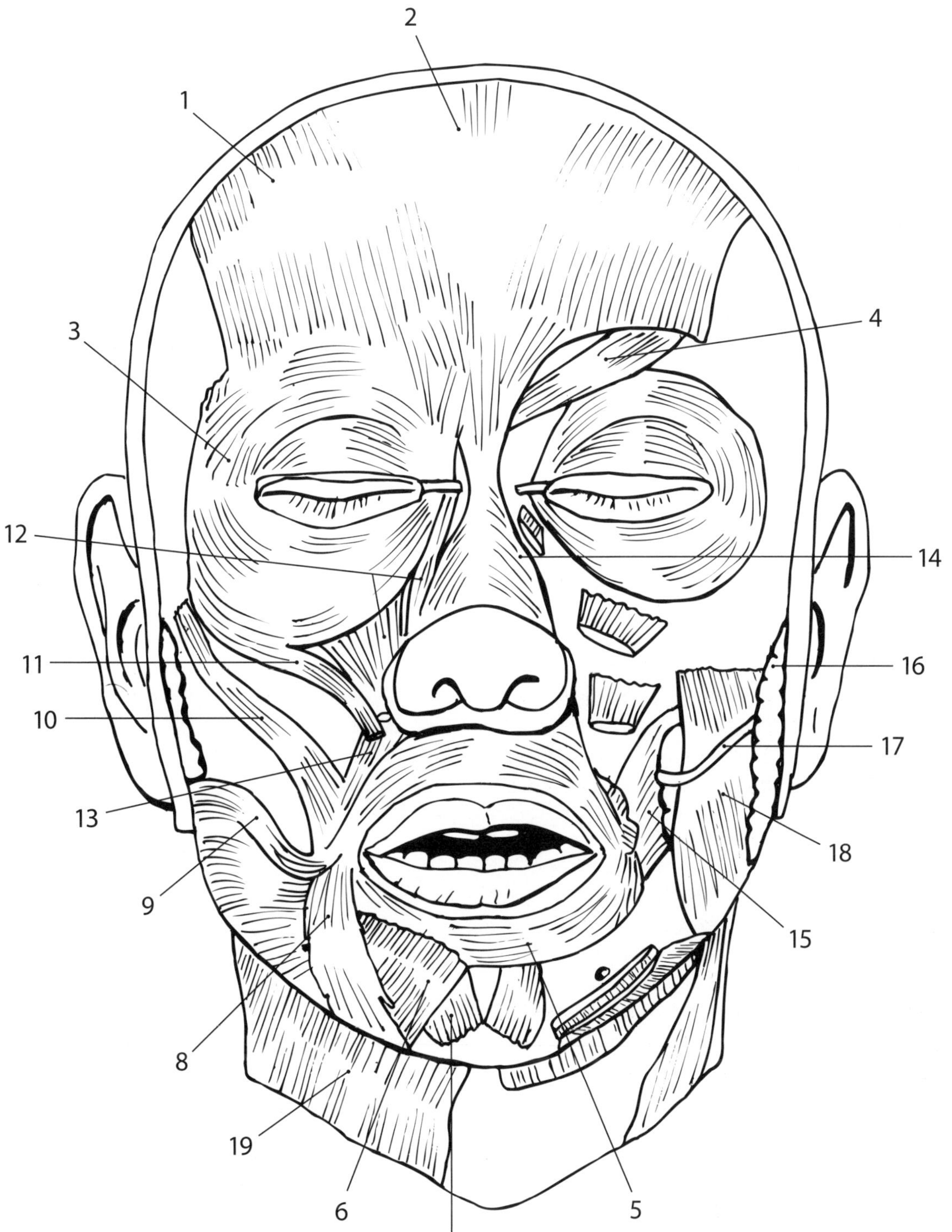
1
2
3
4
5
6
7
8
9
10
11
12
13
14
15
16
17
18
19

7.5 Kiefergelenk und Kaumuskulatur

Kiefergelenk Das Kiefergelenk wird nach Entfernen des Os zygomaticum sichtbar, im sagittalen Sägeschnitt erkennt man das eröffnete Gelenk.
Das Kiefergelenk ist ein Schiebe-Scharniergelenk: Es ermöglicht sowohl das Öffnen und Schließen des Mundes als auch Mahl- und Gleitbewegungen des Unterkiefers.
Das Kiefergelenk setzt sich aus folgenden Anteilen zusammen:

- Fossa mandibularis,
- Discus articularis und
- Caput mandibulae.

Die Gelenkpfanne des Kiefergelenks wird von der **Fossa mandibularis (1)** des **Os temporale (2)** gebildet. Diese wird nach rostral von einer leichten Erhebung, dem Tuberculum articulare, begrenzt (im Bild nicht sichtbar). Über den faserknorpeligen **Discus articularis (3)** artikuliert die Gelenkpfanne mit dem **Caput (4)** der **Mandibula (5)**.
Der Discus articularis stellt die Kongruenz der Gelenkflächen her. Er ist verschiebbar und kann so bei Gleit- und Mahlbewegungen die Gelenkfläche nach rostral vergrößern.
Das Kiefergelenk besitzt eine Gelenkkapsel, an der Kaumuskeln (s. u.) ansetzen.

Kaumuskulatur Die Kaumuskulatur besteht aus folgenden Muskeln:

- M. pterygoideus medialis,
- M. pterygoideus lateralis,
- M. masseter und
- M. temporalis.

Der **M. pterygoideus medialis (6)** entspringt in der Fossa pterygoidea des Os sphenoidale (nicht sichtbar), verläuft abwärts und setzt an der Innenseite des **Angulus mandibulae (7)** an der Tuberositas pterygoidea an. Dort ist er sehnig mit dem an der Außenseite ansetzenden M. masseter verbunden, so dass eine Muskelschlinge um das Corpus mandibulae entsteht.
Der **M. pterygoideus lateralis (8)** entspringt zweiköpfig an der Lamina lateralis des Processus pterygoideus und an der Crista infratemporalis der Ala major des Os sphenoidale (nicht sichtbar). Er zieht nahezu horizontal nach hinten zum **Collum mandibulae (9)** sowie zum Discus articularis (3) und zur Gelenkkapsel des Kiefergelenks.
Der **M. masseter (10)** entspringt von der Unterkante des **Jochbogens (Arcus zygomaticus, 11)**, zieht abwärts und inseriert an der Außenseite des Corpus mandibulae bis hinauf zum **Processus coronoideus (12)**.

Der **M. temporalis (13)** entspringt breitbasig an der Squama ossis temporalis, läuft medial des Jochbogens nach unten und setzt am Processus coronoideus an.
Die Kaumuskeln werden aus kurzen Ästen des N. mandibularis (N. V/3) aus dessen „Portio minor“ (siehe Kap. 1.6) innerviert.

Kaubewegung Der Mund wird unter Mithilfe des M. pterygoideus lateralis durch die Mundbodenmuskulatur geöffnet. Den Verschluss des Mundes und das Zubeißen bewirken im Wesentlichen der M. temporalis und die Muskelschlinge aus M. masseter und M. pterygoideus medialis.
Bei Mahl- und Gleitbewegungen im Kiefergelenk wirken die verschiedenen Portionen der vier Kaumuskeln in unterschiedlicher Konstellation zusammen. Insbesondere der M. pterygoideus lateralis ist durch seinen horizontalen Verlauf in der Lage, die Mandibula nach rostral zu verschieben. Dabei wird auch der Discus articularis nach vorn gezogen und so die Gelenkpfanne vergrößert.

Klinik

Bei manchen Patienten kann das extreme Öffnen des Mundes zu einer **Dislokation des Caput mandibulae** führen. Dabei tritt der Gelenkkopf nach vorn aus der Gelenkpfanne und verhakt sich vor dem Tuberculum mandibulae. Die Folge ist eine schmerzhafte Kiefersperre. Beim Wiedereinrenken führt man die Mandibula zunächst nach unten am Tuberculum articulare vorbei und dann erst nach hinten in die Gelenkpfanne.

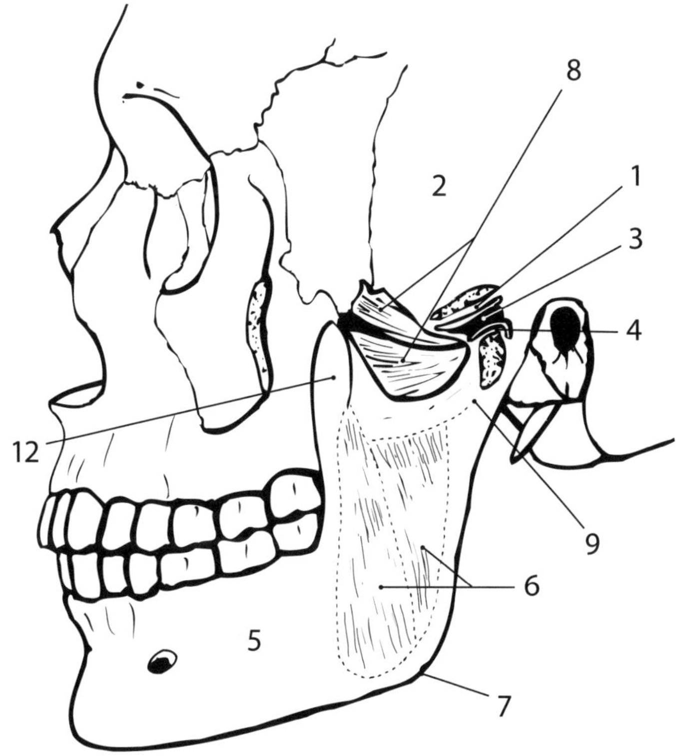
8
2
1
3
4
12
9
6
5
7

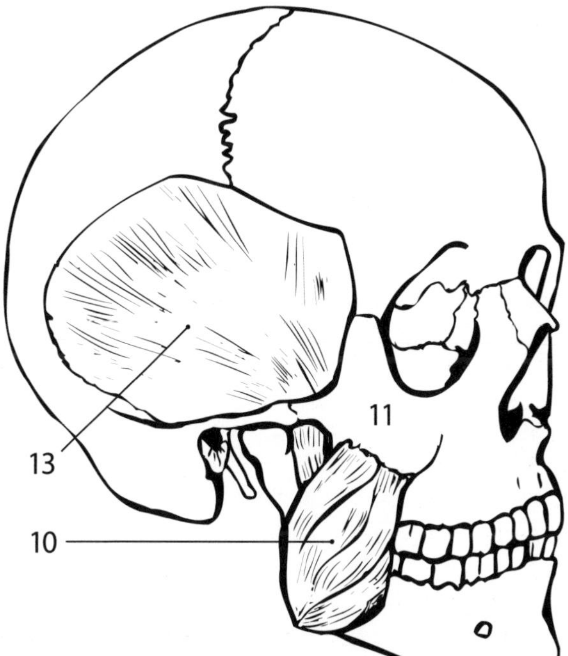
11
13
10

7.6 Tiefe Gesichtsregion

Nachdem man die mimische Muskulatur, den M. masseter, den Jochbogen sowie die Processus condylaris und coronoideus abgetragen hat, gelangt man in die tiefe Gesichtsregion. Diese erstreckt sich beidseits lateral vom Jochbogen und von den Ästen der Mandibula nach medial bis zum Pharynx und zum Processus pterygoideus des Os sphenoidale.
Die tiefe Gesichtsregion wird zu großen Teilen vom **M. pterygoideus lateralis (1)** und vom **M. pterygoideus medialis (2)** ausgefüllt. Dazwischen finden sich die Verzweigungsgebiete der A. maxillaris und des N. mandibularis.
Die **A. maxillaris (3)** zweigt als ein Endast der **A. carotis externa (4)** hinter dem Collum mandibulae ab. Der zweite große Endast der A. carotis externa, die **A. temporalis superficialis (5)**, verläuft gemeinsam mit dem **N. auriculotemporalis (6)** vor dem Ohr aufwärts, um sich in der Schläfenregion oberflächlich zu verzweigen (siehe Kap. 1.10).
Die A. maxillaris teilt sich in der tiefen Gesichtsregion in ihre Endäste, davon sind folgende erkennbar:

- A. alveolaris inferior,
- A. buccalis,
- A. temporalis profunda und
- A. infraorbitalis.

Die Endäste der A. maxillaris werden von den gleichnamigen Endästen des N. mandibularis (nicht sichtbar) begleitet.
Die **A. alveolaris inferior (7)** verläuft mit dem gleichnamigen **N. alveolaris inferior (8)** im (hier eröffneten) **Canalis alveolaris** der Mandibula. Vor dem Eintritt in den Kanal gibt der N. alveolaris inferior den **N. mylohyoideus (9)** ab, der in das Trigonum submandibulare verläuft und Teile der Mundbodenmuskulatur innerviert.
Die **A. buccalis (10)** verläuft zusammen mit dem **N. buccalis (11)** zum **M. buccinator (12)**. Dort anastomosiert die A. buccalis mit Ästen der A. facialis, die aus der A. carotis externa entspringt (nicht dargestellt).
Die Äste der **A. temporalis profunda,** die Aa. temporales **profundae anterior (13a)** und **posterior (13b),** verzweigen sich mit den sie begleitenden **Nn. temporales profundi anterior (14a)** und **posterior (14b)** in den tiefen Teilen des **M. temporalis (15).**
Die **A. infraorbitalis (16)** tritt gemeinsam mit dem **N. infraorbitalis (17)** im Bereich des **Foramen infraorbitale (18)** an die Oberfläche. Im Canalis infraorbitalis zweigen von der A. infraorbitalis Äste zu den Zähnen und zum Zahnfleisch des Oberkiefers ab. Als ein Endast des N. mandibularis erscheint der **N. lingualis (19)** zwischen Mm. pterygoidei medialis und lateralis und verläuft dann absteigend in Richtung auf das Trigonum submandibulare. Dem N. lingualis ist die **Chorda tympani** angelagert, die präganglionäre parasympathische Fasern und Geschmacksfasern aus dem N. intermedius enthält (nicht sichtbar).

Merke

Der **M. buccinator** wird wie alle mimischen Muskeln vom **N. facialis** innerviert und nicht etwa vom N. buccalis aus dem N. mandibularis, der die Wangenhaut und -schleimhaut sensibel innerviert.
Der **N. mandibularis** ist der dritte Ast des wichtigen **sensiblen** Hirnnervs, des N. trigeminus. Zusätzlich enthält der N. mandibularis jedoch **speziell viszero-efferente** Fasern der so genannten **Portio minor**, die mit kurzen Ästen die Kaumuskulatur und über den N. mylohyoideus Teile der Mundbodenmuskulatur innerviert.
Die **Chorda tympani** lagert sich in ihrem Verlauf dem sensiblen N. lingualis an. Ihre parasympathischen Fasern stammen jedoch aus dem **N. intermedius** (einem Teil des N. facialis).

Klinik

Der **N. alveolaris inferior** kann vor seinem Eintritt in das Foramen mandibulae von der Mundhöhle aus durch eine sog. Leitungsanästhesie betäubt werden. Dadurch erreicht man Schmerzfreiheit bei Eingriffen an den Zähnen des Unterkiefers.

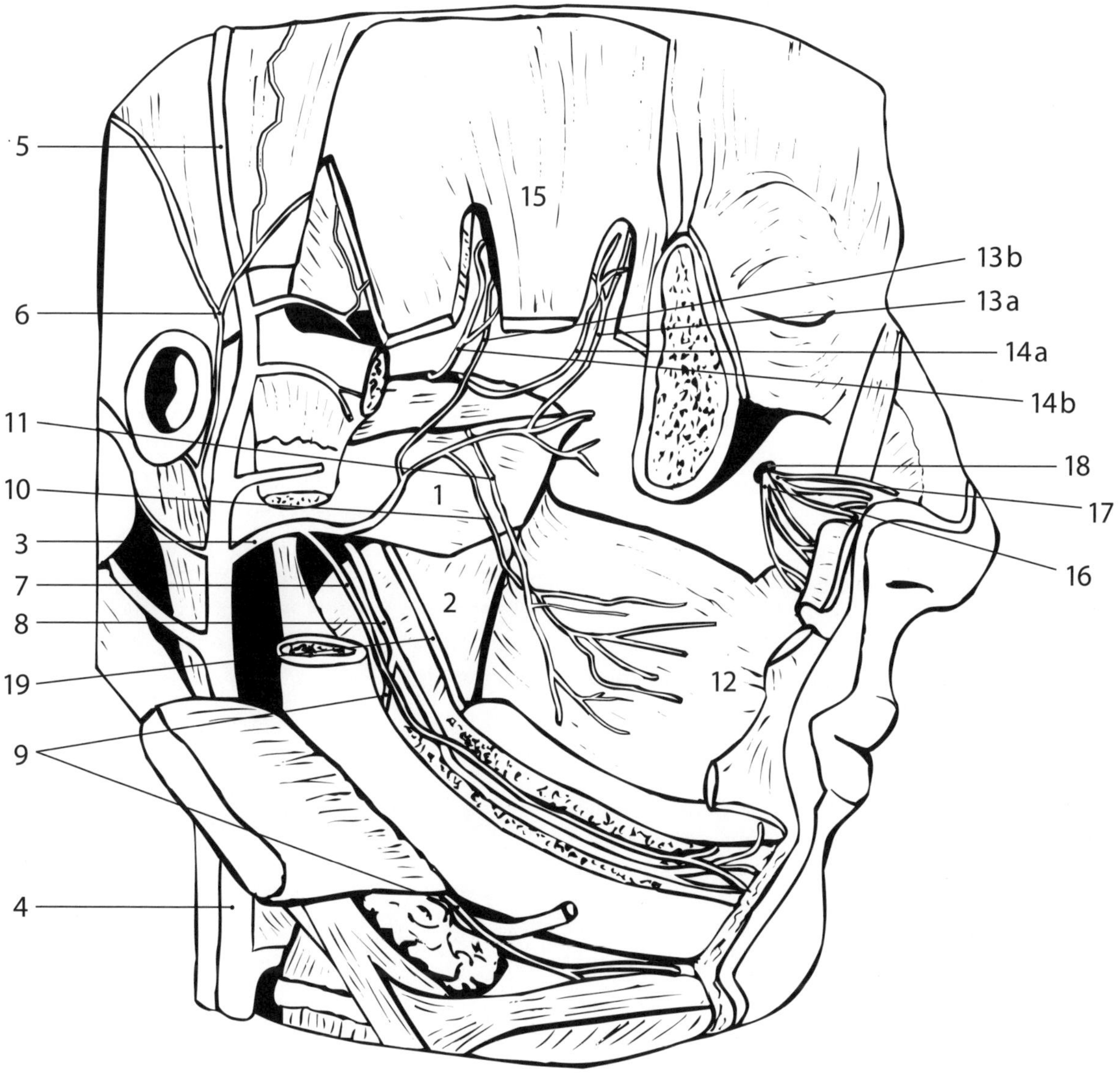
5
6
11
10
3
7
8
19
9
4
15
13b
13a
14a
14b
18
17
16
1
2
12

7.7 Orbita und äußere Augenmuskeln

Orbita Die Orbita (Augenhöhle) hat die Form einer vierseitigen Pyramide, deren Basis nach rostral und deren Spitze nach okzipital zeigen. Die obere Abbildung zeigt die rechte Orbita. Die Orbita besteht aus folgenden Knochen:

- **Os frontale (1a und b),**
- **Os zygomaticum (2a–c),**
- **Maxilla (3a und b),**
- **Os lacrimale (4),**
- **Os ethmoidale (5),**
- **Os palatinum (6)** und
- **Os sphenoidale (7a und b).**

Orbitagrenzen Den **Orbitaeingang (Aditus orbitalis)** begrenzen kranial das **Os frontale (1a)**, lateral-unten das **Os zygomaticum (2a)** und medial-unten die **Maxilla (3a)**.
Die **nasale Orbitawand** besteht aus dem **Os lacrimale (4)**, das eine tiefe Auswölbung für den Tränensack aufweist, und der **Lamina orbitalis des Os ethmoidale (5)**. Durch deren dünne knöcherne Wand scheinen am Schädel die pneumatisierten Räume des Os ethmoidale (Cellulae ethmoidales) durch.
Der **Orbitaboden** wird vom **Os zygomaticum (2b),** von der **Maxilla (3b)** und vom **Processus orbitalis des Os palatinum (6)** gebildet. Im Fall eines sehr ausgedehnten Sinus maxillaris kann der Boden der Orbita an dieser Stelle der Maxilla sehr dünn sein.
Die **temporale Orbitawand** besteht aus der Facies orbitalis des **Os zygomaticum (2c)** und der **Ala major des Os sphenoidale (7a)**.
Das **Orbitadach** baut sich aus der **Facies orbitalis des Os frontale (1b)** und der **Ala minor des Os sphenoidale (7b)** auf.
Die **Fissura orbitalis inferior (8)** trennt die temporale Wand vom Boden der Orbita. Die **Fissura orbitalis superior (9)** liegt zwischen Dach und temporaler Wand und dient unter anderem als Durchtrittsstelle für die Nn. oculomotorius, trochlearis, abducens und für die V. ophthalmica.
Durch den **Canalis nervi optici (10)** treten der N. opticus und die A. ophthalmica in die Orbita ein.

Augenmuskeln Die sechs willkürlich innervierten, quergestreiften äußeren Augenmuskeln bewegen den **Bulbus oculi (11)** und ermöglichen so eine Veränderung der Blickrichtung. Die untere Abbildung zeigt die Augenmuskeln des rechten Bulbus von oben. Es lassen sich folgende Augenmuskeln unterscheiden:

- **vier gerade Augenmuskeln** (M. rectus superior, M. rectus inferior, M. rectus lateralis und M. rectus medialis) und
- **zwei schräge Augenmuskeln** (M. obliquus superior und M. obliquus inferior)

Die vier geraden Augenmuskeln, **M. rectus superior (12)**, **M. rectus inferior (13)**, **M. rectus lateralis (14)** und **M. rectus medialis (15)**, entspringen in der Tiefe der Orbita im Bereich des Canalis nervi optici (10). Sie ziehen gerade nach rostral und strahlen in die Sclera des Bulbus oculi ein. Gemäß ihrem Verlauf drehen sie den Bulbus entweder nach oben, nach unten, nach temporal oder nach nasal.
Der M. rectus lateralis wird vom N. abducens, alle anderen geraden Augenmuskeln werden vom N. oculomotorius innerviert.
Der **M. obliquus superior (16)** entspringt gemeinsam mit den geraden Augenmuskeln im Bereich des Canalis nervi optici (10) und verläuft dann über dem M. rectus medialis an der nasalen Wand der Orbita nach rostral. Dort wird er in einer sehnigen Schlaufe, der **Trochlea (17)**, in seiner Zugrichtung umgelenkt und strahlt dann schräg nach hinten verlaufend in die Oberseite des Bulbus ein. Er wird vom N. trochlearis innerviert und bewirkt eine Senkung der Sehlinie sowie eine Innenrotation und Abduktion des Bulbus.
Der **M. obliquus inferior (18)** entspringt als einziger Augenmuskel vom Boden der Orbita und umgreift den Bulbus schräg von unten. Er wird vom N. oculomotorius innerviert und führt zu einer Hebung der Sehlinie sowie zu einer Außenrotation und Abduktion des Bulbus.

Merke

Augenmuskel	Innervation	Blickrichtung
M. obliquus superior	N. trochlearis (N. IV)	nach unten-temporal
M. rectus lateralis	N. abducens (N. VI)	nach temporal
M. rectus superior	N. oculomotorius (N. III)	nach oben
M. rectus inferior	N. oculomotorius (N. III)	nach unten
M. rectus medialis	N. oculomotorius (N. III)	nach nasal
M. obliquus inferior	N. oculomotorius (N. III)	nach oben-temporal

Klinik

Bei der **Lähmung eines äußeren Augenmuskels** weicht der Bulbus von der Mittelstellung in die Richtung der Antagonisten des gelähmten Muskels ab. Der Patient klagt typischerweise über **Doppelbilder.** Diese Doppelbilder verstärken sich beim Versuch, den Blick in die Zugrichtung des gelähmten Muskels zu wenden.

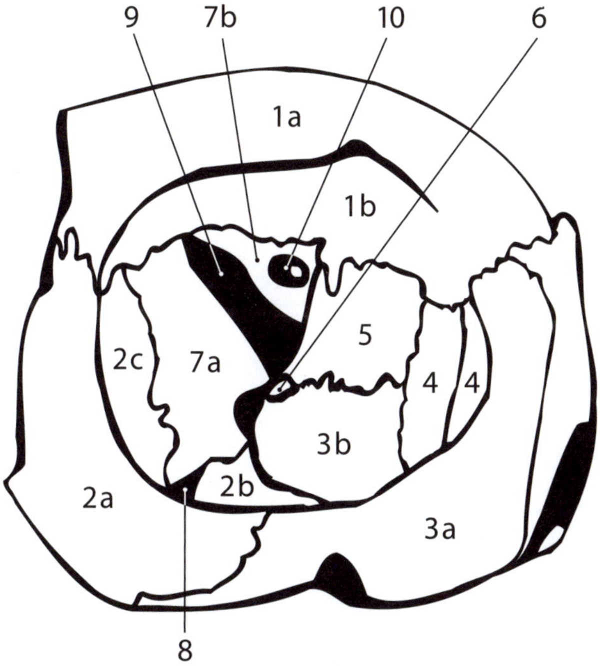

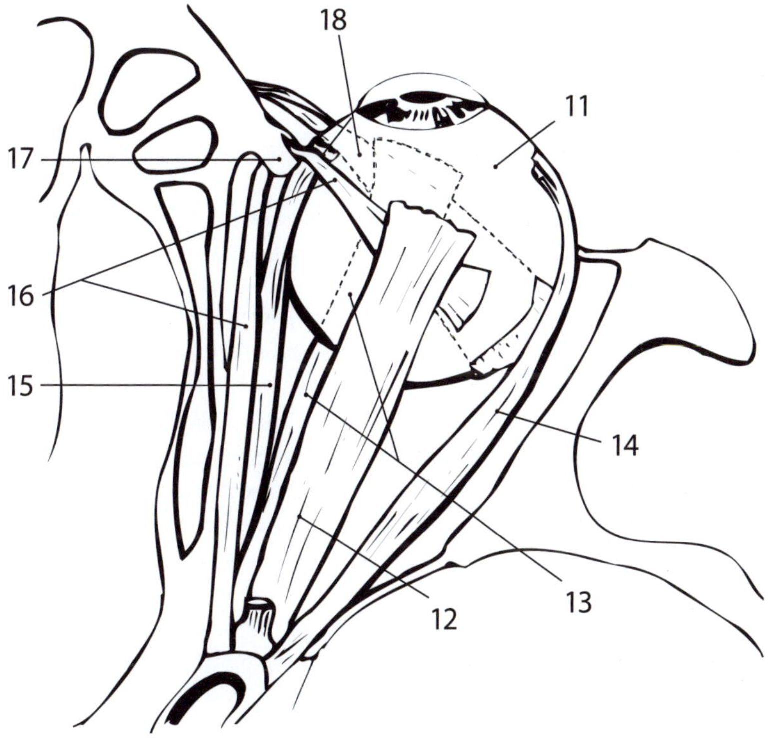

7.8 Horizontalschnitt durch den rechten Bulbus oculi

Folgt man dem Strahlengang eines Lichtstrahls durch das Auge, so trifft man zunächst auf die **Cornea (Hornhaut, 1)**. Diese ist transparent, nach vorn konvex und trägt mit ihrer fixen Brechkraft zur Gesamtbrechkraft des Auges bei. Die Cornea besitzt keine Blutgefäße, sondern wird durch Diffusion ernährt.

Hinter der Cornea liegt die **vordere Augenkammer (2)**, die mit Kammerwasser gefüllt ist. Das Kammerwasser wird in der **hinteren Augenkammer (3)** im Bereich des **Corpus ciliare (4)** gebildet, tritt durch die von der **Iris (Regenbogenhaut, 5)** begrenzte **Pupille (6)** in die vordere Augenkammer und wird dort in den **Schlemm-Kanal (7)** resorbiert.

In der Iris (5) findet man die Mm. sphincter und dilatator pupillae. Der **M. sphincter pupillae (8)** verläuft zirkulär am inneren Rand der Iris und verengt die Pupille. Der **M. dilatator pupillae (9)** hat einen radiären Faserverlauf und weitet daher die Pupille.

Der Rückseite der Iris liegt im Bereich der Pupille die **Linse (10)** an. Die Linse ist transparent und bikonvex. Sie dient der Akkommodation (d. h., sie verändert die Brechkraft des Auges in Abhängigkeit von der Entfernung des fixierten Gegenstandes). Die Linse ist über **Zonulafasern (11)** am Corpus ciliare (4) aufgehängt. Der Zug der Zonulafasern hält die Linse in einem abgeflachten Zustand, in dem sie eine geringere Brechkraft hat. Kontrahiert sich der im Corpus ciliare gelegene M. ciliaris, so wölbt sich der Ziliarkörper vor, und die Zonulafasern erschlaffen. Dadurch kann die Linse in ihre stärker gewölbte Ruhelage zurückkehren, und ihre Brechkraft erhöht sich (Nahakkommodation).

Das **Corpus vitreum (Glaskörper, 12)** schließt sich dorsal der Linse an. Es füllt den Großteil des Bulbus oculi aus und besteht aus einer transparenten, wasserreichen Gallerte.

Dem Corpus vitreum liegt unmittelbar die **Retina (Netzhaut, 13)** an. Die Stelle des schärfsten Sehens, die **Fovea centralis (14)**, liegt im Zentrum der Sehachse und zeichnet sich durch besonders dicht nebeneinander liegende Fotorezeptoren aus. Nasal der Fovea centralis tritt der **N. opticus (15)** in den Bulbus oculi ein. An der Stelle, an der er die Retina erreicht, findet man den **Discus nervi optici (16)**. Er wird auch als blinder Fleck bezeichnet, da in diesem Bereich keine Fotorezeptoren vorkommen.

Außen schließt sich der Retina die **Choroidea (Aderhaut, 17)** an. In ihr verlaufen die Äste der A. und V. ophthalmica zur Blutversorgung des Auges.

Die äußerste Schicht des Bulbus oculi bildet die **Sclera (Lederhaut, 18)**. In sie strahlen die **äußeren Augenmuskeln (19)**, die den Bulbus bewegen, ein.

Merke

Der **M. sphincter pupillae** wird parasympathisch durch den N. oculomotorius innerviert und verengt die Pupille.

Der **M. dilatator pupillae** wird sympathisch aus den zervikalen Ganglien des Grenzstrangs innerviert und weitet die Pupille.

Klinik

Bei **Kurzsichtigkeit (Myopie)** ist der Längsdurchmesser des Bulbus oculi im Vergleich zur Brechkraft zu lang. Die von der Linse gebrochenen Lichtstrahlen vereinigen sich bereits vor der Retina, und ein unscharfes Bild entsteht.

Bei **Weitsichtigkeit (Hyperopie)** ist der Längsdurchmesser des Bulbus oculi zu kurz. Es entsteht ebenfalls ein unscharfes Bild, da die gebrochenen Lichtstrahlen sich erst hinter der Retina vereinigen.

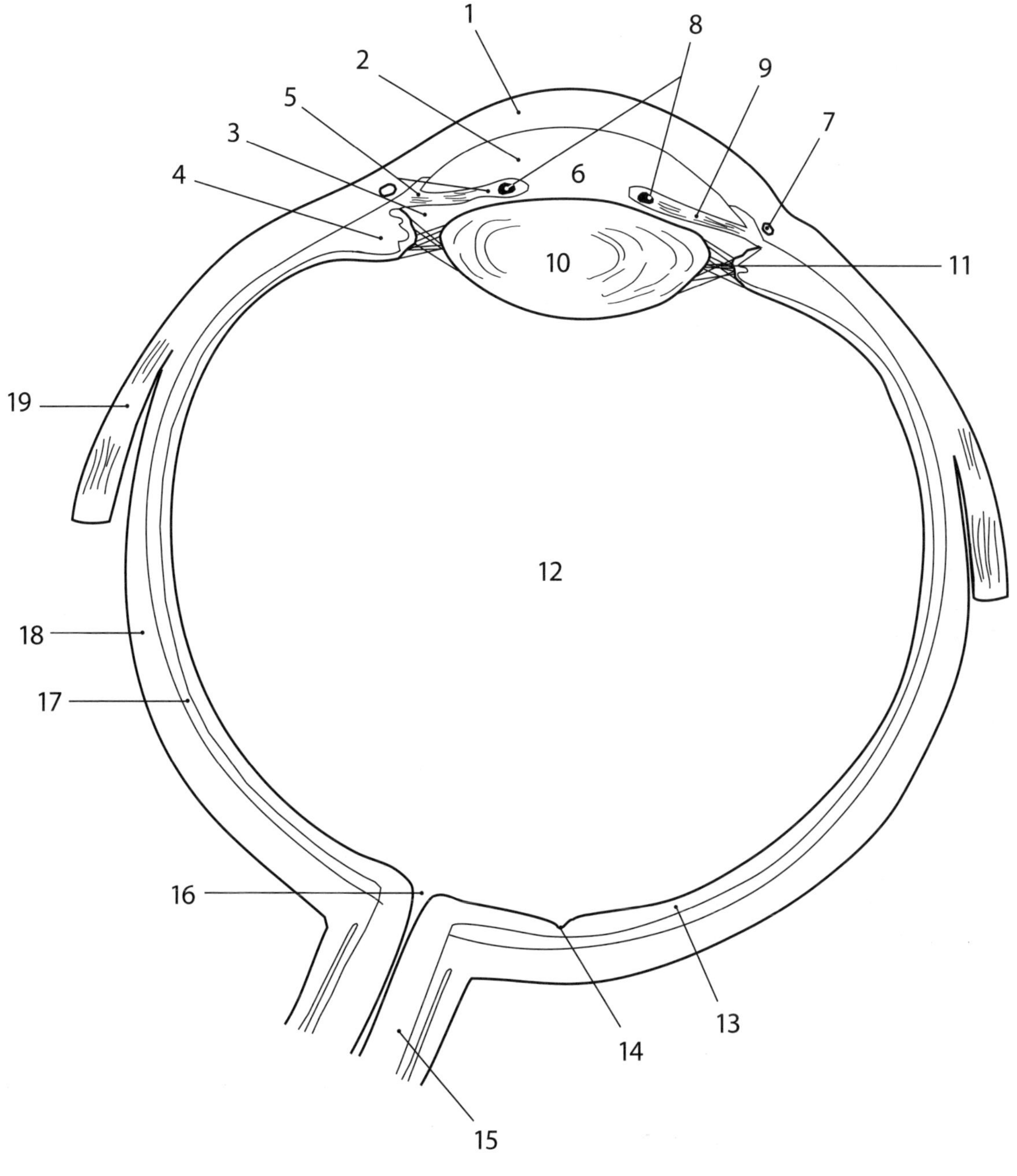
1
2
3
4
5
6
7
8
9
10
11
12
13
14
15
16
17
18
19

7.9 Gehörgänge und Mittelohr

Das Hör- und Gleichgewichtsorgan liegt als komplexe Struktur in der Pars petrosa des **Os temporale (1)**. Die Abbildung zeigt einen Schrägschnitt durch den **äußeren Gehörgang (Meatus acusticus externus)**, das **Mittelohr (Auris media)** und den **inneren Gehörgang (Meatus acusticus internus)**.

Äußerer Gehörgang (I) Der äußere Gehörgang beginnt knorpelig an der Ohrmuschel und tritt im Bereich des Porus acusticus externus in das Os temporale ein. Er verläuft leicht S-förmig gebogen von kranial, lateral und okzipital nach kaudal, medial und rostral. Der äußere Gehörgang endet mit der **Membrana tympani (Trommelfell, 2)**. Die dünne, durchscheinende Membrana tympani bildet also die Grenze zwischen äußerem Ohr und Paukenhöhle. Die Membrana tympani ist oval und in der Mitte trichterförmig zum Umbo (Nabel) eingezogen. Der Umbo wird durch den Hammergriff (unteres Ende des Malleus), der auf der tympanalen Seite am Trommelfell inseriert, hervorgerufen.

Mittelohr (II) Das Mittelohr enthält die drei Gehörknöchelchen (Ossicula auditus):

- **Malleus (3),**
- **Incus (4)** und
- **Stapes (5).**

Der **Malleus (Hammer, 3),** der hier zum Teil entfernt wurde, kommt in der Kette der Gehörknöchelchen an erster Stelle. Ihm schließt sich der **Incus (Amboss, 4)** an. Auch er ist hier bis auf seinen Proc. lenticularis entfernt. Der Incus steht mit dem **Stapes (Steigbügel, 5)** in Verbindung.
Die Gehörknöchelchen sind gelenkig miteinander verbunden und übertragen die durch Schallwellen ausgelöste Schwingung des Trommelfells auf das mit Perilymphe gefüllte Innenohr. Der Steigbügel inseriert dazu an der **Fenestra vestibuli (ovales Fenster, 6)**.
Die Paukenhöhle ist mit Schleimhaut ausgekleidet und steht mit den **pneumatisierten Zellen des Proc. mastoideus** (7) in Verbindung.
Durch die Paukenhöhle zieht zwischen Hammer und Amboss die **Chorda tympani** (8). Dieser Ast des N. intermedius enthält Geschmacksfasern und präganglionäre parasympathische Fasern. Er gelangt durch die Fissura petrotympanica zur äußeren Schädelbasis.
Nur durch eine dünne knöcherne Wand vom Mittelohr getrennt läuft der **N. facialis (N. VII, 9)** im Canalis nervi facialis.

Innenohr (III) Das Innenohr gliedert sich funktionell in das Hör- und das Gleichgewichtsorgan. Die Abbildung zeigt im Wesentlichen den Schnitt durch das Hörorgan, das in der Cochlea (Schnecke) liegt.
Die aus Knochen aufgebaute **Cochlea (10)** hat zweieinhalb Windungen. In ihr lassen sich drei verschiedene Hohlräume unterscheiden:

- Scala vestibuli,
- Scala tympani und
- Ductus cochlearis.

Die **Scala vestibuli** (11) und die **Scala tympani** (12) beginnen am ovalen Fenster bzw. am **Vestibulum (13)**. Die Scala vestibuli steigt spiralförmig zur Spitze der Schnecke auf. Dort steht sie am so genannten Helicotrema mit der Scala tympani in Verbindung. Diese schraubt sich wieder zur Basis der Schnecke und endet am Fenestra cochleae (rundes Fenster, nicht sichtbar), das an die Paukenhöhle grenzt.
Zwischen Scala tympani und Scala vestibuli, die beide mit Perilymphe gefüllt sind, findet sich der **Ductus cochlearis (14)**. Er ist mit Endolymphe gefüllt und enthält die Sinneszellen (Haarzellen), mit denen die Schwingungen der Perilymphe und damit letztendlich akustische Signale wahrgenommen werden.
Die Signale der Sinneszellen werden über den **N. cochlearis (15)** zum Gehirn geleitet. Der N. cochlearis vereinigt sich mit dem **N. vestibularis (16)** aus dem Gleichgewichtsorgan und zieht als **N. vestibulocochlearis (N. VIII, 17)** in den **Meatus acusticus internus** (18).
Vom Gleichgewichtsorgan sieht man auf diesem Schnitt lediglich Anschnitte des **hinteren Bogengangs** (19).

Klinik

Beim Gesunden ist das Trommelfell perlmuttfarben, durchscheinend und trichterförmig eingezogen. Dadurch entsteht beim Ohrspiegeln ein typischer Lichtreflex im vorderen unteren Quadranten des Trommelfells. **Farbveränderungen und Verschwinden des Lichtreflexes** weisen auf krankhafte Prozesse des Trommelfells und/oder des Mittelohres hin.
Im mit Schleimhaut ausgekleideten Mittelohr können Entzündungen auftreten, die besonders bei Kindern auch die Cellulae mastoideae mit einbeziehen können. Dies führt nicht nur zu einer **gestörten Schallleitung und Schmerzen**, sondern kann bei länger anhaltenden Infektionen durch die anatomische Nähe auch auf die **Strukturen der mittleren Schädelgrube** übergreifen.

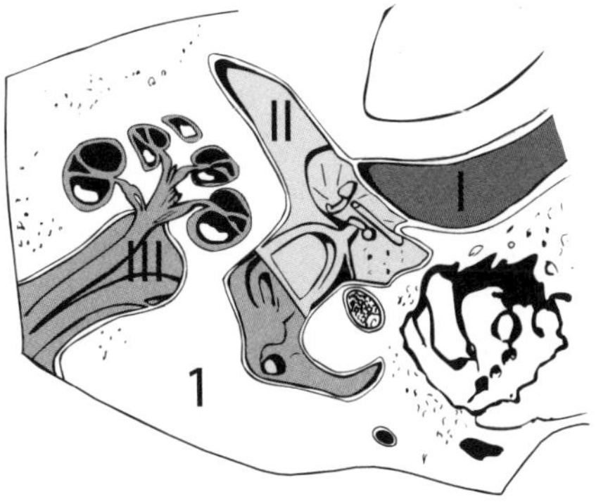

I
II
III
1

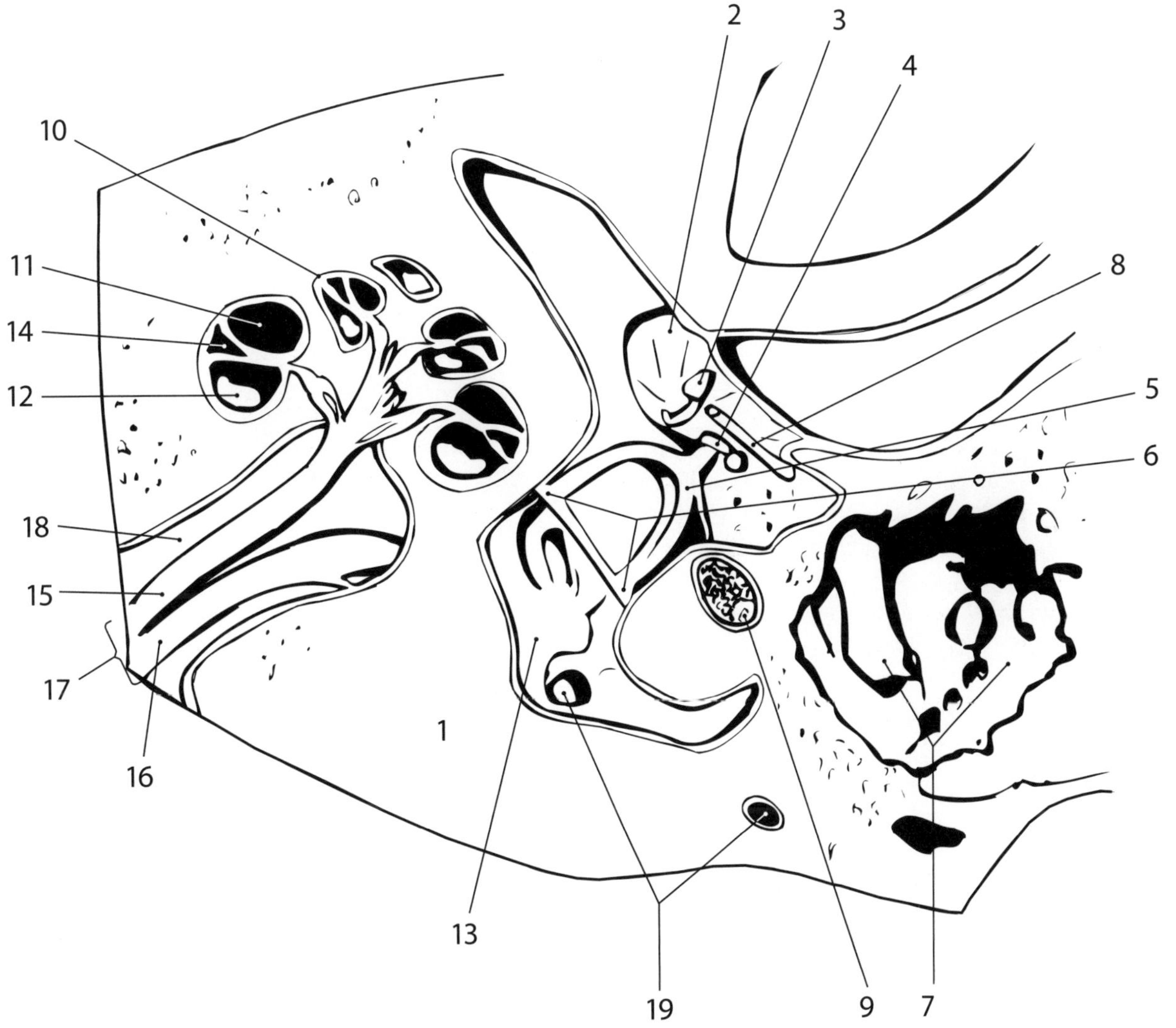

2
3
4
8
5
6
10
11
14
12
18
15
17
16
1
13
19
9
7

7.10 Arterien des Kopfes

Die **A. carotis communis (1)** teilt sich am Hals auf Höhe des Schildknorpels in die A. carotis externa und die A. carotis interna.

Während die **A. carotis interna (2)** ohne weitere Astabgabe zur Schädelbasis zieht, verzweigt sich die **A. carotis externa (3)** am Hals und Kopf in folgende Äste:

- Die **A. thyroidea superior (4)** zweigt als erster Ast ab und verläuft bogenförmig nach kaudal zum oberen Rand der Schilddrüse.
- Die **A. lingualis (5)** ist nicht näher dargestellt. Sie wendet sich nach rostral und gelangt dort in die Region des Mundbodens. Sie versorgt die Zunge, Teile der Mundhöhle und den Mundboden.
- Die **A. facialis (6)** verläuft nach rostral unter die Glandula submandibularis (nicht dargestellt) und biegt am Vorderrand des M. masseter um den Rand der Mandibula. Dort kann ihr Puls getastet werden. Sie versorgt das Gesicht. Ihr Endast, die **A. angularis (7)**, anastomosiert im Bereich des medialen Augenwinkels mit der A. ophthalmica aus der A. carotis interna (nicht dargestellt).
- Die kleine **A. pharyngea ascendens (8)** ist nicht näher dargestellt. Sie steigt in der lateralen Pharynxwand aufwärts. Einer ihrer Endäste, die A. meningea posterior, gelangt durch das Foramen jugulare in das Schädelinnere und versorgt dort Teile der harten Hirnhaut.
- Die **A. occipitalis (9)** verläuft unter dem hinteren Bauch des M. digastricus (nicht dargestellt) nach okzipital und biegt dann in kraniale Richtung um. Seitlich des M. trapezius erreicht sie am Hinterhaupt wieder die Oberfläche und verzweigt sich dort in ihre Endäste. Die A. occipitalis versorgt das Hinterhaupt und Teile des Nackens.
- Die **A. auricularis posterior (10)**, der höchste Abgang aus der A. carotis externa, verläuft hinter die Ohrmuschel. Sie versorgt Teile des äußeren Ohres und des Warzenfortsatzes, aber auch Teile des Mittelohres und der Cellulae mastoideae (A. tympanica posterior).

Die **A. temporalis superficialis (11)** und die **A. maxillaris (12)** sind die Endäste der A. carotis externa:

- Die **A. temporalis superficialis (11)** verläuft zunächst unter der Ohrspeicheldrüse und erreicht vor dem äußeren Gehörgang wieder die Oberfläche. Sie gibt die **A. transversa faciei (13)** ab, die unterhalb des Jochbeinbogens zur Wange verläuft und dort mit Ästen der A. facialis anastomosiert. Auf der Stirn und im Schläfenbereich verzweigt sich die A. temporalis superficialis in ihre Endäste.
- Die **A. maxillaris (12),** der stärkste Endast der A. carotis externa, verläuft nach rostral durch die Fossa infratemporalis in die Fossa pterygopalatina. Die A. maxillaris versorgt mit ihren Ästen u. a. den Oberkiefer, die Nasenhöhle, den Gaumen, die Zähne, die Kaumuskeln und Teile der harten Hirnhaut.

Die **A. alveolaris inferior (14)**, ein großer Ast der A. maxillaris, verläuft in den Canalis mandibulae. Sie versorgt den Unterkiefer einschließlich Zähne und Zahnfleisch und gelangt als R. mentalis durch das Foramen mentale wieder an die Knochenoberfläche.

Die **A. infraorbitalis (15)**, eine weitere Abzweigung der A. maxillaris, zieht durch den gleichnamigen Kanal zum Foramen infraorbitale. Sie versorgt in ihrem Verlauf Teile der Zähne, des Zahnfleisches und der Schleimhaut des Oberkiefers.

Neben der A. carotis interna (2) stellen die **Aa. vertebrales (16)** den zweiten wichtigen Zufluss für die Blutversorgung des Gehirns dar (siehe Kap. 9.5). Sie entspringen beidseits aus der **A. subclavia (17)** und verlaufen aufsteigend in den Foramina transversaria der 1.–6. Halswirbelkörper, um dann in das Foramen magnum des Schädels einzutreten. Dort vereinigen sie sich auf dem Clivus zur A. basilaris.

Merke

Die **Reihenfolge der Abgänge der A. carotis externa** kann man sich mit folgendem Merksatz einprägen:
Theo (A. **th**yroidea superior)
Lingen (A. **li**ngualis)
fabriziert (A. **fa**cialis)
phantastisch (A. **pha**ryngea ascendens)
starke (R. **st**ernocleidomastoideus)
Ochsenschwanzsuppen (A. **oc**cipitalis)
aus (A. **au**ricularis posterior)
toten (A. **t**emporalis superficialis)
Mäusen (A. **m**axillaris).

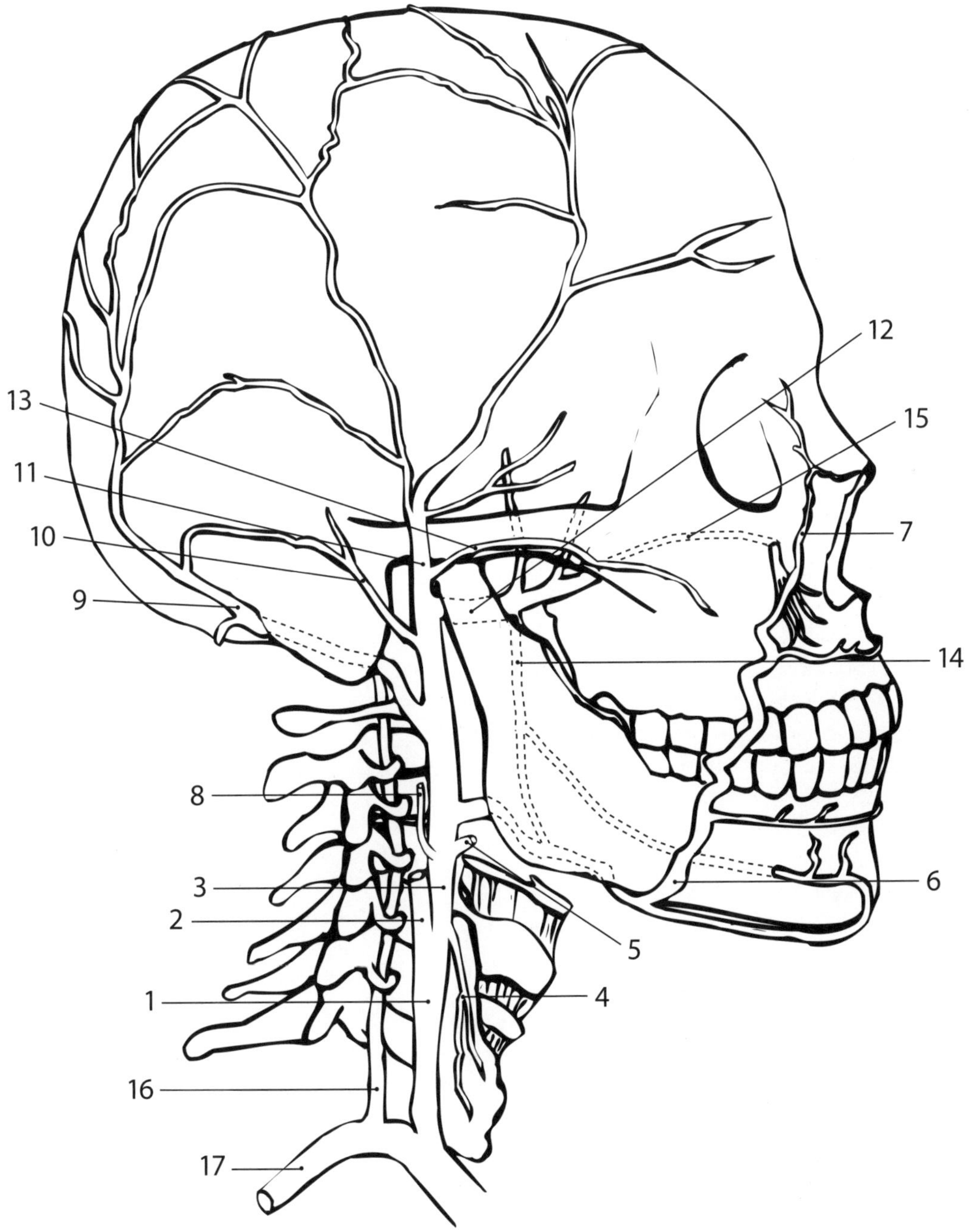
12
13
15
11
7
10
9
14
8
6
3
2
5
1
4
16
17

7.11 Venen des Kopfes

Vena jugularis interna Das venöse Blut der Kopfweichteile und des Gehirns wird zu einem Großteil über die **V. jugularis interna (1)** drainiert. Sie beginnt an der Schädelbasis am Foramen jugulare, wo sie das Blut aus den venösen Blutleitern des Gehirns aufnimmt. Im weiteren Verlauf liegt sie gemeinsam mit dem N. vagus und der A. carotis in der Gefäß-Nerven-Scheide des Halses und vereinigt sich im Bereich des Sternoklavikulargelenks mit der V. subclavia zur V. brachiocephalica (nicht dargestellt).
In die V. jugularis interna mündet die **V. facialis (2),** die das venöse Blut aus der Gesichtsregion ableitet:

- Die **V. angularis (3)** steht im Bereich des medialen Augenwinkels mit **Endästen der V. ophthalmica (4)** und so mit den venösen Blutleitern des Schädelinneren in Verbindung (siehe Kap. 9.7).
- Die **V. submentalis (5)** drainiert Kinnregion und Mundboden und zieht zur V. facialis.
- Von der Schläfe und der Scheitelregion verläuft die **V. temporalis superficialis (6)** nach kaudal in die **V. retromandibularis (7)**, die in die V. facialis oder direkt in die V. jugularis interna mündet.

Die **V. thyroidea superior (8)**, die von der Schilddrüse kommt, mündet etwas unterhalb in die V. jugularis interna.
Der **Plexus pterygoideus (9)** liegt in der tiefen Gesichtsregion zwischen den Mm. pterygoidei. Er hat Verbindungen zu den venösen Blutleitern der Dura mater im Schädelinneren, zur V. facialis (2) oder auch direkt zur V. jugularis interna (1).
Das venöse Blut der Schädelkalotte und der Dura mater wird von den **Diploevenen (10)** drainiert. Sie liegen in der Spongiosa des Schädels und können entweder zu den venösen Blutleitern der Dura mater oder über so genannte Emissarien zu äußeren Kopfvenen abfließen.

Vena jugularis externa Vom Hinterhaupt kommend vereinigen sich die **V. auricularis posterior (11)** und die **V. occipitalis (12)** zur **V. jugularis externa (13).** Diese kann über Anastomosen mit der V. retromandibularis Verbindungen zum Stromgebiet der V. jugularis interna aufweisen. Im Gegensatz zu dieser zieht sie jedoch oberflächlich unterhalb des Platysmas am Hals nach kaudal und mündet im Bereich der oberen Thoraxapertur entweder in die V. jugularis interna, die V. subclavia oder in die V. brachiocephalica.

Merke

Die V. jugularis interna stellt den Hauptabflussweg des venösen Blutes von Kopfweichteilen und Gehirn dar. Venenklappen sind im Kopf- und Halsbereich selten, so dass ein **Blutfluss in beide Richtungen** möglich sein kann.

Klinik

Über die V. angularis (3) besteht eine Verbindung zwischen den extrakraniellen Abflusswegen und den venösen Blutleitern der Dura mater im Schädelinneren. Krankheitserreger können unter Umständen auf diesem Wege **aus der lateralen Gesichtsregion** (z.B. bei Abszessen) **in das Schädelinnere** gelangen und dort eine Thrombosierung der venösen Blutleiter auslösen.

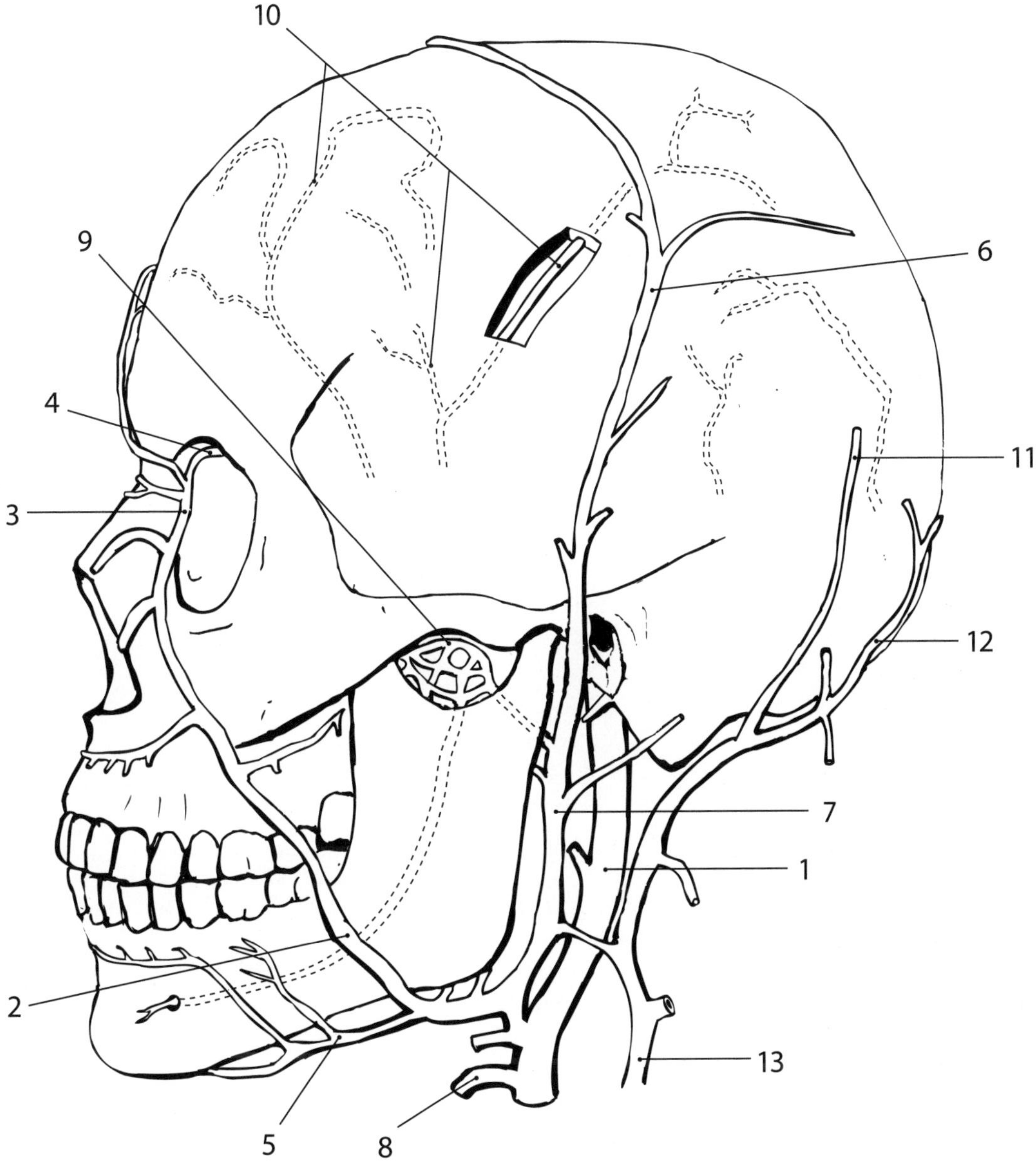
10
9
6
4
11
3
12
7
1
2
13
5
8

8.1 Regionen des Halses

Am Hals lassen sich zwei große topographische Regionen abgrenzen:

- die **Regio cervicalis anterior** (I) und
- die **Regio cervicalis lateralis** (II).

Regio cervicalis anterior (I) Diese Region wird durch den Unterrand der **Mandibula** (1), die Mittellinie des Halses und den Vorderrand des **M. sternocleidomastoideus** (2) begrenzt. Innerhalb der Regio cervicalis anterior lassen sich weitere Regionen unterscheiden:

- das **Trigonum submandibulare** (I a) und
- das **Trigonum caroticum** (I b).

Das **Trigonum submandibulare** (I a) ist der Bereich zwischen dem Unterrand der Mandibula (1) und den beiden Bäuchen des **M. digastricus** (3). In diesem Dreieck liegt unter anderem die gleichnamige **Gl. submandibularis (Unterkieferdrüse,** 4). Die **Mundbodenmuskulatur** (5) grenzt das Trigonum submandibulare zur Mundhöhle hin ab.
Das **Trigonum caroticum** (I b) befindet sich zwischen dem Unterrand des Venter posterior des M. digastricus (3), dem Vorderrand des M. sternocleidomastoideus (2) und dem Venter superior des **M. omohyoideus** (6 a). Diese Region trägt ihren Namen nach der in ihr gelegenen A. carotis, die im Gefäß-Nerven-Strang des Halses verläuft.
In den medialen Abschnitten der Regio cervicalis anterior finden sich oberflächlich die **infrahyoidale Muskulatur** (7) sowie in der Tiefe der Eingeweidestrang des Halses, der unter anderem den **Larynx** (8), die **Trachea** (9) und die **Gl. thyroidea (Schilddrüse, 10)** enthält.

Regio cervicalis lateralis (II) Diese Region wird begrenzt durch den Hinterrand des **M. sternocleidomastoideus** (2), den Vorderrand des **M. trapezius** (11) und durch die **Clavicula** (12). Der Venter inferior des zweibäuchigen **M. omohyoideus** (6 b) unterteilt die Regio cervicalis lateralis in

- das **Trigonum omoclaviculare (Fossa supraclavicularis major, II a)** und
- das **Trigonum omotrapezoideum** (II b).

M. omohyoideus und M. sternocleidomastoideus Der **M. omohyoideus** (6) gehört zur infrahyalen Muskulatur. Er setzt mit seinem **Venter superior** (6 a) am **Os hyoideum (Zungenbein, 13)** an und entspringt mit seinem Venter inferior am Margo superior der Scapula. Die beiden Bäuche sind durch eine Zwischensehne verbunden.

Der **M. sternocleidomastoideus** (2) entspringt zweiköpfig am Sternum und an der Clavicula und verläuft am Hals aufsteigend zum Proc. mastoideus. Beim hageren Menschen kann man zwischen den beiden Ursprungsköpfen die kleine **Fossa supraclavicularis minor** (14) erkennen.

Merke

Region	Begrenzung
Regio cervicalis anterior	Mittellinie des Halses, Unterrand der Mandibula, Vorderrand des M. sternocleidomastoideus
Trigonum submandibulare	Unterrand der Mandibula, Oberrand des M. digastricus (Venter anterior und posterior)
Trigonum caroticum	Unterrand des M. digastricus (Venter posterior), Oberrand des M. omohyoideus (Venter superior), Vorderrand des M. sternocleidomastoideus
Regio cervicalis lateralis	Hinterrand des M. sternocleidomastoideus, Vorderrand des M. trapezius, Oberrand der Clavicula
Trigonum omotrapezoideum	Hinterrand des M. sternocleidomastoideus, Vorderrand des M. trapezius, Oberrand des M. omohyoideus (Venter inferior)
Trigonum omoclaviculare	Hinterrand des M. sternocleidomastoideus, Vorderrand des M. trapezius, Unterrand des M. omohyoideus (Venter inferior)

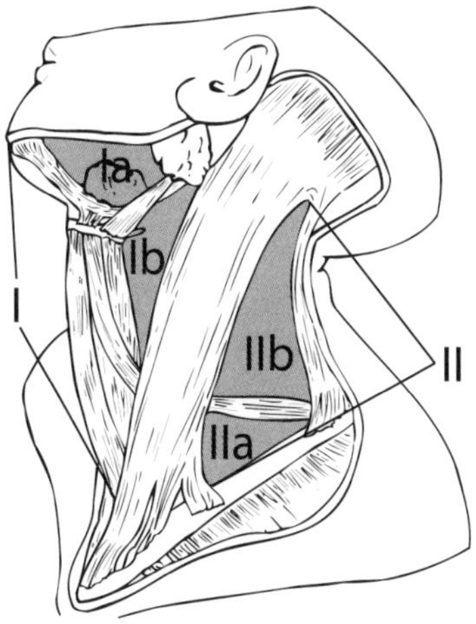
Ia
Ib
I
IIb
IIa
II

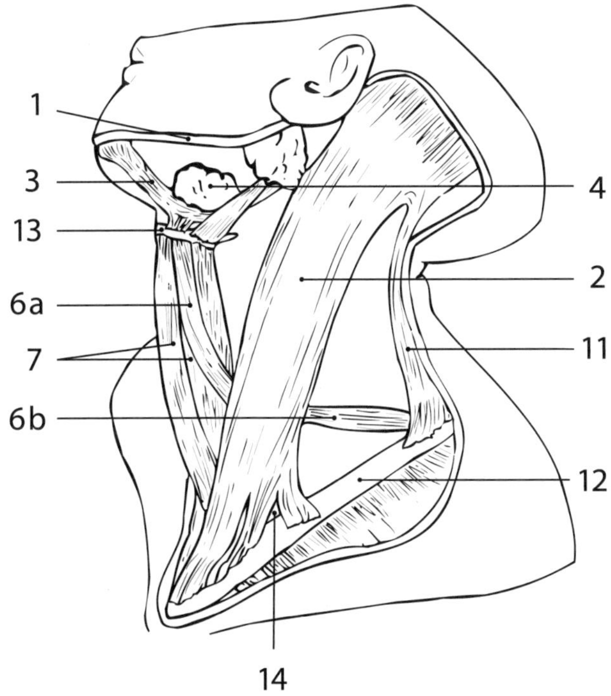
1
3
13
6a
7
6b
4
2
11
12
14

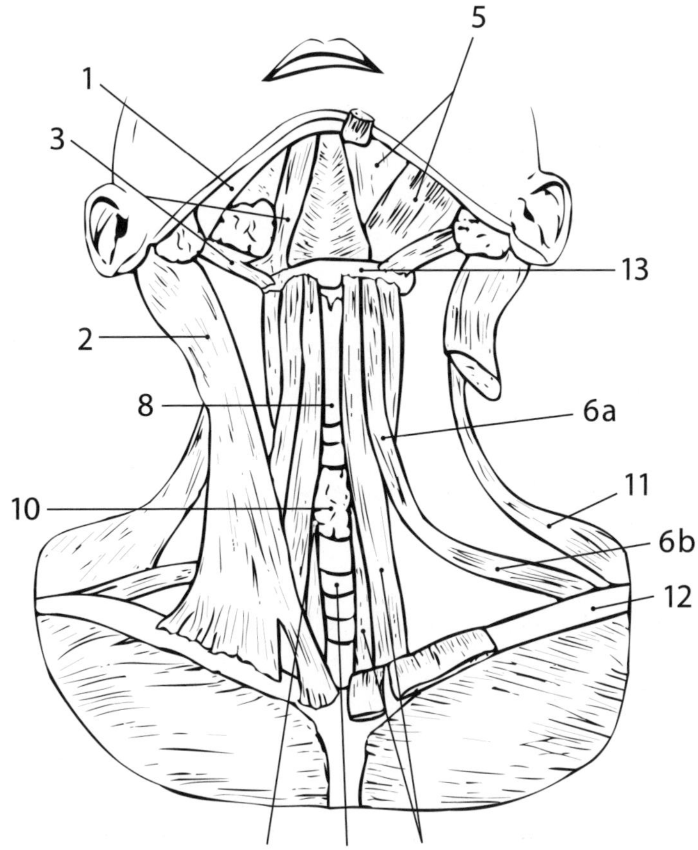
5
1
3
13
2
8
6a
10
11
6b
12
14
9
7

8.2 Plexus cervicalis

Die **Rr. anteriores der Spinalnerven** bilden im Bereich bestimmter Rückenmarksabschnitte Geflechte (sog. **Plexus**). Dabei verbinden sich die Nervenfasern der Rr. anteriores zu Geflechten, so dass die peripheren Nerven, die aus dem Plexus hervorgehen, Nervenfasern aus mehreren Rückenmarksegmenten enthalten. Im Fall des **Plexus cervicalis** bilden die anterioren Äste der Spinalnerven **C1–C4/5** das Geflecht, aus dem dann die peripheren Nerven des Plexus cervicalis hervorgehen. Man unterscheidet Muskel- und Hautäste des Plexus cervicalis.

Muskeläste Bevor die Rr. anteriores C1–C4/5 den Plexus cervicalis bilden, geben sie kurze Äste zur tiefen Halsmuskulatur (nicht dargestellt) ab.
Die größten Muskeläste des Plexus cervicalis selbst sind die **Ansa cervicalis profunda** und der **N. phrenicus**. Die **Ansa cervicalis profunda (1)** besteht aus einer **Radix superior (1a)**, die aus anterioren Ästen des (bzw. der) Spinalnerven C1/C2 gebildet wird. Die Radix superior verläuft vorübergehend gemeinsam mit dem **N. hypoglossus (N. XII, 2)** und vereinigt sich dann mit der **Radix inferior (1b)** aus C2–3. Die Ansa cervicalis profunda innerviert unter anderem die infrahyoidale Muskulatur.
Der **N. phrenicus (3)** enthält Nervenfasern aus C3–5. Er verläuft am Hals absteigend in den Thorax und innerviert unter anderem das Zwerchfell (Phren).

Hautäste Am Hinterrand des **M. sternocleidomastoideus (4)** befindet sich in der Regio cervicalis lateralis (siehe Kap. 8.1) das so genannte **Punctum nervosum (Erb-Punkt, 5)**. An dieser Stelle treten die Hautäste des Plexus cervicalis an die Oberfläche und verlaufen fächerförmig in verschiedene Richtungen:

- **N. occipitalis minor,**
- **N. auricularis magnus,**
- **N. transversus colli** und
- **Nn. supraclaviculares.**

Der **N. occipitalis minor (6)** enthält Nervenfasern aus C2. Er steigt am Hinterrand des M. sternocleidomastoideus auf und versorgt die Haut im Bereich des lateralen Hinterhaupts.
Der **N. auricularis magnus (7)** enthält Nervenfasern aus C2–3. Er läuft schräg über den M. sternocleidomastoideus nach kranial und innerviert die Haut vor und hinter der Ohrmuschel.
Der **N. transversus colli (8)** enthält Nervenfasern aus C2–3. Er überkreuzt den M. sternocleidomastoideus in medialer Richtung und gelangt so zur Haut der vorderen Halsregion. Dort bildet er mit dem **R. colli des N. facialis (9)** die **Ansa cervicalis superficialis (10)**, die das **Platysma (11)** innerviert.
Die **Nn. supraclaviculares (12)** enthalten Nervenfasern aus C3–4. Sie laufen fächerförmig nach kaudal zur Haut über der Clavicula, der Schulter und der Brust.
Der **N. accessorius (N. XI, 13)** tritt ebenfalls in der Regio cervicalis lateralis an die Oberfläche und zieht nach dorsal zum M. trapezius hinab. Der N. accessorius ist ein Hirnnerv und hat nur topographische Nähe zum Plexus cervicalis.

Merke

Plexus werden ausschließlich durch **anteriore Äste der Spinalnerven** gebildet, im Fall des Plexus cervicalis durch die anterioren Äste der Spinalnerven C1–C4/5.
Im Bereich des **Erb-Punktes** treten die Hautäste des Plexus cervicalis an die Oberfläche. Sie liegen dort in enger Nachbarschaft zum 11. Hirnnerven (N. accessorius).

Klinik

Der N. phrenicus innerviert mit dem Zwerchfell den wichtigsten Atemmuskel. **Läsionen des N. phrenicus** oder seiner Wurzeln (C3–5) können daher zu einer **erheblich eingeschränkten Atmung,** bei beidseiter Lähmung sogar zu lebensbedrohlicher Atemnot führen. Eine **Phrenikuslähmung** kann zum Beispiel durch geburtshilfliche Traumen (Ausriss der Spinalnervenwurzeln), Tumoren oder Operationen verursacht werden.

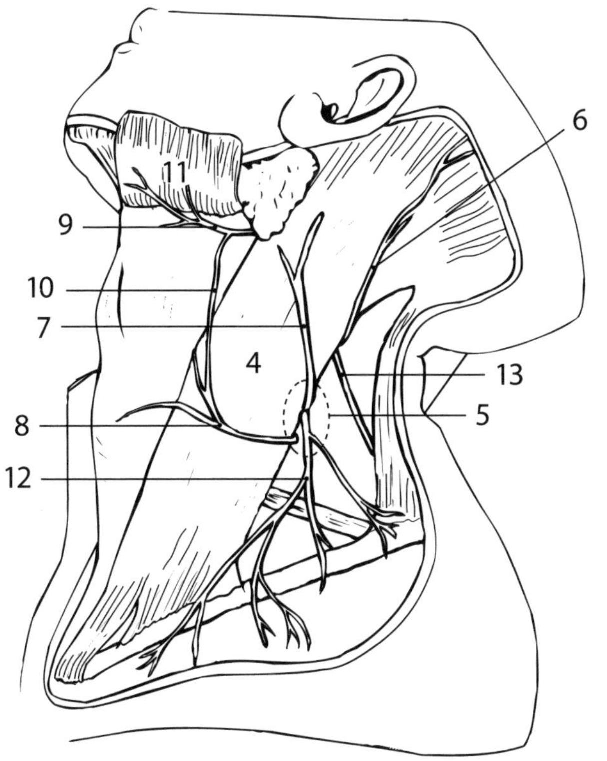
6
11
9
10
7
4
13
8
5
12

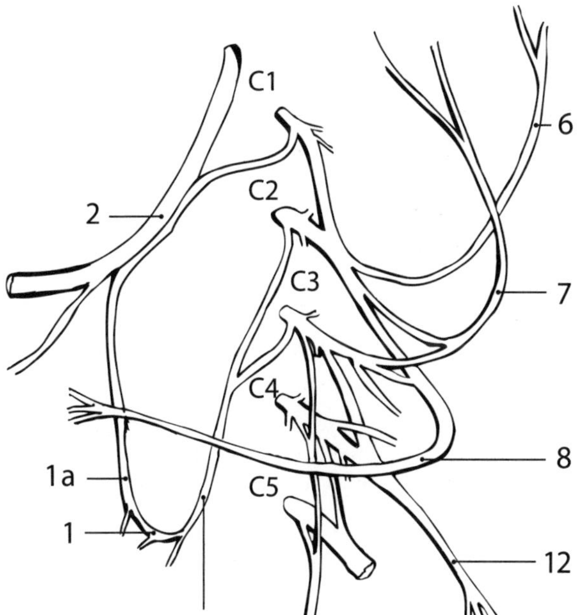
C1
6
2
C2
C3
7
C4
8
1a
C5
1
12
1b
3

8.3 Trigonum submandibulare

Das Trigonum submandibulare wird vom Unterrand der **Mandibula (1)** sowie vom **Venter anterior (2a)** und **Venter posterior (2b)** des **M. digastricus** begrenzt. Der Venter posterior des M. digastricus durchbohrt den parallel verlaufenden **M. stylohyoideus (3)**. Die beiden Bäuche des M. digastricus sind durch eine Zwischensehne verbunden, die am **Os hyoideum (4)** befestigt ist. In der Tiefe des Trigonum submandibulare liegt die Mundbodenmuskulatur, von der der **M. mylohyoideus (5)** und der **M. hyoglossus (6)** zu sehen sind.
In der oberflächlichen Schicht des Trigonum submandibulare liegt die **Gl. submandibularis (7)**, eine Speicheldrüse, deren Ausführungsgang unter der Zunge mündet.

Nervenäste Parallel zur Unterkante der Mandibula zieht der **R. marginalis mandibulae (8)** aus dem N. facialis (N. VII). Er innerviert die mimische Muskulatur in dieser Region. Etwas unterhalb (bereits im Trigonum submandibulare) verläuft der **N. mylohyoideus (9)** Richtung Kinn. Er innerviert den gleichnamigen Muskel und den Venter anterior des M. digastricus. Der N. mylohyoideus entstammt der Portio minor des N. mandibularis (N. V/3).
Der **N. hypoglossus (N. XII, 10)** liegt am Hals zunächst im Trigonum caroticum, biegt dann nach kranial um und zieht unter den Sehnen des Venter posterior des M. digastricus und des M. stylohyoideus in das Trigonum submandibulare. Dort verschwindet er bald oberhalb des M. mylohyoideus, um zur Zunge zu gelangen, die er motorisch innerviert.
Verdeckt von der Gl. submandibularis verläuft weit kranial in der Tiefe der **N. lingualis**. Er reicht nur mit einem kurzen Bogen in das Dreieck und biegt nach kranial und rostral um. So gelangt er oberhalb des Mundbodens zur Zunge, deren vordere zwei Drittel er sensibel innerviert. Mit ihm zusammen zieht die **Chorda tympani** aus dem N. facialis (N. VII). Sie führt sensorische Fasern für den Geschmackssinn der vorderen zwei Drittel der Zunge und präganglionäre parasympathische Fasern. Diese enden im Trigonum submandibulare am gleichnamigen **Ganglion** und innervieren unter anderem die Gl. submandibularis.

Arterien und Venen Aus der **A. carotis externa (11)** entspringt noch im Trigonum caroticum die **A. lingualis (12)**. Sie verläuft in das Trigonum submandibulare und schließlich in den Bereich des Mundbodens und der Zunge. Die **A. facialis (13)** ist ebenfalls ein Ast der A. carotis externa, der durch das Trigonum submandibulare zieht. Sie erreicht das Dreieck weiter kranial und dorsal als die A. lingualis und ist dort weitgehend von der Gl. submandibularis verdeckt. Dort zweigt auch die **A. submentalis (14)** aus der A. facialis ab, die gemeinsam mit dem N. mylohyoideus unterhalb der Mandibula verläuft. Die A. facialis überkreuzt die Unterkante der Mandibula und gelangt so in die Gesichtsregion. Dort liegt sie oberflächlich und ihr Puls ist am Vorderrand des M. masseter tastbar. Neben ihr findet sich die **V. facialis (15)**. Sie verläuft jedoch über die Gl. submandibularis und mündet im Trigonum caroticum in die **V. jugularis interna (16)**.

Merke

Im Trigonum submandibulare liegen folgende wichtige Strukturen:
- **A./V. submentalis, A./V. facialis** und **A./V. lingualis,**
- **N. hypoglossus, N. mylohyoideus, N. lingualis, Chorda tympani** und **Ganglion submandibulare,**
- **Gl. submandibularis** sowie
- **submandibuläre Lymphknoten.**

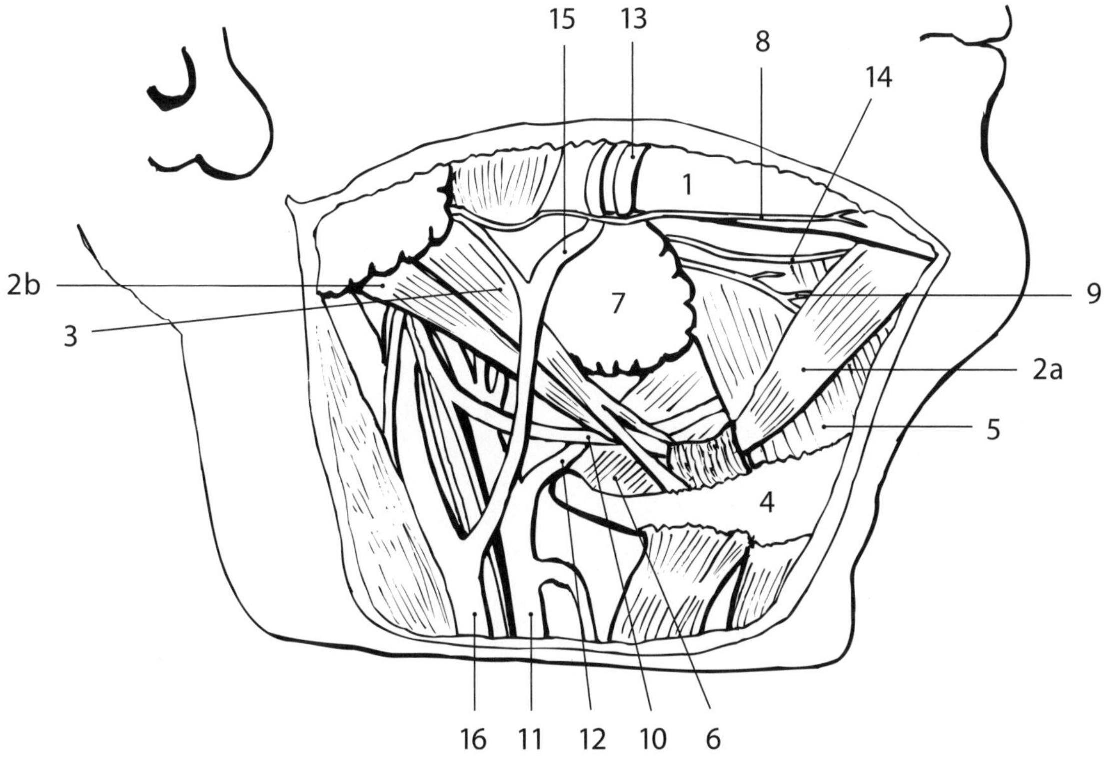
15
13
8
14
1
2b
9
3
7
2a
5
4
16
11
12
10
6

8.4 Trigonum caroticum

Das **Trigonum caroticum (I)** wird durch den Unterrand des **Venter posterior des M. digastricus (1),** den Oberrand des **Venter superior des M. omohyoideus (2)** und den Vorderrand des **M. sternocleidomastoideus (3)** begrenzt. Präpariert man das Platysma sowie die oberflächliche und mittlere Halsfaszie ab und zieht den M. sternocleidomastoideus mit einem Haken etwas nach dorsal, so blickt man auf die Gefäß-Nerven-Scheide des Halses im Trigonum caroticum.

A. carotis communis In der Gefäß-Nerven-Scheide des Halses verläuft die **A. carotis communis (4).** Ihre Teilungsstelle in die **A. carotis externa (5)** und **A. carotis interna (6)** liegt im Trigonum caroticum. Während die A. carotis interna ohne weitere Astabgabe zur Schädelbasis verläuft, gibt die A. carotis externa bereits im Trigonum caroticum ihre ersten Äste ab:

- Die **A. thyroidea superior (7)** gibt zunächst die **A. laryngea superior (8)** ab, die zum Kehlkopf zieht. Anschließend zieht die A. thyroidea superior nach ventral-medial zur Schilddrüse.
- Die **A. lingualis (9)** zieht als zweiter Ast der A. carotis externa nach kranial-ventral in Richtung Trigonum submandibulare (siehe Kap. 8.1) und Mundboden.
- Die nicht sichtbare **A. pharyngea ascendens,** der kleine **R. sternocleidomastoideus** und die **A. facialis** gehen ebenfalls noch im Trigonum caroticum von der A. carotis externa ab.

V. jugularis interna Die **V. jugularis interna (10)** verläuft gemeinsam mit der A. carotis in der Gefäß-Nerven-Scheide und nimmt im Trigonum caroticum verschiedene Äste auf, unter anderem die **V. facialis (11).**

Nerven Der **N. vagus (N. X, 12)** verläuft in der Gefäß-Nerven-Scheide zwischen der A. carotis und der V. jugularis interna. Er gibt in diesem Bereich den N. laryngeus superior zum Kehlkopf ab (nicht dargestellt) und verläuft dann weiter abwärts zur oberen Thoraxapertur.

Im Trigonum caroticum findet sich auch die **Ansa cervicalis profunda (13)** aus dem Plexus cervicalis mit ihrer **Radix inferior (13a)** und **Radix superior (13b).** Die **Radix superior** verläuft zum Teil gemeinsam mit dem 12. Hirnnerv, dem **N. hypoglossus (14).** Dieser biegt jedoch bereits im kranialen Teil des Trigonum caroticum um, verläuft unter dem **M. stylohyoideus (15)** und dem Venter posterior des **M. digastricus (1)** und gelangt so in das Trigonum submandibulare.

Merke

Im **Trigonum caroticum** verlaufen folgende wichtige Strukturen:

- **A. carotis communis,** deren Aufzweigung in die A. carotis interna und A. carotis externa sowie die ersten Abgänge der A. carotis externa.
- **V. jugularis** interna mit ihren Zuflüssen.
- **N. vagus, N. hypoglossus** und **Ansa cervicalis profunda.**

Klinik

Im Trigonum caroticum kann man den **Arterienpuls der A. carotis communis (Karotispuls)** tasten. An dieser Palpationsstelle lässt sich besonders ein schwacher Arterienpuls am sichersten beurteilen.

In der Teilungsstelle der A. carotis communis liegt das **Glomus caroticum,** eine nervale Struktur, die über **Chemorezeptoren** den pH-Wert sowie Sauerstoff- und Kohlendioxid-Gehalt des Blutes registriert.

Im erweiterten Anfangsteil der A. carotis interna **(Karotissinus)** finden sich **Druckrezeptoren** in der Gefäßwand, die an der reflektorischen Blutdruckregulation beteiligt sind. Bei Patienten mit **hypersensitivem Karotissinus** genügen bereits geringe äußere Druckreize auf diesen Bereich (z. B. beim Rasieren, Kopfwenden oder Pulsfühlen), um einen reflektorischen Blutdruckabfall mit Schwindel oder Synkopen zu bewirken.

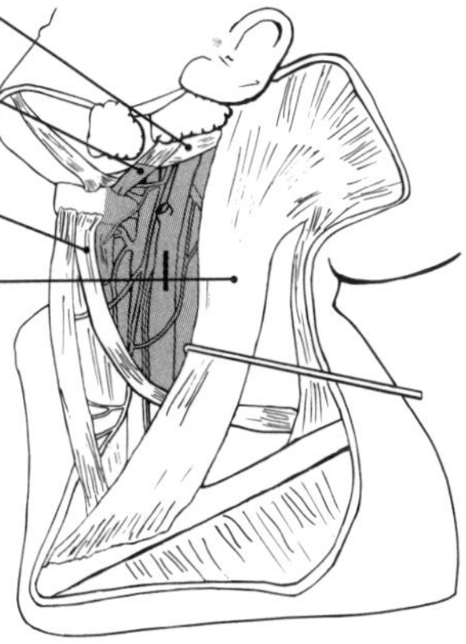
1
15
2
3

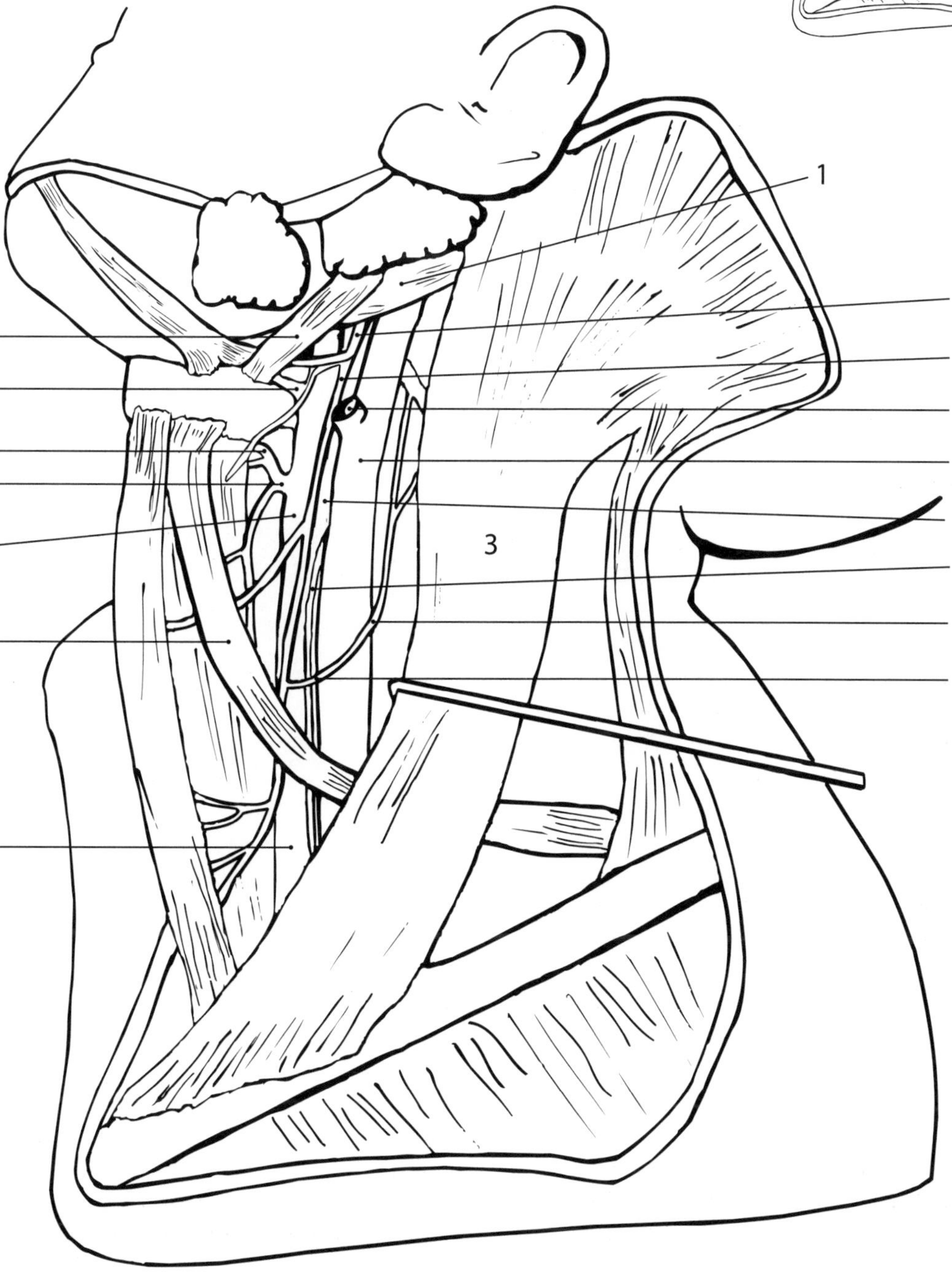
1
14
15
13 b
9
11
8
10
7
6
5
3
12
2
13 a
13
4

8.5 Tiefe Halsregion

Um die Strukturen in der Tiefe des Trigonum caroticum und in der lateralen Halsregion darzustellen, wurde der **M. sternocleidomastoideus (1)** bis auf seinen Ansatz entfernt. Außerdem wurden die Halsfaszien und Teile der **V. jugularis (2)**, der **A. carotis communis (3)** sowie der **Aa. carotides interna (4)** und **externa (5)** entfernt.

Truncus sympathicus Hinter der A. carotis wird der **Truncus sympathicus (Grenzstrang)** sichtbar. Er weist Verdickungen auf, die den paravertebralen sympathischen Ganglien (Ansammlungen sympathischer Nervenzellkörper) entsprechen. Im Halsbereich findet man drei Ganglien des Grenzstrangs: Ganglia cervicalia superius, medium und inferius.

Das **Ganglion cervicale superius (6a)** liegt in Höhe des 2.–4. Halswirbels (nicht sichtbar). Das **Ganglion cervicale medium (6b)** liegt in enger topographischer Beziehung zur **A. thyroidea inferior (7).** Das untere zervikale Ganglion (nicht sichtbar) verschmilzt oft mit dem obersten thorakalen Ganglion zum **Ganglion stellatum** (siehe Kap. 8.6).

Vom zervikalen Grenzstrang gehen kleine Äste ab, die hier nicht dargestellt sind: Vom obersten zervikalen Ganglion verlaufen feine Nervengeflechte auf den Ästen der Aa. carotides interna und externa nach kranial und innervieren die Weichteile des Kopfes sowie Teile der inneren Augenmuskeln sympathisch. Kürzere Äste des Halsgrenzstranges laufen zu den Halseingeweiden, und längere absteigende Äste versorgen die Thoraxorgane.

Durch die Entfernung der großen Halsgefäße wird auch der **N. vagus (N. X, 8)** besser sichtbar. Er verläuft, von der Schädelbasis kommend, zur oberen Thoraxapertur. Der N. vagus gibt im Halsbereich bereits zahlreiche kleine Äste ab (nicht dargestellt), die die Halseingeweide und Thoraxorgane parasympathisch innervieren.

Plexus cervicalis Bereits bei oberflächlicher Präparation der Halsregion war die **Ansa cervicalis profunda** teilweise sichtbar (siehe Kap. 8.4). Auf dieser Abbildung erkennt man in der Tiefe neben der **Radix superior (9a)** den Ursprung der **Radix inferior (9b)** aus dem **Plexus cervicalis (10)**.

Der **N. phrenicus (11)** entspringt ebenfalls aus den unteren Segmenten des Plexus cervicalis und läuft auf dem **M. scalenus anterior (12)** zur oberen Thoraxapertur. Er innerviert unter anderem motorisch den wichtigsten Atemmuskel, das Zwerchfell (Phren), sowie sensibel Teile der Pleura, des Peritoneums und den Herzbeutel.

Weitere sichtbare Äste des Plexus cervicalis sind der **N. occipitalis minor (13)** und die hier durchtrennten **Nn. supraclaviculares (14)**, die die Haut über der Clavicula innervieren.

A. subclavia Im Bereich der oberen Thoraxapertur erkennt man die **A. subclavia (15)**. Sie gibt an ihrer Biegung die **A. thoracica interna (16)** und den **Truncus thyreocervicalis (17)** ab. Aus diesem geht die **A. thyroidea inferior (7)** hervor, die gemeinsam mit der **A. thyroidea superior (18)** aus der A. carotis externa die Gl. thyroidea (Schilddrüse) versorgt. Anschließend zieht die **A. subclavia (15)** gemeinsam mit den **Trunci des Plexus brachialis (19)** durch die Skalenuslücke zwischen **Mm. scaleni anterior (12)** und **medius (20)** in Richtung Axilla.

In der lateralen Halsregion erkennt man den **N. accessorius (21).** Er verläuft absteigend von der Schädelbasis unter den **M. trapezius (22).**

Klinik

Die Trunci des Plexus brachialis ziehen gemeinsam mit der A. subclavia durch die Skalenuslücke. Diese wird durch die Mm. scaleni anterior und medius sowie durch die erste Rippe begrenzt und bietet normalerweise ausreichend Platz für die durchtretenden Strukturen. Bei einer **Einengung der Skalenuslücke** (z. B. durch eine Halsrippe im Bereich des siebten Halswirbels) können die A. subclavia und der Plexus brachialis komprimiert werden und **Durchblutungsstörungen, Schmerzen** und **Empfindungsstörungen am Arm** auftreten.

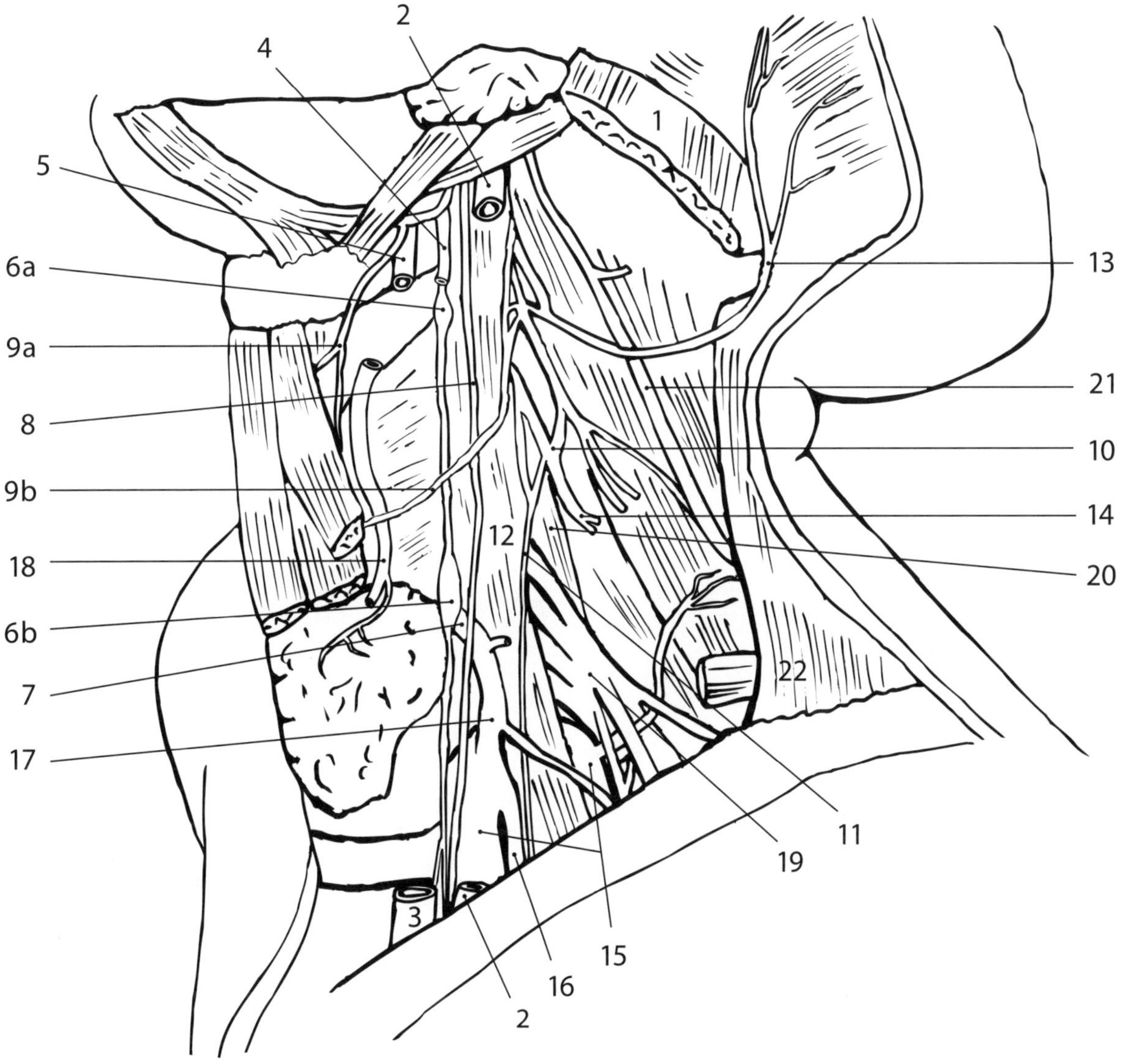
2
4
5
1
6a
13
9a
21
8
10
9b
14
12
18
20
6b
22
7
17
11
19
3
15
16
2

8.6 Tiefe Halsregion und obere Thoraxapertur

Tiefe Halsmuskulatur Präpariert man von ventral her alle Strukturen bis einschließlich der tiefen Halsfaszie ab, so gelangt man in das Spatium prevertebrale des Halses. Dort findet sich die tiefe Halsmuskulatur, von der im vorliegenden Bild der **M. longus colli (1)** sowie die **Mm. scaleni anterior** (2) und **medius (3)** zu erkennen sind. Die prävertebralen Muskeln wirken bei der Beugung und Seitneigung des Kopfes und der Halswirbelsäule mit. Die Mm. scaleni heben bei festgestellter Halswirbelsäule die Rippen.

Truncus sympathicus Auf der prävertebralen Muskulatur des Halses liegt der **Truncus sympathicus (Grenzstrang, 4)**. Er besteht aus Ansammlungen sympathischer Nervenzellköper (Ganglien) sowie den sie verbindenden Nervenfasern. Die Ganglien im Halsbereich haben enge Verbindung zu den Rr. anteriores der Spinalnerven, die den Plexus brachialis und den Plexus cervicalis bilden. Von den Ganglien erkennt man das **Ganglion cervicale medium (5)** und das **Ganglion cervicale inferius**. Dieses verschmilzt oft mit dem obersten thorakalen Grenzstrangganglion zum **Ganglion stellatum (6).** Das Ganglion stellatum liegt in der oberen Thoraxapertur in enger Nachbarschaft zum Abgang der **A. vertebralis** (7) aus der **A. subclavia (8)**. Die A. vertebralis, die in den Foramina transversalia der Halswirbel aufwärts läuft, wird erst nach Entfernung der prävertebralen Muskulatur sichtbar.

Plexus cervicalis und brachialis Im Spatium prevertebrale finden sich auch die Rr. anteriores der Spinalnerven, die den **Plexus cervicalis** (9) bilden. Aus ihm geht unter anderem der **N. phrenicus (10)** hervor, der in die obere Thoraxapertur absteigt.

Die **Trunci und Fasciculi des Plexus brachialis (11)** verlaufen, vom Spatium prevertebrale kommend, gemeinsam mit der **A. subclavia (8)** durch die Skalenuslücke hinter dem **M. scalenus anterior (2)** zur Axilla.

Obere Thoraxapertur In der unteren Bildhälfte erkennt man den Verlauf der großen herznahen Arterien, die aus der oberen Thoraxapertur kommen. Diese setzen sich am Hals unterschiedlich fort: Auf der rechten Körperseite entspringt dem **Arcus aortae (12)** der **Truncus brachiocephalicus (13)**, auf der linken Seite zweigen die **A. carotis communis (14)** und die **A. subclavia (8)** ab.

Im Bereich der oberen Thoraxapertur reichen die **Pleurakuppel und die Spitze der Lunge (15)** bis in die Halsregion und liegen dort in der Fossa supraclavicularis major.

Merke

Folgende wichtige Strukturen liegen in der tiefen Halsregion in und unter der tiefen Halsfaszie:

- die **prävertebrale Muskulatur,**
- der **Truncus sympathicus** und
- die **Rr. anteriores der Nn. spinales,** die Plexus cervicalis und Plexus brachialis bilden.

Klinik

Die Pleurakuppeln und die in ihr liegenden Lungenspitzen reichen bis in die Fossa supraclavicularis major am Hals. Beim Legen eines **zentralen Venenkatheters** in die V. subclavia ist deshalb zu beachten, dass eine fälschliche Punktion der Pleurakuppel zum Eindringen von Luft in die Pleurahöhle und zum **Kollabieren der Lunge (Pneumothorax)** führen kann.
Tumoren der Lungenspitze können aufgrund der engen Nachbarschaft Strukturen der tiefen Halsregion wie die Trunci des Plexus brachialis oder den Grenzstrang infiltrieren. So können Lungentumoren **in den Arm ausstrahlende Schmerzen** oder **Ausfälle der sympathischen Innervation des Kopfes (Horner-Syndrom)** hervorrufen.

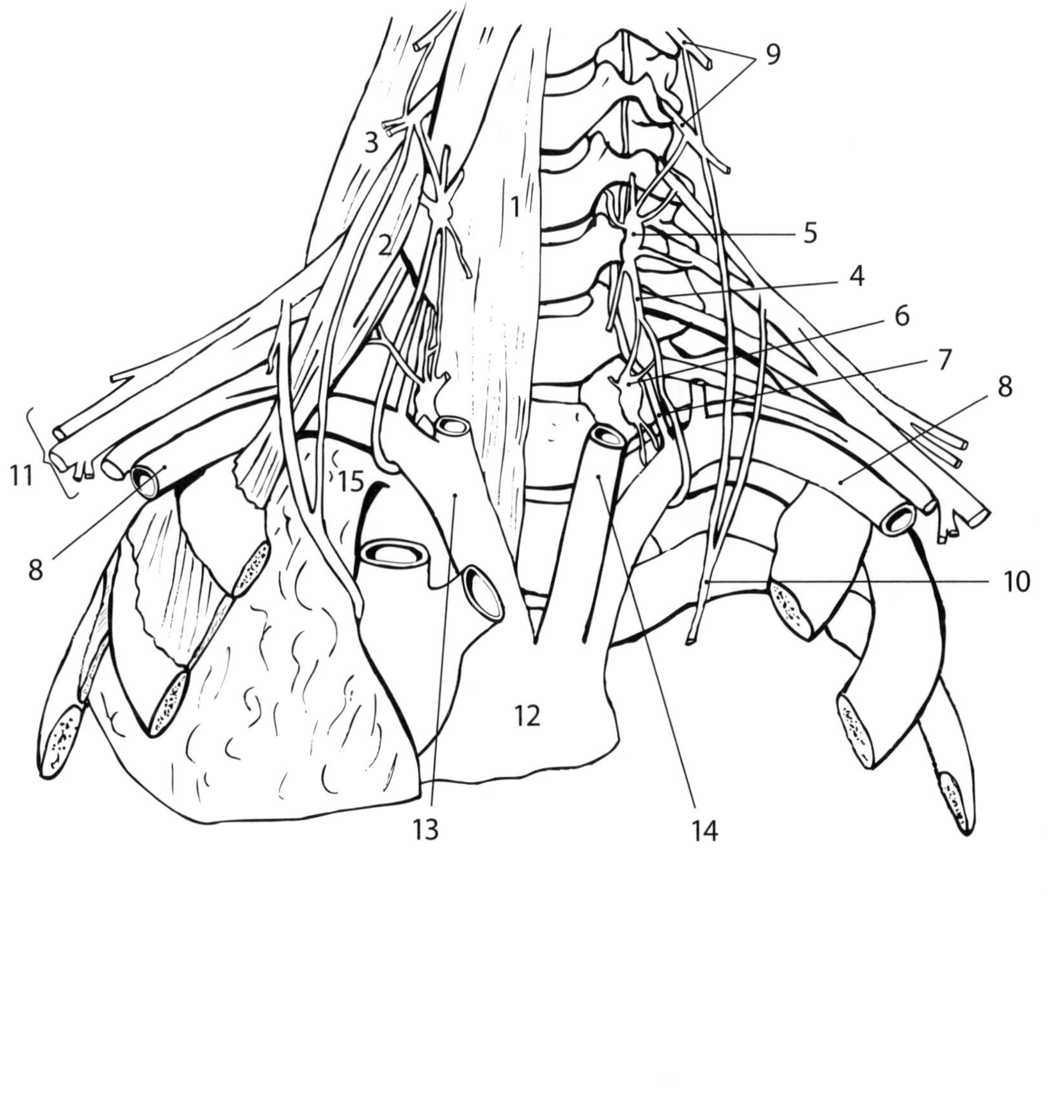
9
3
1
5
2
4
6
7
8
11
15
8
10
12
13
14

8.7 Kehlkopfskelett und Kehlkopfmuskulatur

Die fünf wichtigsten Knorpel des Kehlkopfskeletts sind die großen, unpaarigen

- **Cartilago thyroidea (Schildknorpel)**,
- **Cartilago cricoidea (Ringknorpel)** und
- **Cartilago epiglottica (Kehldeckel)**

sowie die kleinen, paarigen

- **Cartilagines arytenoideae (Stellknorpel)**.

Ansicht von ventral In dieser Ansicht erkennt man die **Cartilago thyroidea (Schildknorpel, 1a–d)**. Sie besteht aus zwei **Platten (Laminae, 1a)**, die in der Mittellinie miteinander verbunden sind und einen Winkel bilden. Im kranialen Teil dieses Winkels schneidet die **Incisura thyroidea superior (1b)** den Schildknorpel ein. In diesem Bereich ragt der Schildknorpel am weitesten nach ventral und ist beim Mann als **Prominentia laryngea (Adamsapfel)** tastbar.
Der Schildknorpel steht über seinen oberen Rand und die lateral nach oben reichenden **Cornua superiora (1c)** mit dem **Corpus (2a)** und den **Cornua majora (2b)** des **Os hyoideum (Zungenbein)** in Verbindung: Zwischen Schildknorpel und Zungenbein spannt sich die **Membrana thyrohyoidea (3)** aus. In ihr findet sich das **Foramen n. laryngei superioris (4)**, eine Durchtrittsöffnung für den R. internus des N. laryngeus superior und die A. laryngea superior in das Kehlkopfinnere.
Kaudal des Schildknorpels schließt sich die **Cartilago cricoidea (Ringknorpel, 5a und b)** an. Von ventral erkennt man den schmaleren **Arcus der Cartilago cricoidea (5a)**, der über das **Lig. cricothyroideum (6)** mit dem Schildknorpel verbunden ist. Lateral erkennt man die Kapsel der **Articulatio cricothyroidea (7)**. In dieser gelenkigen Verbindung steht der Ringknorpel mit den **Cornua inferiora (1d)** des Schildknorpels in Verbindung: Der Ringknorpel kann in diesen Gelenken gegen den Schildknorpel gekippt werden. Diese Bewegung wird vom **M. cricothyroideus** ausgeführt. Von ihm erkennt man die **Pars obliqua (8a)** und die **Pars recta (8b)**. Er wird als einziger Kehlkopfmuskel vom R. externus des N. laryngeus superior innerviert. Der Ringknorpel steht über das **Lig. cricotracheale (9)** mit der ersten **Knorpelspange** der **Trachea (Cartilagines tracheales, 10)** in Verbindung.

Ansicht von dorsal In dieser Ansicht erkennt man den Schildknorpel (1a–d), das Zungenbein (2a–b) und die siegelartig verbreiterte **Lamina des Ringknorpels (5b)**.
In der Mitte ragt hinter dem Zungenbein, der Membrana thyrohyoidea und dem Schildknorpel die **Epiglottis (Kehldeckel, 11)** in das Kehlkopfinnere hinein. Der Kehldeckel besteht aus elastischem Knorpel. Er wird beim Schluckakt vom Zungengrund auf den Kehlkopfeingang gedrückt und verschließt so die Luftwege. Seine lateralen Ränder konvergieren nach dorsal und laufen auf die **Cartilagines arytenoideae (Stellknorpel, 12)** zu. Dadurch wird am Kehlkopf die schleimhautüberzogene Plica aryepiglottica aufgeworfen. Die pyramidenförmigen Stellknorpel sitzen dem Oberrand der verbreiterten Lamina des Ringknorpels auf. Sie besitzen einen nach ventral gerichteten Processus vocalis und einen nach lateral zeigenden Processus muscularis (nicht sichtbar). Die Stellknorpel sind gelenkig mit dem Ringknorpel verbunden und können so auf diesem verschoben und gedreht werden. Diese Bewegungen werden durch die inneren Kehlkopfmuskeln bewirkt. Die inneren Kehlkopfmuskeln werden vom N. laryngeus inferior aus dem N. laryngeus recurrens innerviert. Von ihnen erkennt man den **M. arytenoideus transversus (13)**, der die Stellknorpel einander annähert. Der **M. arytenoideus obliquus (14)** nähert ebenfalls die Stellknorpel einander an und kippt sie auf dem Ringknorpel nach innen. Der **M. cricoarytenoideus posterior (15)** inseriert von dorsal am Proc. muscularis des Stellknorpels und dreht ihn nach außen. Sein Gegenspieler ist der M. cricoarytenoideus lateralis (nicht sichtbar), der von ventral am Processus muscularis des Stellknorpels ansetzt und diesen nach innen dreht. Von den Stellknorpeln zieht der **M. aryepiglotticus (16)** zur Epiglottis. Er beteiligt sich am Verschluss der Stimmritze.
Die Kontraktion der unterschiedlichen Kehlkopfmuskeln ermöglicht nicht nur die Öffnung oder den Verschluss der Stimmritze und somit die Phonation oder Respiration. Zusätzlich bewirkt eine veränderte Spannung der Stimmbänder bei der Phonation eine Änderung der Tonhöhe. Der einzige Öffner der Stimmritze ist der M. cricoarytenoideus posterior (**„Postikus“** im klinischen Sprachgebrauch).

Klinik

Das knorpelige Kehlkopfskelett kann besonders bei älteren Menschen partiell verknöchern und wird dann bei der Röntgenaufnahme des Halses sichtbar.
Um bei der Verlegung der Atemwege oder bei einer Langzeitbeatmung einen Tubus in die Trachea zu legen, wählt man in der Regel den operativen Zugang zwischen den Knorpelspangen der Trachea **(Tracheotomie)**. In Notfallsituationen kann auch die Eröffnung der Atemwege durch das Ligamentum cricothyroideum **(Koniotomie)** erforderlich sein.

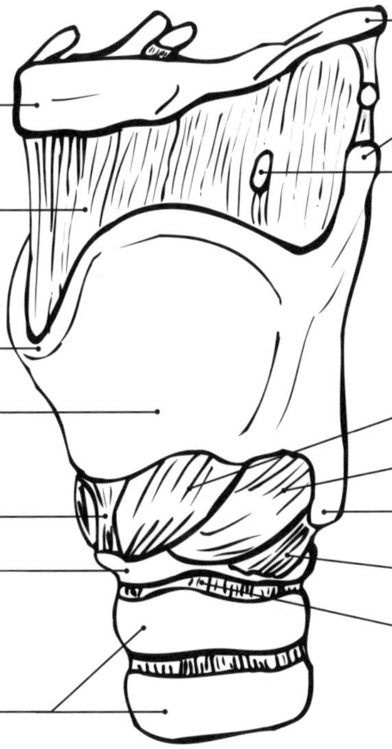
2b
2a
1c
4
3
1b
1a
8b
8a
6
1d
5a
7
9
10

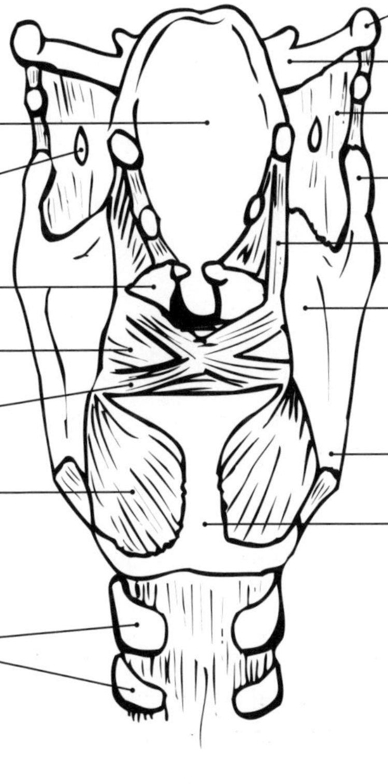
2b
2a
3
11
1c
4
16
12
1a
13
14
1d
15
5b
10

8.8 Binnenrelief des Larynx

Auf dem Frontal- und dem Sagittalschnitt erkennt man, dass der Larynx durch zwei übereinander liegende Schleimhautfalten, die jeweils paarige **Plica vestibularis (Taschenfalte, 1)** und **Plica vocalis (Stimmfalte, 2)**, in drei Etagen untergliedert wird.

Oberste Larynxetage Das **Vestibulum laryngis (I)** bildet die oberste Etage und steht nach dorsal mit dem Laryngopharynx in Verbindung. Der Eingang in den Kehlkopf (**Aditus laryngis**) wird ventral von der **Epiglottis (Kehldeckel, 3)**, lateral von den **Plicae aryepiglotticae (4)** und dorsal von den **Cartilagines arytenoideae (Stellknorpel, 5)** begrenzt. Kaudal reicht das Vestibulum laryngis bis zu den Plicae vestibulares (1).

Mittlere Larynxetage Die mittlere Etage besteht aus der zwischen den Plicae vocales (2) gelegenen **Rima glottidis (Stimmritze, 6)** und den beiden seitlichen Schleimhauttaschen zwischen Plica vestibularis und Plica vocalis (**Ventriculi laryngis,** 7).
Die beiden **Plicae vocales (2)** bilden die **Glottis (II)**. In den Plicae vocales liegen die elastischen **Ligamenta vocalia (Stimmbänder, 8)** und die quergestreiften **Mm. vocales (9)**.

Untere Larynxetage Unterhalb der Plicae vocales findet sich die untere Etage des Larynx (**Cavum infraglotticum, III**), die nach kaudal mit der Trachea in Verbindung steht.

Larynxmuskulatur und -stützapparat Die Larynxmuskulatur ist willkürlich innerviert und quergestreift. Neben den **Mm. vocales (9)** sind von den Kehlkopfmuskeln noch der **Mm. cricothyroideus (10)**, die **Mm. cricoarythenoidei laterales (11)** und die **Mm. aryepiglottici (12)** zu sehen. Mit Ausnahme des M. cricothyroideus, den der N. laryngeus superior innerviert, werden alle übrigen Kehlkopfmuskeln vom N. laryngeus inferior aus dem N. laryngeus recurrens versorgt. Die Schleimhaut des Larynx wird oberhalb der Plicae vocales vom N. laryngeus superior, unterhalb vom N. laryngeus inferior innerviert.
Im Frontal- und Sagittalschnitt sind auch das **Os hyoideum (13)**, die **Cartilago thyroidea (14)** und die **Cartilago cricoidea (15)** erkennbar.

Phonation Die inneren Muskeln des Larynx können die Rima glottidis vollständig verschließen. Dies ist für die Phonation wichtig: Während bei der Respiration die Rima glottidis geöffnet ist, wird bei der Phonation mit **geschlossener Stimmritze** ausgeatmet. Dies führt zu horizontalen Schwingungen der Stimmbänder und damit zur Entstehung von Tönen. Die **Kontraktion der Mm. vocales** führt zur Veränderung der Spannung der Stimmbänder und bewirkt dadurch eine Veränderung der Tonhöhe.

Klinik

Die Schleimhaut des Larynx sitzt im Bereich der Plicae vestibulares einem lockeren Bindegewebe auf. Dies begünstigt bei **Insektenstichen** in dieser Region oder im Rahmen einer **allgemeinen allergischen Reaktion** das Entstehen eines Ödems (starke Vermehrung der interstitiellen Flüssigkeit). Dieses Ödem kann so weit fortschreiten, dass die Atemwege vollständig verlegt sind und eine notfallmäßige Eröffnung der Atemwege unterhalb der Glottis **(Koniotomie)** nötig wird. Im klinischen Sprachgebrauch wird das Ödem der Plicae vestibulares fälschlicherweise als **Glottisödem** bezeichnet.

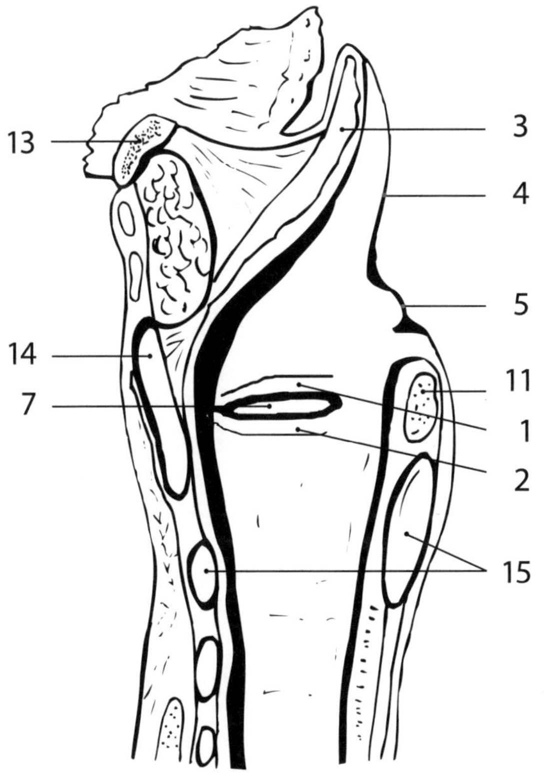
13
14
7
3
4
5
11
1
2
15

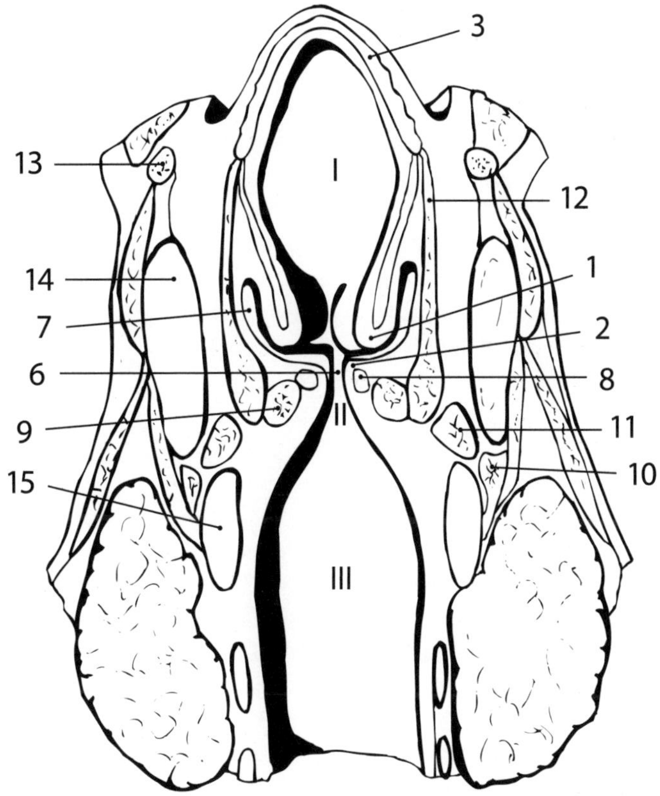
3
13
12
I
14
1
7
2
6
8
9
II
11
10
15
III

8.9 Obere Atem- und Speisewege

Auf dem medianen Sagittalschnitt durch Kopf und Hals erkennt man die oberen Atemwege:

- **Cavitas nasi (Nasenhöhle, I),**
- **Pharynx (Rachen, II a–c),**
- **Larynx (Kehlkopf, III a–c)** und
- **obere Trachea (Luftröhre, IV).**

Außerdem sieht man den Anfang des Verdauungstraktes:

- **Cavitas oris (Mundhöhle, V),**
- **Pharynx (Rachen, II a–c)** und
- **kranialer Oesophagus (Speiseröhre, VI).**

Cavitas nasi (I) Die Nasenhöhle ist eröffnet, und man blickt auf das mit Schleimhaut überzogene **Septum nasi (1).** Es ist im vorderen Teil knorpelig und im hinteren Teil knöchern. Die Nasenhöhle wird durch den **harten Gaumen (2)** und den **weichen Gaumen (3)** von der Mundhöhle getrennt. Nach dorsal steht die Nasenhöhle über die Choanen mit der obersten Etage des Pharynx, dem **Nasopharynx (II a)**, in Verbindung.

Cavitas oris (V) Die Mundhöhle kann in den Mundvorhof (Vestibulum oris) und in die eigentliche Mundhöhle (Cavitas oris propria) unterteilt werden: Das **Vestibulum oris (4)** befindet sich zwischen den Wangen bzw. Lippen und den Zahnreihen. Die **Cavitas oris propria** liegt innerhalb der Zahnreihen und wird zum Großteil von der **Zunge (5)** ausgefüllt. Nach dorsal steht die Mundhöhle über die von den Gaumenbögen gebildete Enge, den **Isthmus faucium (VII)**, mit der mittleren Etage des Pharynx, dem **Oropharynx (II b)**, in Verbindung.

Pharynx (II a–c) Der Pharynx zählt sowohl zu den Atemwegen als auch zum Verdauungstrakt. Er besteht aus drei Etagen, dem **Nasopharynx (Epipharynx, II a)**, dem **Oropharynx (Mesopharynx, II b)** und dem **Laryngopharynx (Hypopharynx, II c)**.

Die Wände des Pharynx werden durch die Pharynxmuskulatur gebildet. Der Binnenraum des Pharynx ist mit einer Schleimhaut überzogen. Im Nasopharynx befindet sich das **Ostium pharyngeum tubae auditivae (6)**, die Öffnung der Tuba auditiva, die zur Belüftung der Paukenhöhle dient. In unmittelbarer Nachbarschaft zu dieser Öffnung liegt die aus lymphatischem Gewebe bestehende **Tonsilla pharyngealis (Rachenmandel, 7)**.

Der Oropharynx steht mit der Mundhöhle in Verbindung. Zwischen den beiden Gaumenbögen, die den **Isthmus faucium (VII)** begrenzen, findet man ebenfalls lymphatisches Gewebe, die **Tonsilla palatina (Gaumenmandel, 8)**.

Der **Laryngopharynx (II c)** bildet die unterste Etage des Pharynx und liegt unmittelbar dorsal des Kehlkopfeingangs. Er setzt sich nach kaudal in den zervikalen Teil des **Oesophagus (VI)** fort. Im Bereich des Laryngopharynx überkreuzen sich die oberen Atem- und Speisewege.

Larynx (III a–c) Vor dem Laryngopharynx befindet sich der Eingang in den Kehlkopf (Aditus laryngis). Über ihn gelangt man in das **Vestibulum laryngis (III a)**. Im Bereich der Glottis buchtet sich zwischen **Plica vestibularis (9)** und **Plica vocalis (10)** beidseits der **Ventriculus laryngis (III b)** aus. Unterhalb der Plica vocalis geht der **infraglottische Raum (III c)** kontinuierlich in die **Trachea (IV)** über.

Schluckakt Da die oberen Atem- und Speisewege miteinander kommunizieren und sich im Bereich des Laryngopharynx überkreuzen, muss beim Schluckakt sichergestellt werden, dass keine Speise in die Nasenhöhle bzw. in den Larynx und die Trachea gelangt: Zu Beginn des Schluckaktes schiebt die Zunge den Nahrungsbrei in Richtung Oropharynx. Gleichzeitig bewirkt die Kontraktion der oberen Pharynxmuskulatur und der Muskeln des weichen Gaumens den Verschluss des Oropharynx zum Nasopharynx. Die Dorsalbewegung der Zunge und das Höhertreten des Kehlkopfes führen dazu, dass der **Zungengrund (5 a)** die **Epiglottis (Kehldeckel, 11)** auf den Aditus laryngis drückt. Dadurch klappt die Epiglottis auf das Vestibulum laryngis und verschließt so die Luftwege. Der Nahrungsbrei kann nun an der Epiglottis vorbei in die Speiseröhre transportiert werden. Diesen Transport übernimmt die reflektorische Kontraktion der mittleren und unteren Pharynxmuskulatur.

Klinik

Besonders bei Kindern kann die Tonsilla pharyngealis pathologisch vergrößert sein. Neben anderen Beschwerden kann dies zum **Verschluss der Tuba auditiva** führen. Die resultierende Belüftungsstörung der Paukenhöhle führt dann häufig zu **chronischen Mittelohrentzündungen.**

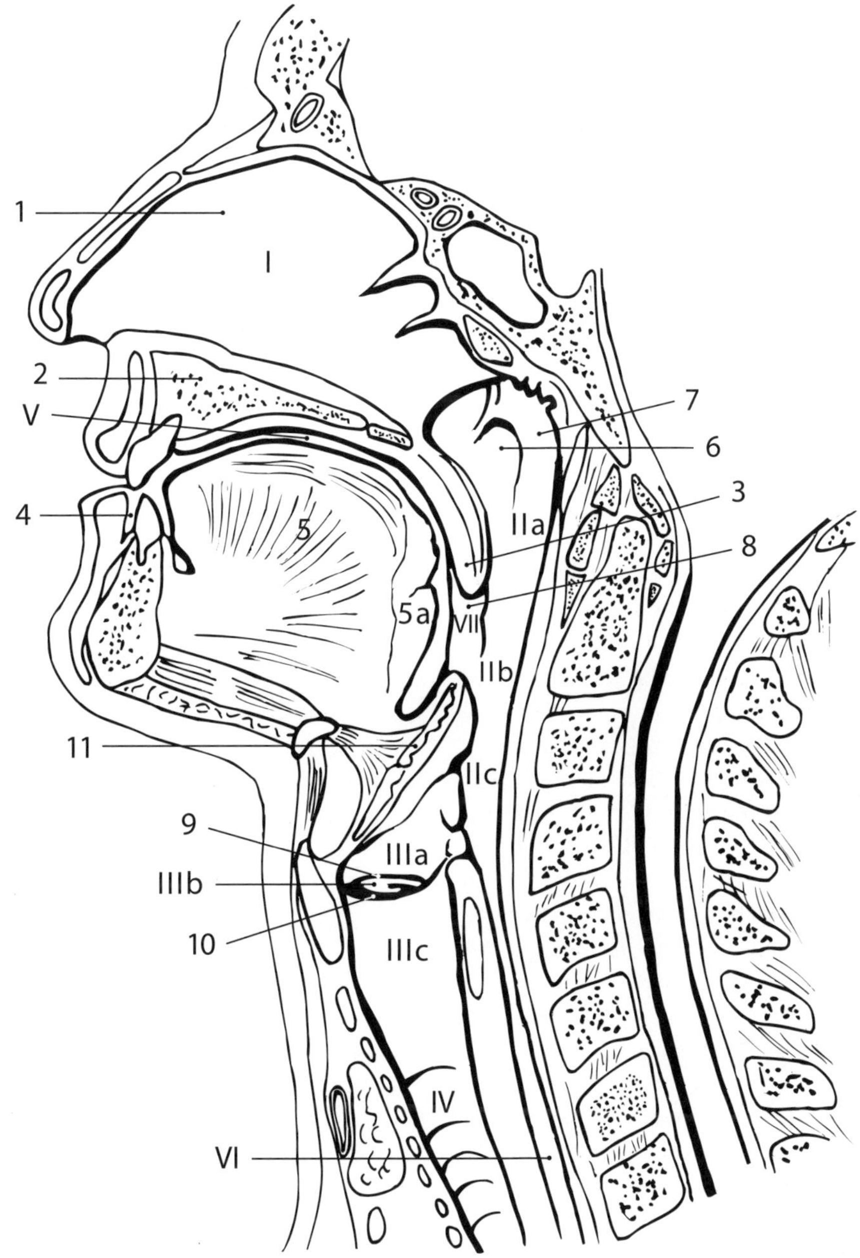
1
I
2
V
4
5
5a
VII
IIa
IIb
IIc
3
6
7
8
11
9
IIIa
IIIb
10
IIIc
IV
VI

9.1 Gehirn, Ansicht von lateral

Das Großhirn (Cerebrum) ist unterteilt in eine rechte und linke Großhirnhälfte (Hemisphäre). Jede Hemisphäre ist in folgende Großhirnlappen gegliedert:

- **Lobus frontalis (Frontallappen = Stirnlappen, A),**
- **Lobus temporalis (Temporallappen = Schläfenlappen, B),**
- **Lobus parietalis (Parietallappen = Scheitellappen, C),**
- **Lobus occipitalis (Okzipitallappen = Hinterhauptslappen, D).**

Die Großhirnhemisphäre ist auf der lateralen Oberfläche konvex gewölbt und geht an der **Mantelkante (1)** in die gerade mediale Seite über. Auf der Konvexität lassen sich der **Lobus frontalis (A)**, der **Lobus temporalis (B)**, der **Lobus parietalis (C)** und der **Lobus occipitalis (D)** unterscheiden. Die Oberfläche des Großhirns ist durch das Auftreten von **Windungen (Gyri)** und **Vertiefungen (Sulci)** stark vergrößert. Obwohl es interindividuelle Varianten gibt, lassen sich doch allgemeine Regeln für die Lage der Gyri und Sulci aufstellen.

Lobus frontalis Der **Lobus frontalis (Frontallappen, A)** liegt rostral des **Sulcus centralis (2)** und oberhalb des tiefen **Sulcus lateralis (3)**. Auf dem Lobus frontalis verlaufen zwei Sulci in sagittaler Richtung, die **Sulci frontales superior (4)** und **inferior (5)**.
Durch die Sulci frontales werden drei im Bogen vom **Frontalpol (Polus frontalis, 6)** zum Sulcus centralis (2) verlaufende Windungen, die **Gyri frontales superior (A1)**, **medius (A2)** und **inferior (A3)**, abgetrennt. Durch die **Rr. anterior (3a)** und **ascendens (3b)** des Sulcus lateralis wird der Gyrus frontalis inferior in eine **Pars orbitalis (A3.1)**, **Pars triangularis (A3.2)** und **Pars opercularis (A3.3)** unterteilt. Die Gyri frontales superior, medius und inferior sind durch den **Sulcus precentralis (7)** vom unmittelbar rostral des Sulcus centralis gelegenen **Gyrus precentralis (A4)** getrennt.

Lobus temporalis Der **Lobus temporalis (Temporallappen, B)** wird vom Lobus frontalis durch den **Sulcus lateralis (3)** abgeteilt. Auf dem Temporallappen verlaufen zwei horizontale Sulci, die **Sulci temporales superior (8)** und **inferior (9)**. Sie begrenzen die **Gyri temporales superior (B1)**, **medius (B2)** und **inferior (B3)**. Auf der Oberseite des Gyrus temporalis superior verlaufen die **Gyri temporales transversi** (nicht sichtbar) in die Tiefe des Sulcus lateralis.

Lobus parietalis Hinter dem **Sulcus centralis (2)** liegt der **Lobus parietalis (Parietallappen, C)**. Er setzt sich nach okzipital ohne scharfe Grenze in den Lobus occipitalis fort und ist vom Lobus temporalis durch den **Sulcus lateralis (3)** getrennt.
Hinter dem Sulcus centralis liegt der **Gyrus postcentralis (C1)**, an den sich der **Sulcus postcentralis (10)** anschließt. Er trennt die **Gyri parietales superior (C2)** und **inferior (C3)** ab, die durch den **Sulcus intraparietalis (11)** voneinander separiert werden. Um das okzipitale Ende des Sulcus lateralis legt sich der **Gyrus supramarginalis (C4)** und um das Ende des Sulcus temporalis superior der **Gyrus angularis (C5)**.

Lobus occipitalis Der **Lobus occipitalis (Okzipitallappen, D)** geht auf der Konvexität der Großhirnhemisphäre ohne klare Grenze in den Lobus temporalis und den Lobus parietalis über. Der die Mantelkante (1) schneidende **Sulcus parietooccipitalis (12)** und die **Incisura preoccipitalis (13)** deuten die Grenze des Lobus occipitalis an.

Merke

Bestimmten Großhirnrindenregionen lassen sich Funktionen zuordnen. So repräsentiert der Gyrus precentralis den **primär motorischen Kortex,** an dem die Pyramidenbahn beginnt.
Im **primär somatosensiblen Kortex,** dem Gyrus postcentralis, enden die aufsteigenden somatosensiblen Bahnen.
Der **primär auditorische Kortex** befindet sich in den Gyri temporales transversi (Heschl-Querwindungen), in denen die Hörbahn endet.

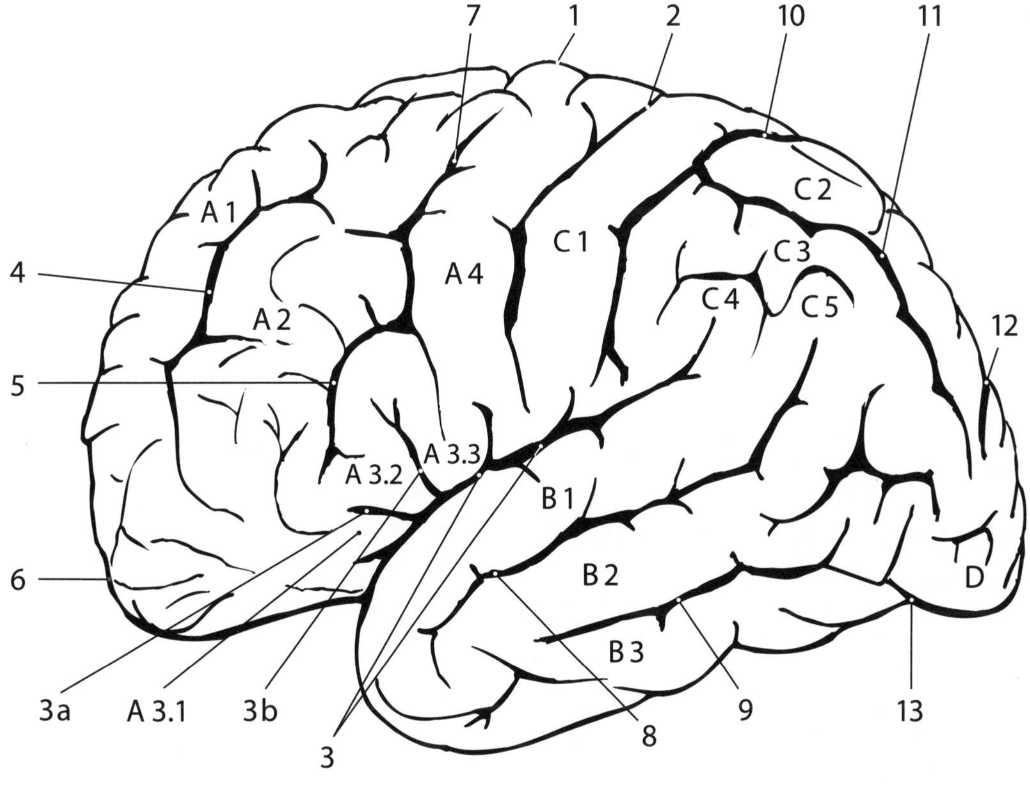
7
1
2
10
11
A 1
C 2
C 1
A 4
C 3
4
C 4
C 5
A 2
12
5
A 3.3
A 3.2
B 1
B 2
D
6
B 3
3a
A 3.1
3b
9
13
8
3

9.2 Gehirn, Ansicht von medial

Nach Durchtrennung der beiden Großhirnhemisphären durch einen medianen Sagittalschnitt sieht man auf die mediale Seite des Telencephalons (das Diencephalon und der Hirnstamm sind hier abgetrennt). Diese Ansicht verdeutlicht auf der einen Seite die Lage der Kommissuren und zum anderen die Gyri und Sulci des Großhirns.

Kommissuren Kommissurenfasern verbinden die beiden Hirnhälften miteinander. Das **Corpus callosum (1a–d)** verbindet als größte Kommissur die beiden Großhirnhemisphären miteinander. Es beginnt mit dem spitz auslaufenden **Rostrum (1a)**, biegt im **Genu (Knie, 1b)** nach okzipital um, setzt sich dann im **Truncus (Stamm, 1c)** fort und endet mit dem **Splenium (1d)**.
Eine zweite, kleinere Kommissur, die **Commissura anterior (2)**, schließt sich an das Rostrum corporis callosi (1a) an.
Unterhalb des Corpus callosum spannt sich eine dünne, durchscheinende Scheidewand, das **Septum pellucidum (3)**, aus.

Mediale Oberfläche des Großhirns An der **Mantelkante (4)** geht die konvexe laterale Oberfläche in die gerade mediale Seite über. Auf dieser erkennt man den **Sulcus centralis (5)**, der die Mantelkante einschneidet. Um den Sulcus centralis liegt hier der **Gyrus paracentralis (6)**. Rostral bzw. okzipital des Gyrus paracentralis erkennt man die **Sulci pre- (7)** und **postcentralis (8)**. Vor dem Sulcus precentralis sieht man die mediale Seite des **Gyrus frontalis superior (9)**. Parallel zum Corpus callosum verläuft unterhalb des Gyrus frontalis superior der **Sulcus cinguli (10)**. Er begrenzt zusammen mit dem Corpus callosum den **Gyrus cinguli (11)**.
Auf der medialen Oberfläche wird die Grenze zwischen Lobi parietalis und occipitalis deutlich. Sie wird durch den **Sulcus parietooccipitalis (12)** gebildet. Rostral des Sulcus parietooccipitalis liegt der **Precuneus (13)**, okzipital davon der keilförmige **Cuneus (14)**. Unterhalb des Cuneus verläuft ein tief einschneidender Sulcus im Lobus occipitalis, der **Sulcus calcarinus (15)**.
Auf der Unterseite der Lobi occipitalis und temporalis verlaufen in Längsrichtung der **Sulcus occipitotemporalis (16)** und der **Sulcus collateralis (17)**. Sie begrenzen von außen nach innen die **Gyri temporalis inferior (18)**, **occipitotemporalis lateralis (19)**, **occipitotemporalis medialis (20)** und **parahippocampalis (21)**. Letzterer läuft rostral in den **Uncus (22)** aus.

Merke

Um den Sulcus calcarinus liegt der primär visuelle Kortex, hier endet die Sehbahn. Im primär visuellen Kortex existiert eine **retinotope Gliederung**, d. h., bestimmte Kortexgebiete repräsentieren bestimmte Teile der Retina.
Eine ähnliche **somatotope Gliederung** gibt es in den Gyri pre- und postcentralis, in denen bestimmte Kortexgebiete bestimmten Körperregionen zugeordnet werden können.

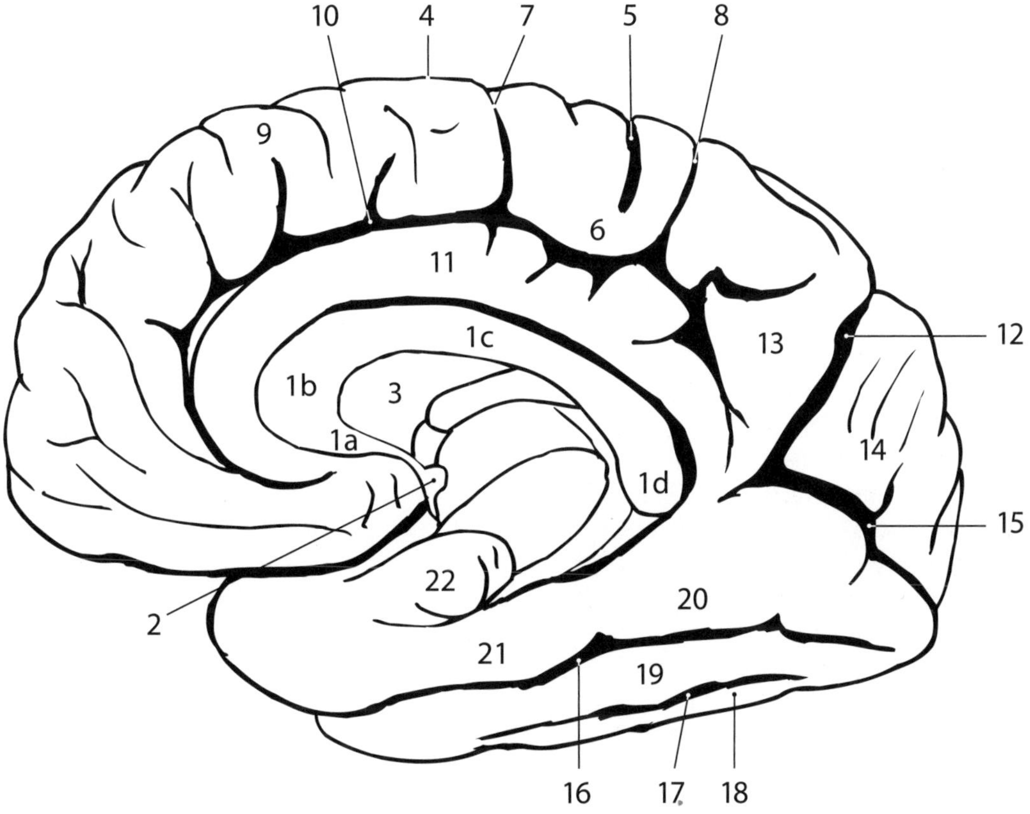
10
4
7
5
8
9
6
11
1c
13
12
1b
3
1a
14
1d
15
22
20
2
21
19
16
17
18

9.3 Gehirn, Ansicht von basal

In dieser Ansicht erkennt man das **Kleinhirn (Cerebellum, A)**, den **Hirnstamm (Truncus encephali, B 1 und 2)**, Teile des **Diencephalons (Zwischenhirn, C 1–3)** und die basalen Gyri und Sulci des Großhirns.

Kleinhirn Das **Kleinhirn (Cerebellum, A)** liegt unter dem Lobus occipitalis des Großhirns und dorsal des **Hirnstamms (B)**. Es ist mit dem Hirnstamm auf jeder Seite mit je drei **Kleinhirnstielen** (Pedunculi cerebelli, nicht sichtbar) verbunden. Die Kleinhirnoberfläche ist feiner gegliedert als die des Großhirns. Es lassen sich schmale Windungen (**Folia cerebelli**) unterscheiden, die durch nahezu parallel verlaufende **Fissurae cerebelli** voneinander getrennt sind.

Hirnstamm Der **Hirnstamm (Truncus encephali, B 1** und **2)** ist in drei Teile untergliedert:

- **Mesencephalon (Mittelhirn),**
- **Pons (Brücke, B 1),**
- **Myelencephalon (Medulla oblongata, Markhirn, verlängertes Mark, B 2).**

Vom **Hirnstamm** erkennt man den zum Metencephalon (Hinterhirn) gehörenden **Pons (B 1)** und das sich kaudal anschließende **Myelencephalon (B 2)**. Der Hirnstamm ist die Austrittsstelle der Hirnnerven III–XII aus dem Gehirn.
Am weitesten kranial tritt der **N. oculomotorius (1, N. III)** aus der Fossa interpeduncularis des Mesencephalons (Mittelhirn, nicht sichtbar) aus.
Als einziger Hirnnerv entspringt der **N. trochlearis (N. IV, 2)** von der dorsalen Seite des Hirnstamms, zieht von dort nach ventral und wird am Rand des Pons (B 1) sichtbar.
Der **N. trigeminus (N. V, 3 a–d)** verlässt das Gehirn am lateralen Rand der Brücke. Er weist ein sensibles Ganglion, das **Ganglion trigeminale (3 a),** auf und teilt sich in drei Äste:

- **N. ophthalmicus** (N. V/1, 3 b),
- **N. maxillaris** (N. V/2, 3 c) und
- **N. mandibularis** (N. V/3, 3 d).

Am Unterrand des Pons erkennt man den **N. abducens (N. VI, 4).**
Der **N. facialis (N. VII, 5)** und der **N. intermedius (5 a)** treten zusammen mit dem **N. vestibulocochlearis (N. VIII, 6)** am Kleinhirnbrückenwinkel aus.
Kaudal dieser Gruppe erkennt man den **N. glossopharyngeus (N. IX, 7)** und den **N. vagus (N. X, 8)** hinter der Olive.
Unterhalb der Nn. glossopharyngeus und vagus verlassen die kranialen Wurzeln des **N. accessorius (N. XI, 9)** die Medulla oblongata und vereinigen sich mit den spinalen Wurzeln dieses Nervs.
Der **N. hypoglossus (N. XII, 10)** erscheint vor der Olive.

Diencephalon Das **Diencephalon (Zwischenhirn, C 1–3)** liegt weitgehend verdeckt von den Großhirnhemisphären um die Mittellinie. In der Ansicht von basal sind die zum Diencephalon gehörenden **Nn. optici (N. II, C 1)** sichtbar, die sich zum **Chiasma opticum (C 2)** vereinigen. In unmittelbarer Nähe unterhalb des Chiasma opticum liegt die **Hypophyse (11)**. Die **Corpora mammillaria (C 3)** erkennt man als weitere Struktur des Diencephalons hinter der Hypophyse.

Basale Windungen des Großhirns In der Mittellinie sieht man die **Fissura longitudinalis cerebri (12)**, die die beiden Großhirnhemisphären voneinander trennt. Auf der basalen Oberfläche des Lobus frontalis verläuft der **Sulcus olfactorius (13)**, dem der **N. olfactorius (N. I, 14)** anliegt. Medial des Sulcus olfactorius liegt der **Gyrus rectus (15)**, lateral die **Gyri** und **Sulci orbitales (16)**.

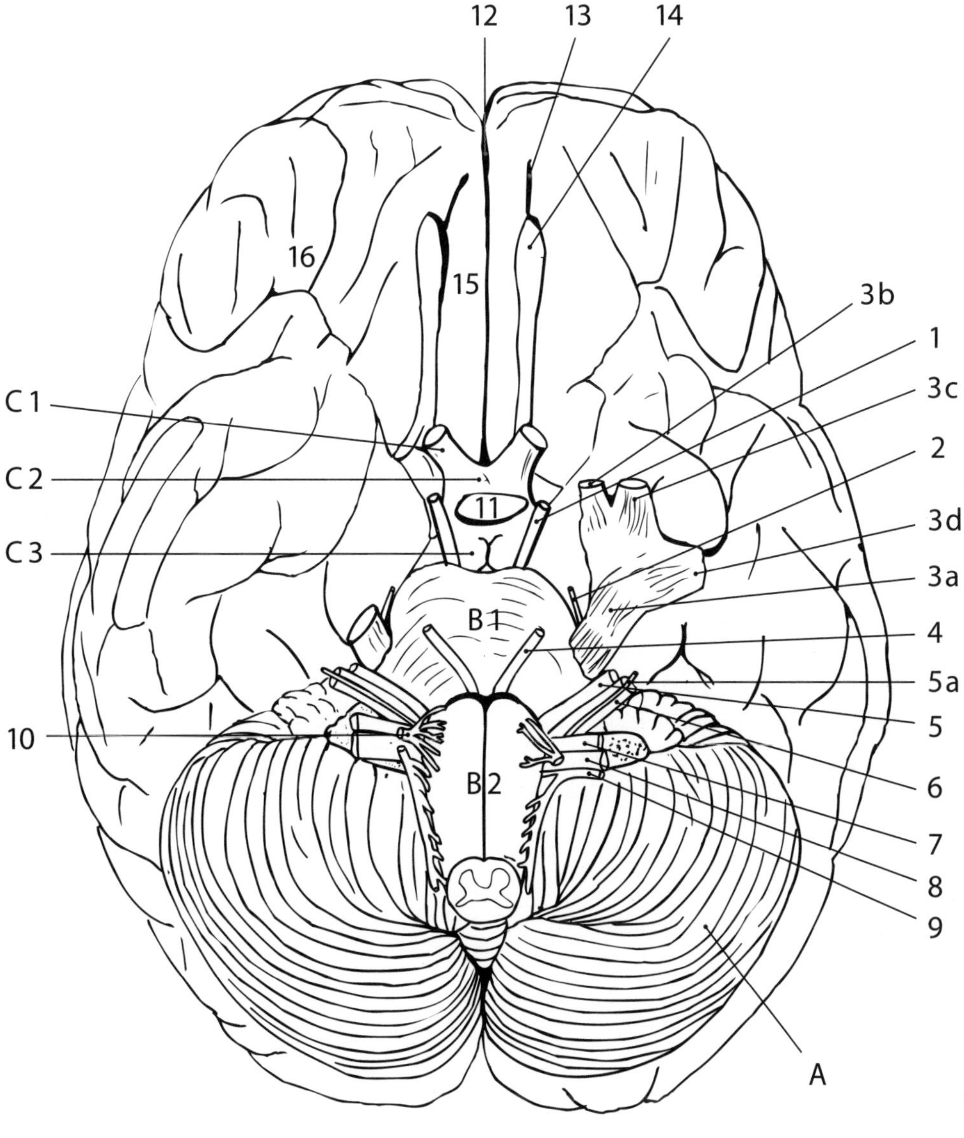
12
13
14
16
15
3b
1
3c
C 1
C 2
11
2
3d
C 3
3a
B 1
4
5a
5
10
6
B 2
7
8
9
A

9.4 Kleinhirn und Hirnstamm

Nach Abtrennung des Telencephalons und des Diencephalons an den Pedunculi cerebri (Hirnstielen) erhält man den unteren Hirnstamm mit Mesencephalon und Rhombencephalon (im klinischen Sprachgebrauch Hirnstamm; der anatomische Hirnstamm umfasst zusätzlich die Basalganglien, siehe Kap. 9.8–11). Der Hirnstamm (Truncus encephali) ist über die Kleinhirnstiele (Pedunculi cerebelli) nach dorsal mit dem **Kleinhirn (Cerebellum, A)** verbunden. Vom Kleinhirn erkennt man hier die **Kleinhirnhemisphären (A 1)** und lateral des Pons den **Flocculus (A 2)**.

Mesencephalon Das **Mesencephalon (Mittelhirn, B 1–6)** ist der kranialste und kürzeste Teil des Hirnstamms. Es verbindet den Pons und das Kleinhirn mit dem Großhirn. Auf der basalen Seite erkennt man die **Crura cerebri (B 1)**, durch die zahlreiche auf- und absteigende Projektionsbahnen verlaufen. Zwischen den beiden Crura cerebri befindet sich die **Fossa interpeduncularis (B 2)**. Nach dorsal schließt sich den Crura cerebri das **Tegmentum (B 3)** an.
Crura cerebri und Tegmentum bilden zusammen die **Pedunculi cerebri (Großhirnstiele, B 4)**. Dorsal des Tegmentums erkennt man den schmalen Ventrikelraum des Mesencephalons, den **Aqueductus mesencephali (B 5)**. Er verbindet den im Diencephalon gelegenen 3. Ventrikel mit dem 4. Ventrikel des Rhombencephalons (siehe Kap. 9.8–11). Dorsal des Aqueductus schließt sich das **Tectum (Mittelhirndach, B 6)** an.

Rhombencephalon Das **Rhombencephalon (Rautenhirn)** besteht aus zwei Teilen:
- kranialer Teil: **Metencephalon (Hinterhirn)** mit **Kleinhirn (A)** und **Pons (C)**,
- kaudaler Teil: **Myelencephalon (Markhirn, D 1–3)**.

Der Pons steht nach lateral über die beiden **mittleren Kleinhirnstiele (Pedunculi cerebellares medii, 1)** mit dem Kleinhirn in Verbindung und ist durch den **Sulcus bulbopontinus (2)** vom Myelencephalon getrennt.
An der ventralen Seite des Myelencephalons erkennt man die **Fissura mediana anterior (D 1)** und die **Pyramiden (Pyramides medullae oblongatae, D 2)**. Im Bereich der **Pyramidenkreuzung (Decussatio pyramidum, D 2 a)** kreuzen Fasern der Pyramidenbahn auf die Gegenseite. Lateral der Pyramiden schließen sich die **Oliven (D 3)** an.

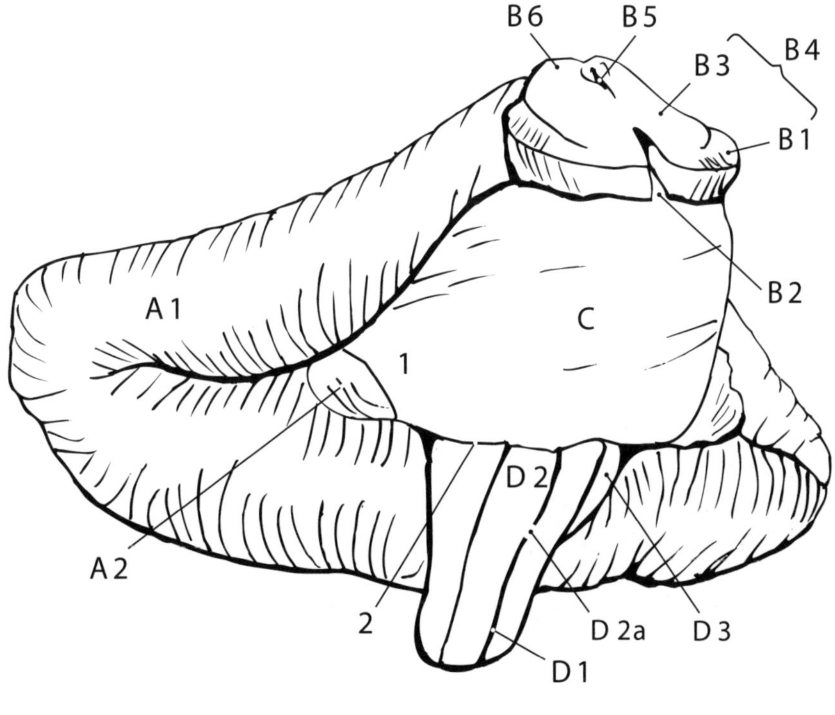
B6
B5
B4
B3
B1
B2
A1
C
1
D2
A2
2
D2a
D3
D1

9.5 Arterien des Gehirns, Ansicht von basal

Die arterielle Versorgung des Gehirns erfolgt aus zwei Quellen:

- den beiden **Aa. vertebrales (1)** aus der A. subclavia und
- den beiden **Aa. carotides internae (2)** aus der A. carotis communis.

Die Arterien werden über die Aa. communicantes zu einem **Arterienring (Circulus arteriosus cerebri)** geschlossen.

Stromgebiet der A. vertebralis Die **A. vertebralis (1)** ist der 1. Abgang der A. subclavia. Sie verläuft aufsteigend durch die Foramina transversaria der Halswirbel (siehe Kap. 1.10) und tritt durch das Foramen magnum in den Schädel ein. Beim Eintritt in die Schädelbasis liegt die A. vertebralis ventrolateral des Myelencephalons auf dem Clivus. Sie gibt die **A. inferior posterior cerebelli (3)** zum Kleinhirn und die **A. spinalis anterior (4)** zum Myelencephalon und zur Medulla spinalis ab. Die beiden Aa. spinales anteriores vereinigen sich meist zu einem Stamm, der in der Fissura mediana anterior absteigt.

An der Grenze des Myelencephalons zum Pons vereinigen sich die beiden Aa. vertebrales zur **A. basilaris (5)**. Diese gibt die **Aa. inferiores anteriores cerebelli (6)** ab und läuft selbst aufsteigend in der Mittellinie zum oberen Brückenrand, wobei sie mit zahlreichen kurzen Ästen die Brücke versorgt.

Am oberen Brückenrand gibt sie in der Cisterna interpeduncularis die **Aa. superiores cerebelli (7)** zur Oberseite des Kleinhirns ab und teilt sich unmittelbar danach in ihre Endäste, die **Aa. cerebri posteriores (8)** auf. Diese ziehen um die Pedunculi cerebri und versorgen u. a. die Lobi occipitales und Teile der basalen Gyri der Lobi temporales.

Stromgebiet der A. carotis interna Die **A. carotis interna (2)** entsteht aus der Teilung der A. carotis communis am Hals (siehe Kap. 1.10). Sie verläuft ohne Astabgabe zur Schädelbasis und tritt durch den Canalis caroticus in das Schädelinnere. Hier kommt sie an der basalen Oberfläche des Gehirns in unmittelbare Nachbarschaft zur **Hypophyse (9)** und zum Sinus cavernosus (siehe Kap. 9.7). In diesem Bereich macht die A. carotis interna eine S-förmige Krümmung, den **Karotissiphon**.

Unmittelbar nach dem Durchtritt durch die Dura gibt die A. carotis interna die **A. ophthalmica** zur Orbita ab (nicht sichtbar). Nach Abgabe zahlreicher kleinerer Äste teilt sich die A. carotis interna in einen medialen Endast, die **A. cerebri anterior (10)**, und einen lateralen Endast, die **A. cerebri media (11)**.

Die **A. cerebri anterior (10)** zieht in die **Fissura longitudinalis cerebri (12)** und dann im Bogen auf dem Corpus callosum verlaufend an der medialen Seite der Großhirnhemisphäre entlang (siehe Kap. 9.6). Beide Aa. cerebri anteriores sind vor ihrem Eintritt in die Fissura longitudinalis cerebri über die **A. communicans anterior (13)** miteinander verbunden. Auf diese Weise stehen die Stromgebiete der beiden Aa. carotides internae miteinander in Verbindung.

Die **A. cerebri media (11)** zieht nach lateral vor der **Insula (14)** in die Tiefe des Sulcus lateralis. Auf dieser Strecke gibt sie zahlreiche Äste ab, die u. a. auch die Basalganglien und die Capsula interna versorgen (siehe Kap. 9.8–11). In der Tiefe des Sulcus lateralis teilt sich die A. cerebri media in einen **Truncus superior (15)**, der die Konvexität der Lobi frontalis und parietalis versorgt, und einen **Truncus inferior (16)**, der u. a. die Oberseite und Konvexität des Lobus temporalis versorgt.

Circulus arteriosus cerebri (Willisii) An der Hirnbasis sind die Stromgebiete der beiden Aa. carotides internae über die **A. communicans anterior (13)** miteinander sowie über die **A. communicans posterior (17)** mit der A. basilaris verbunden. Dadurch entsteht ein Arterienring, der Circulus arteriosus cerebri. Er weist starke interindividuelle Varietäten auf und kommt in der dargestellten Form nur in ca. zwei Drittel der Fälle vor.

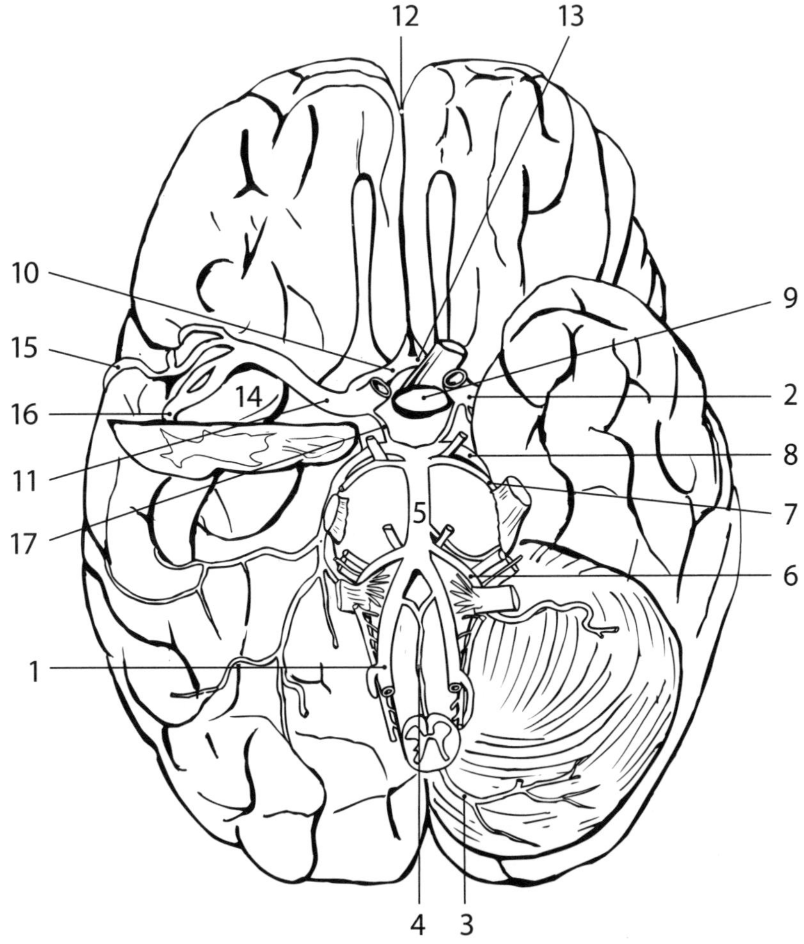
12
13
10
9
15
14
2
16
8
11
7
17
5
6
1
4
3

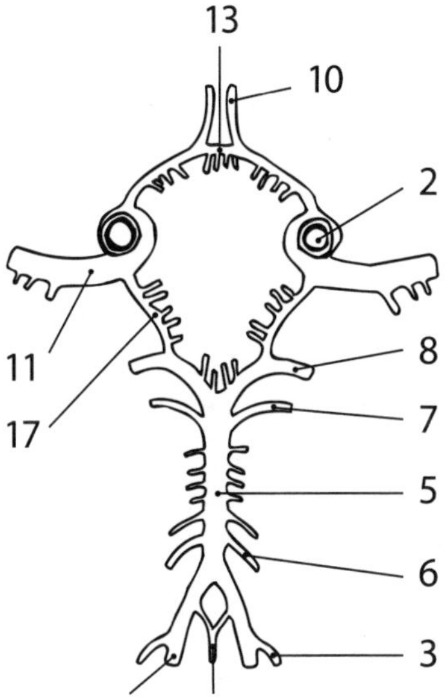
13
10
2
11
8
17
7
5
6
3
1
4

9.6 Arterien des Gehirns, Ansicht von medial

Die Ansicht von medial verdeutlicht die Versorgungsgebiete der:

- **A. carotis interna** (1) und
- **A. basilaris** (2).

A. carotis interna Die **A. carotis interna (1)** erkennt man unter dem **Chiasma opticum (3)**. Der laterale Endast, die A. cerebri media, ist in der Abbildung verdeckt. Der mediale Endast, die **A. cerebri anterior (4)**, wendet sich nach rostral in die Fissura longitudinalis cerebri. Die A. cerebri anterior läuft auf der medialen Seite des Großhirns aufsteigend zum **Genu corporis callosi (5)** und zieht von dort dem Corpus callosum anliegend im Bogen nach okzipital. Sie versorgt mit ihren Ästen die mediale Seite der Lobi frontalis und parietalis. Ihr Versorgungsgebiet greift über die **Mantelkante (6)** auf die Konvexität der Großhirnhemisphäre über und endet okzipital im Bereich des **Precuneus (7)**.

A. basilaris Die **A. basilaris (2)** entsteht am unteren Rand des **Pons (8)** durch die Vereinigung der beiden **Aa. vertebrales (9)**. Im Bereich der Vereinigung geht die **A. inferior posterior cerebelli (10)** zur Unterseite des **Kleinhirns (Cerebellum, 11)** ab. Der Pons wird durch zahlreiche Rami ad pontes aus der A. basilaris versorgt. Auf Höhe der **Pedunculi cerebri (Hirnstiele, 12)** steht die A. basilaris über die **A. communicans posterior (13)** mit dem Stromgebiet der A. carotis interna in Verbindung (Circulus arteriosus cerebri). Hier biegt auch der Endast der A. basilaris, die **A. cerebri posterior (14)**, nach dorsolateral um und zieht an die Unterseite der Lobi temporalis und occipitalis. Sie versorgt mit ihren Ästen den Lobus occipitalis und weite Teile der Unterseite des Temporallappens.

Merke

Versorgungsgebiete der großen Hirnarterien

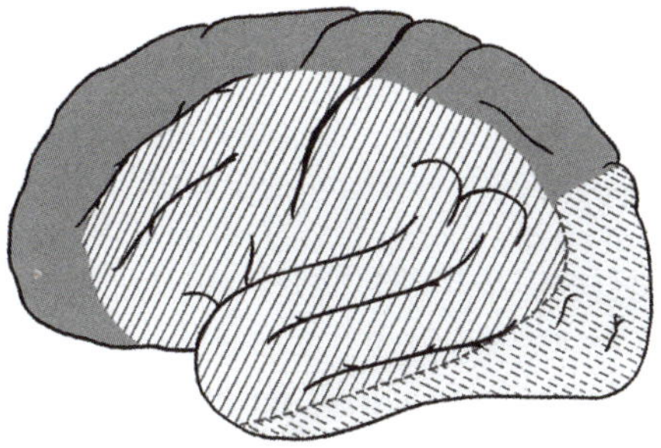

(a) Lateralansicht

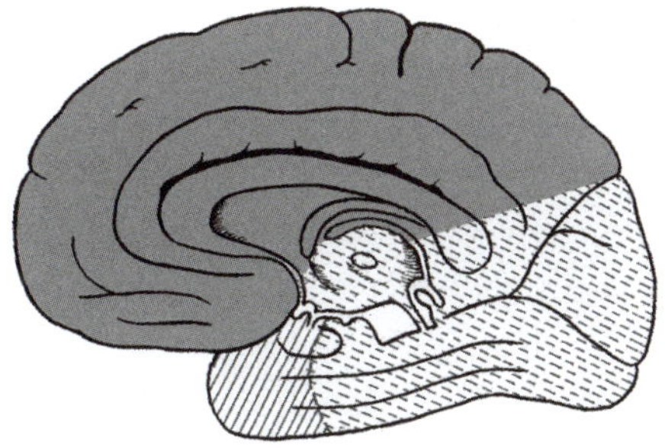

(b) Medialansicht

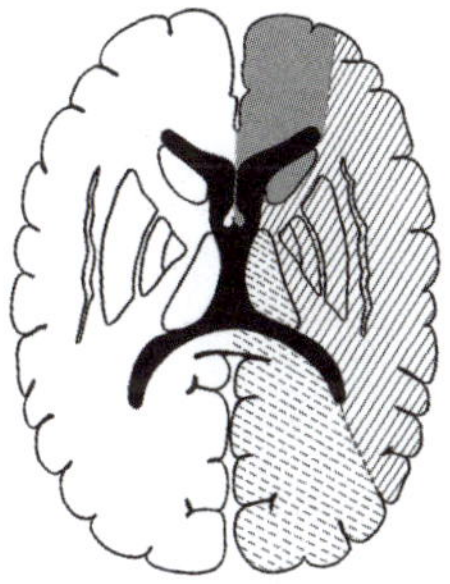

(c) Horizontalschnitt

- A. cerebri anterior
- A. cerebri media
- A. cerebri posterior

[aus Trepel, M. Neuroanatomie. Urban & Fischer, 3. Aufl., 2003]

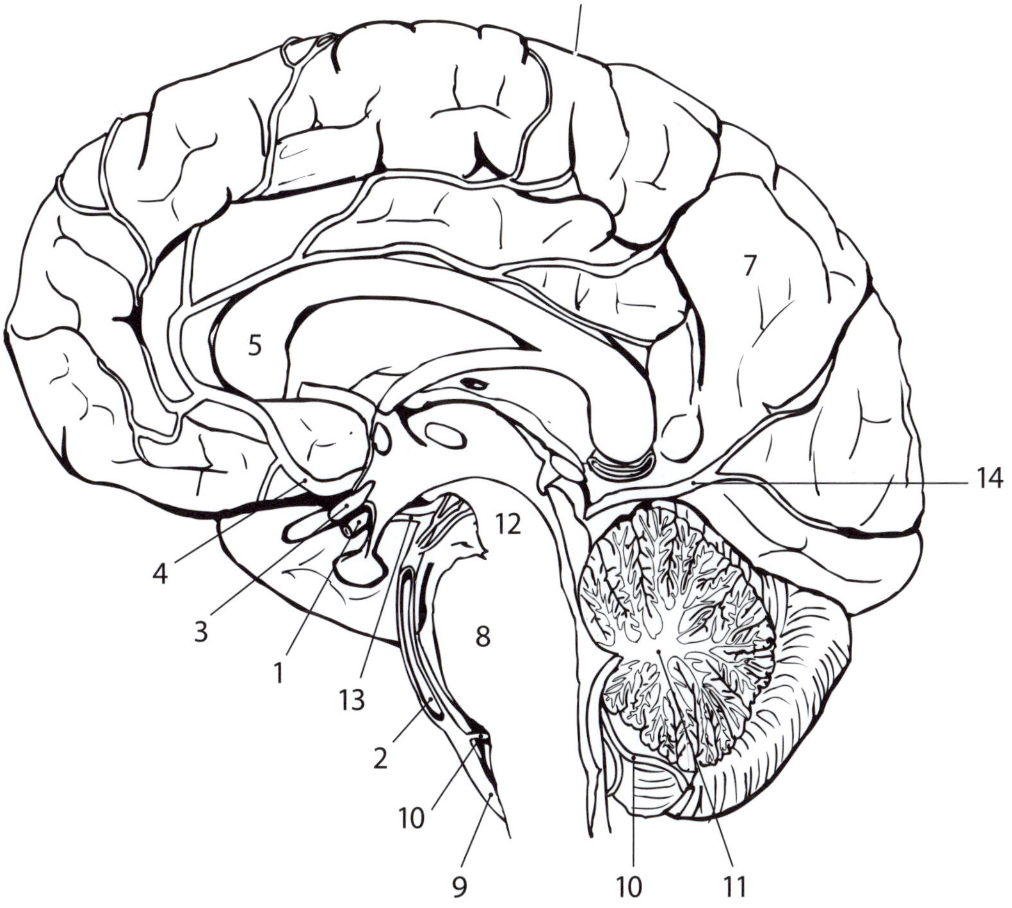

9.7 Venen des Gehirns

Die Hirnvenen lassen sich in zwei Gruppen einteilen:
- **Vv. cerebri superficiales** (äußere Hirnvenen, oberflächliche Hirnvenen), die die Oberfläche des Gehirns drainieren, und
- **Vv. cerebri profundae** (innere Hirnvenen, tiefe Hirnvenen), die Blut aus tiefen Hirnarealen ableiten.

Die Hirnvenen sind klappenlos. Beide Venensysteme sind durch zahlreiche Anastomosen miteinander verbunden und fließen schließlich in die venösen Blutleiter der Dura mater (**Sinus durae matris**) ab. Die Sinus durae matris sind von Endothel ausgekleidete, klappenlose venöse Blutleiter in Duplikaturen der Dura mater. Sie lassen sich einteilen in:
- eine obere Gruppe und
- eine untere Gruppe.

Obere Gruppe der Sinus durae matris Zu dieser Gruppe gehören:
- **Sinus sagittalis superior (1),**
- **Confluens sinuum (2),**
- **Sinus sagittalis inferior (3),**
- **Sinus rectus (4),**
- **Sinus transversus (5),**
- **Sinus sigmoideus (6),**
- **Sinus occipitalis (7),**
- **Sinus marginalis** (nicht sichtbar).

Der **Sinus sagittalis superior (1)** beginnt frontal im Bereich des Foramen caecum und verläuft in der Mittellinie im Bereich des Ansatzes der Falx cerebri nach okzipital. Er endet an der Protuberantia occipitalis interna im **Confluens sinuum (2)**. In seinem Verlauf nimmt er zahlreiche oberflächliche Hirnvenen, wie z. B. die **Vv. frontales (8)** und **parietales (9)**, auf.
Der **Sinus sagittalis inferior (3)** liegt am unteren freien Rand der Falx cerebri in der Mittellinie. Er mündet in den **Sinus rectus (4)**, der am First des Tentorium cerebelli nach hinten zieht und in den Confluens sinuum mündet.
Der Sinus rectus nimmt an seinem Beginn die **V. cerebri magna (Galeni, 10)** auf, die unter dem Splenium corporis callosi aus der **V. cerebri interna (11)** und der **V. basalis (12)** entsteht. Der Confluens sinuum stellt den Zusammenfluss des Sinus rectus und des Sinus sagittalis superior dar. Aus dem Confluens sinuum fließt das venöse Blut größtenteils durch die **Sinus transversi (5)** ab. Die Sinus transversi ziehen am seitlichen Rand des Tentorium cerebelli nach rostral zur Basis der Felsenbeinpyramide (siehe Kap. 1.2) und nehmen im weiteren Verlauf Venen von der basalen Großhirnoberfläche und Kleinhirnvenen auf.
Die Fortsetzung des Sinus transversus stellt der **Sinus sigmoideus (6)** dar. Er verläuft S-förmig gebogen im Sulcus sinus sigmoidei auf das Foramen jugulare zu. Hier mündet er in die **V. jugularis interna (13)**.
Einen weiteren Abflussweg aus dem Confluens sinuum stellt der **Sinus occipitalis (7)** dar, der zum Foramen magnum absteigt und dort über den Sinus marginalis (nicht sichtbar) in die V. jugularis interna mündet.

Untere Gruppe der Sinus durae matris Die untere Gruppe besteht aus:
- **Sinus cavernosus (14),**
- **Sinus sphenoparietalis (15),**
- **Sinus petrosus superior (16),**
- **Sinus petrosus inferior** (nicht sichtbar).

Die Sinus der unteren Gruppe münden in den **Sinus cavernosus (14)**. Er liegt paarig im Bereich der Sella turcica (siehe Kap. 1.2). Durch ihn ziehen die A. carotis interna und der N. abducens. In seiner Wand liegen die Nn. oculomotorius (N. III), trochlearis (N. IV) und ophthalmicus (N. V/1). Beide Sinus cavernosi sind miteinander verbunden, so dass sie um die Hypophyse einen Ring bilden. Der Sinus cavernosus nimmt die **V. ophthalmica (17)** aus der Orbita auf. Über die V. ophthalmica bestehen Verbindungen der venösen Blutleiter des Gehirns zu den Venen der Kopfweichteile; zum einen über die **V. angularis (18)** zur **V. facialis (19)**, zum anderen über den **Plexus pterygoideus (20)**.
In den Sinus cavernosus mündet auch der **Sinus sphenoparietalis (15)**.
Aus den Sinus cavernosus fließt das Blut über den **Sinus petrosus superior (16)** an der oberen Kante der Felsenbeinpyramide entlang zum Sinus sigmoideus. Der Sinus petrosus superior verbindet so die obere und untere Gruppe der Sinus durae matris.

Merke

Das venöse Blut des Gehirns wird über die Sinus durae matris, klappenlose Blutleiter in den Duplikaturen der Dura mater (harte Hirnhaut) drainiert und fließt letztendlich in die V. jugularis interna.

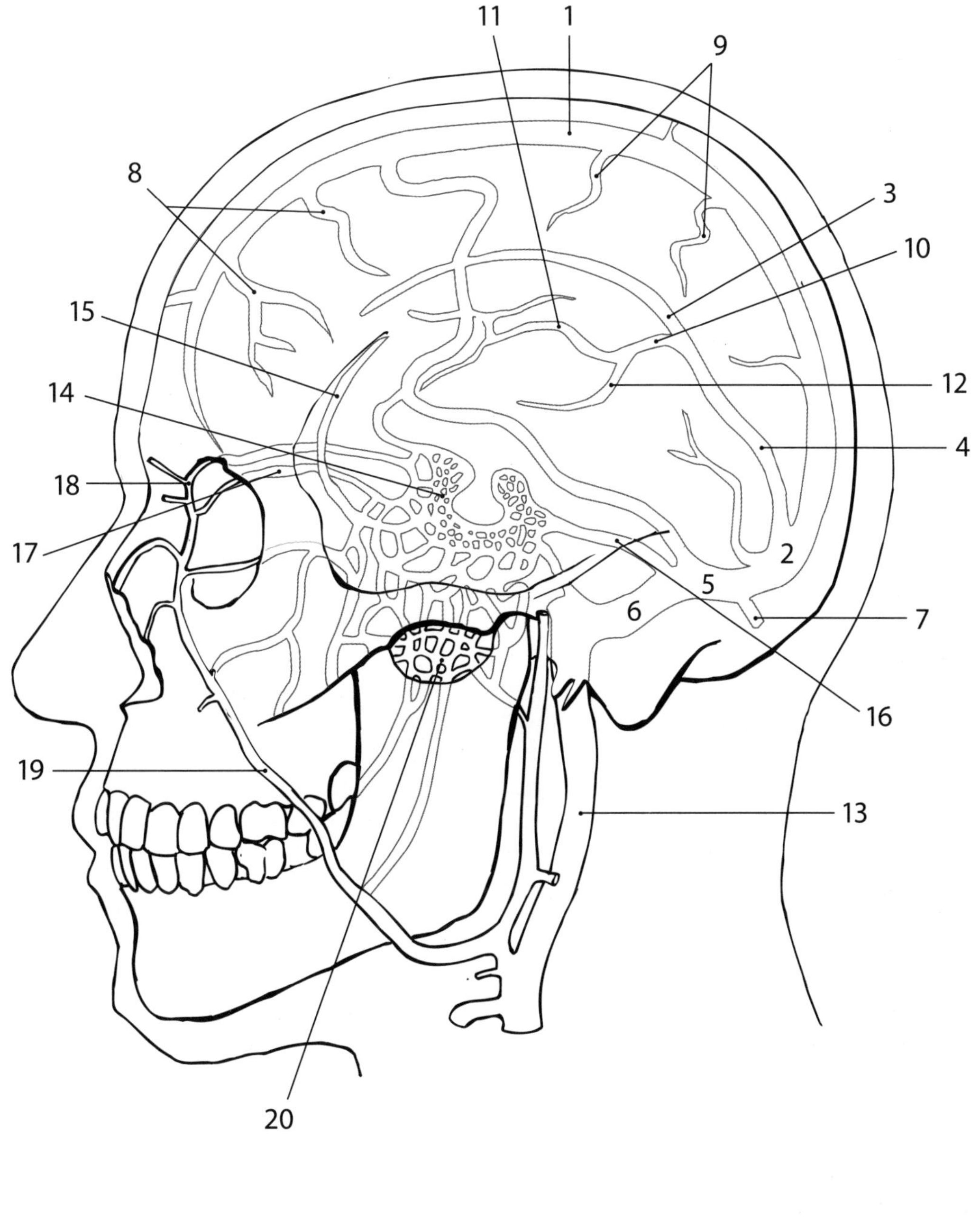
11
1
9
8
3
10
15
12
14
4
18
17
2
5
7
6
16
19
13
20

9.8 Frontalschnitt des Gehirns I

Die in der Tiefe des Gehirns gelegenen Strukturen kann man in frontalen Schnittserien erkennen. Je nach Schnittebene werden unterschiedliche Strukturen sichtbar. In der Abbildung ist die Schnittführung kurz hinter dem Genu corporis callosi (siehe Orientierungsskizze).

Zunächst kann man sich an den bereits aus der Oberflächenbetrachtung des Gehirns bekannten Strukturen orientieren. Sichtbar sind der **Lobus frontalis (A 1–3)** mit seinen **Gyri frontales superior (A1)**, **medius (A2)** und **inferior (A 3)**, sowie der rostrale Pol des **Lobus temporalis (B)**. Beide Lobi sind durch den **Sulcus lateralis (1)** voneinander getrennt.

Man erkennt nun auch die überwiegend aus Nervenzellen bestehende **graue Substanz der Großhirnrinde (2)** an der Oberfläche und die darunter gelegene **weiße Substanz (3)**. Von oben schneidet die **Fissura longitudinalis cerebri (4)** tief ein und trennt die beiden Großhirnhemisphären voneinander. Die größte Kommissur, das **Corpus callosum (5 a und b),** ist zweimal getroffen (siehe Orientierungsskizze): zum einen der **Truncus (5 a)** und zum anderen das **Rostrum (5 b)**.

In der Tiefe des Gehirns erkennt man zwei Hohlräume, die **Seitenventrikel (Ventriculi laterales, 6)**, die hier im Bereich ihrer Vorderhörner (Cornua anteriora) getroffen sind. Sie stellen die inneren Liquorräume des Telencephalons dar und sind durch das unter dem Corpus callosum gelegene **Septum pellucidum (7)** voneinander getrennt.

Außerdem fällt auf, dass nicht nur an der Großhirnrinde, sondern auch in der Tiefe des Telencephalons graue Substanz zu finden ist. Man erkennt Anschnitte an das **Caput nuclei caudati (8)** im Boden und in der Seitenwand des Ventriculus lateralis und an das **Putamen (9)**. Beide Strukturen werden zu den Basalganglien gezählt. Sie sind durch Brücken grauer Substanz miteinander verbunden und bekommen so ein gestreiftes Aussehen. Daher werden beide zusammen auch als **Corpus striatum** bezeichnet.

Zwischen den Brücken grauer Substanz liegt die **Capsula interna (10)**. Sie wird von Projektionsbahnen gebildet, die, von kaudalen Hirnregionen kommend, zwischen den Basalganglien hindurch zur Großhirnrinde oder in umgekehrter Richtung ziehen.

Klinik

Zur Beurteilung von Erkrankungen und Verletzungen des Gehirns werden die **Computertomographie (CT)** und die **Kernspintomographie (MRT)** eingesetzt. Dies erfordert genaue Kenntnisse der Schnittbildanatomie.

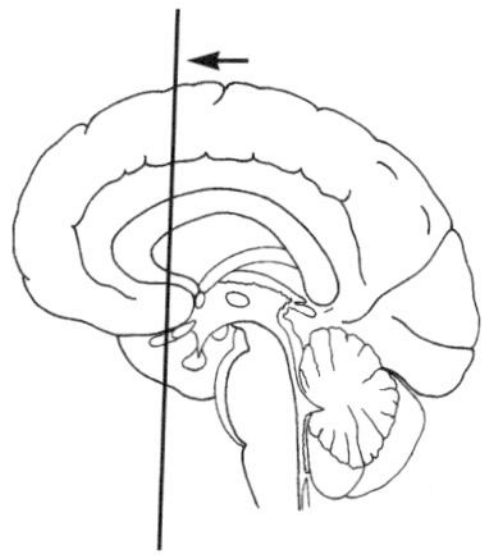

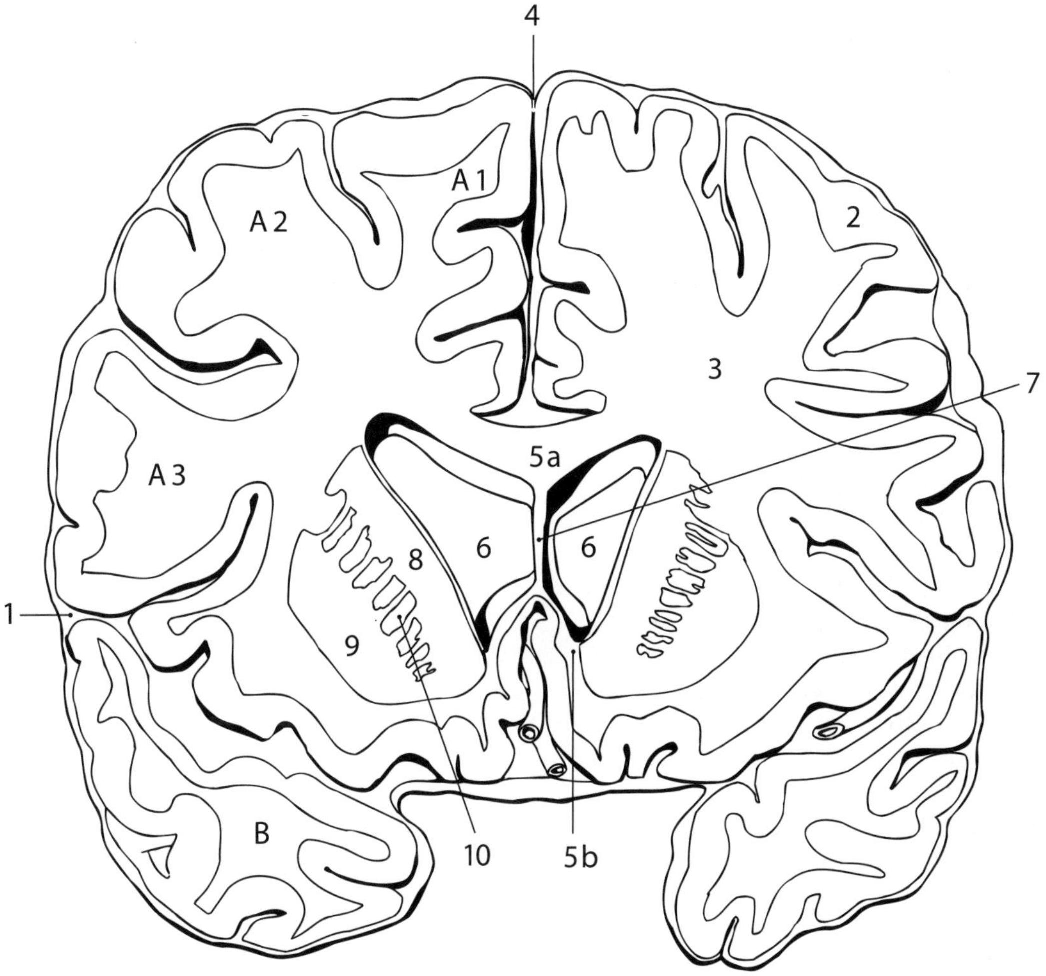
4
A1
A2
2
3
7
5a
A3
6
6
8
1
9
B
10
5b

9.9 Frontalschnitt des Gehirns II

Dieser Frontalschnitt wurde in Höhe der **Hypophyse (1)** und kurz hinter der **Commissura anterior (2)** ausgeführt (siehe Orientierungsskizze). Die bereits bekannten Strukturen sind:

- **Lobus frontalis (A1–3)** mit den **Gyri frontales superior (A1), medius (A2)** und **inferior (A3),**
- **Lobus temporalis (B1–3)** mit den **Gyri temporales superior (B1), medius (B2)** und **inferior (B3),**
- **Gyri occipitotemporales laterales (3), mediales (4)** und **Gyrus parahippocampalis (5),**
- **Truncus corporis callosi (6),**
- **Fissura longitudinalis cerebri** (7) und **Sulcus lateralis (8).**

In der Tiefe des **Sulcus lateralis** erkennt man Hirnwindungen, die in der Ansicht von lateral durch den Frontal- und Parietallappen verdeckt sind. Bei diesen Windungen handelt es sich um die **Gyri insulae** (9).

Im Bereich der **Basalganglien** sind die bereits bekannten Anschnitte des **Caput nuclei caudati (10)** und des **Putamens (11)** sowie die zwischen ihnen verlaufende **Capsula interna (12)** sichtbar. Zusätzlich erscheint nun zwischen den Gyri insulae und dem Putamen ein schmaler Streifen grauer Substanz, das **Claustrum** (13).

Medial des **Putamens (11)** erkennt man ein weiteres Kerngebiet, den **Globus pallidus (14)**, von dem man einen **lateralen (14a)** und **medialen (14b) Teil** unterscheiden kann.

Durch das Auftreten des Claustrums (13) werden zwischen Gyri insulae und Claustrum sowie zwischen Claustrum und Putamen zwei schmale Streifen weißer Substanz abgetrennt:

- **Capsula extrema (15)** und
- **Capsula externa (16).**

Am Unterrand des **Septum pellucidum (17)** und medial der Capsula interna erkennt man Anschnitte an das **Corpus (18a)** und die **Columna (18b)** des **Fornix (18)**, einer Projektionsbahn, die die Corpora mammillaria des Diencephalons mit dem Hippocampus verbindet (siehe Kap. 9.10).

Unterhalb des Fornix (18) erkennt man den inneren Liquorraum des Diencephalons, den **3. Ventrikel (Ventriculus tertius, 19)**. Seitenventrikel und 3. Ventrikel stehen genau in dieser Schnittebene hinter dem Fornix über die **Foramina interventricularia (20)** miteinander in Verbindung. Die Wand des 3. Ventrikels bildet hier der **Hypothalamus (21)**, von dem der **Hypophysenstiel (22)** nach basal abgeht. Unterhalb des Hypothalamus ist der zum Diencephalon gehörende **Tractus opticus (23)**, ein Teil der Sehbahn, angeschnitten.

Im Temporallappen (Lobus temporalis) erkennt man einen weiteren Anschnitt des Seitenventrikels, der bogenförmig verlaufend mit seinem **Cornu inferius (24)** in den Temporallappen reicht. Ähnlich zieht der kometenförmig ausgezogene **Schwanz** des **Nucleus caudatus (Cauda nuclei caudati, 25)**, so dass er hier im Dach des Cornu inferius zu liegen kommt.

Neben dem Cornu inferius erscheint in dieser Schnittebene ein weiteres Kerngebiet, das **Corpus amygdaloideum (26)**.

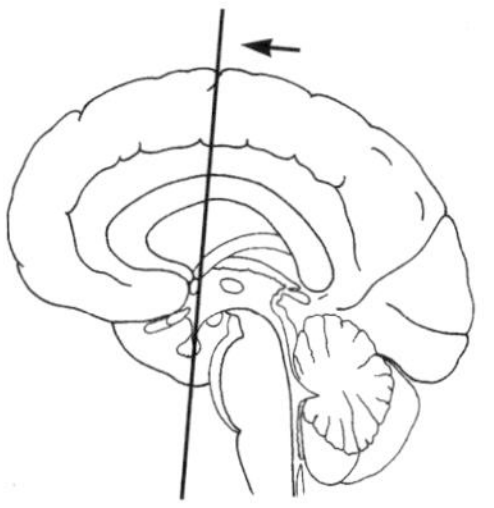

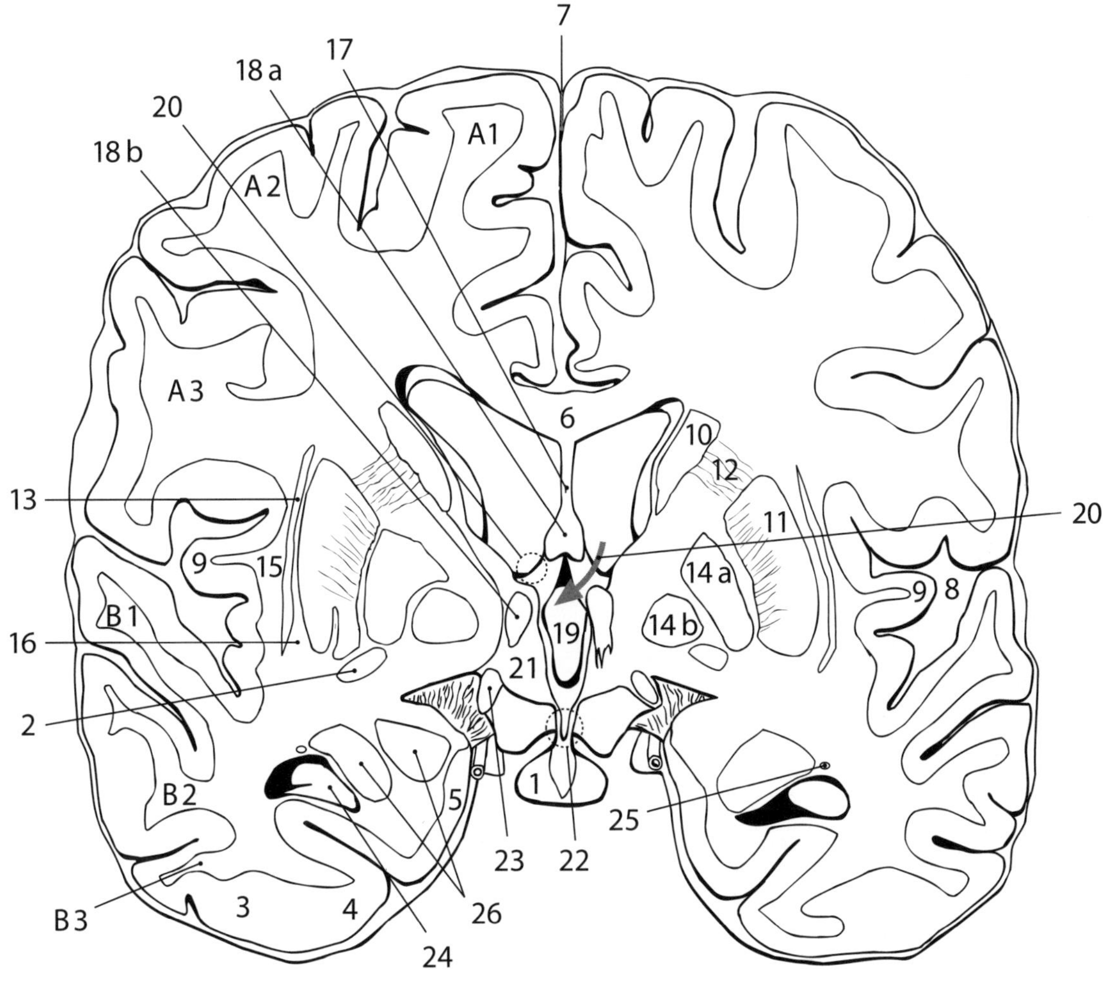
7
17
18 a
20
18 b
A1
A2
A3
6
10
12
13
20
11
9
15
14 a
8
9
B1
16
19
14 b
21
2
B2
1
5
25
23
22
B3
3
4
26
24

9.10 Frontalschnitt des Gehirns III

Die Schnittebene auf Höhe der Corpora mammillaria trifft den **Pons (1)** sowie im Frontal- und Temporallappen die bereits im vorherigen Schnitt sichtbaren Gyri (siehe Orientierungsskizze). Der **Ventriculus lateralis (2)** ist hier in seiner Pars centralis getroffen. In seinem Boden erkennt man den **Plexus choroideus ventriculi lateralis (3)**, einen Ort der Liquorbildung.
Die Plexus choroidei der Seitenventrikel stehen in Höhe der Foramina interventricularia (siehe Kap. 9.9) mit der **Tela choroidea (4)** im Dach des **Ventriculus tertius (5)** in Verbindung. Im Dach der Seitenventrikel erkennt man des weiteren den **Truncus corporis callosi (6)**, in ihrer lateralen Wand die **Corpora nuclei caudati (7)**.
Unterhalb des Corpus callosum erstreckt sich das **Septum pellucidum (8)** und darunter das **Corpus fornicis (9)**. In der Wand des 3. Ventrikels liegt der zum Diencephalon gehörende **Thalamus (10)**. Am Boden des 3. Ventrikels erkennt man die **Corpora mammillaria (11)**.
Im Bereich der Basalganglien sieht man des weiteren das **Claustrum (12)**, das **Putamen (13)**, den **Globus pallidus (14)** und den **Nucleus caudatus (7)** sowie die dazwischen gelegene weiße Substanz (**Capsula extrema, 15**, **externa, 16,** und **interna, 17**).
In der Tiefe des **Sulcus lateralis (18)** sind die **Inselwindungen (Gyri insulae, 19)** getroffen. Im Bereich des Lobus temporalis ist nun deutlicher das **Cornu inferius (20)** des Seitenventrikels zu erkennen. In seinem Dach liegt die **Cauda nuclei caudati (21)**. Von medial wölbt sich der **Hippocampus (22)** gegen das Lumen des Cornu inferius vor. Aufgrund ihrer schneckenförmig gewundenen Struktur wird diese Hirnrindenregion auch Cornu ammonis (Ammonshorn) genannt. Oberhalb des Cornu inferius erkennt man noch den Anschnitt an das **Corpus amygdaloideum (23)**.

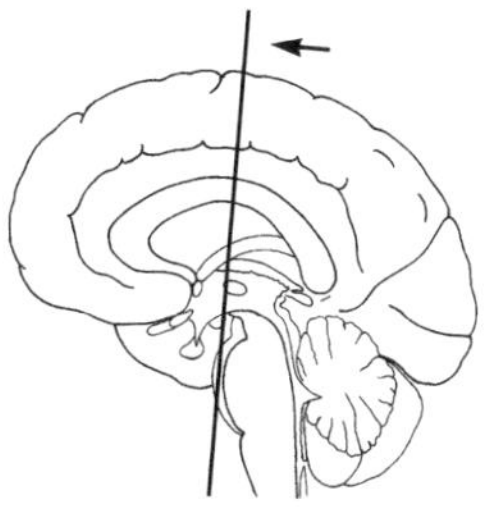

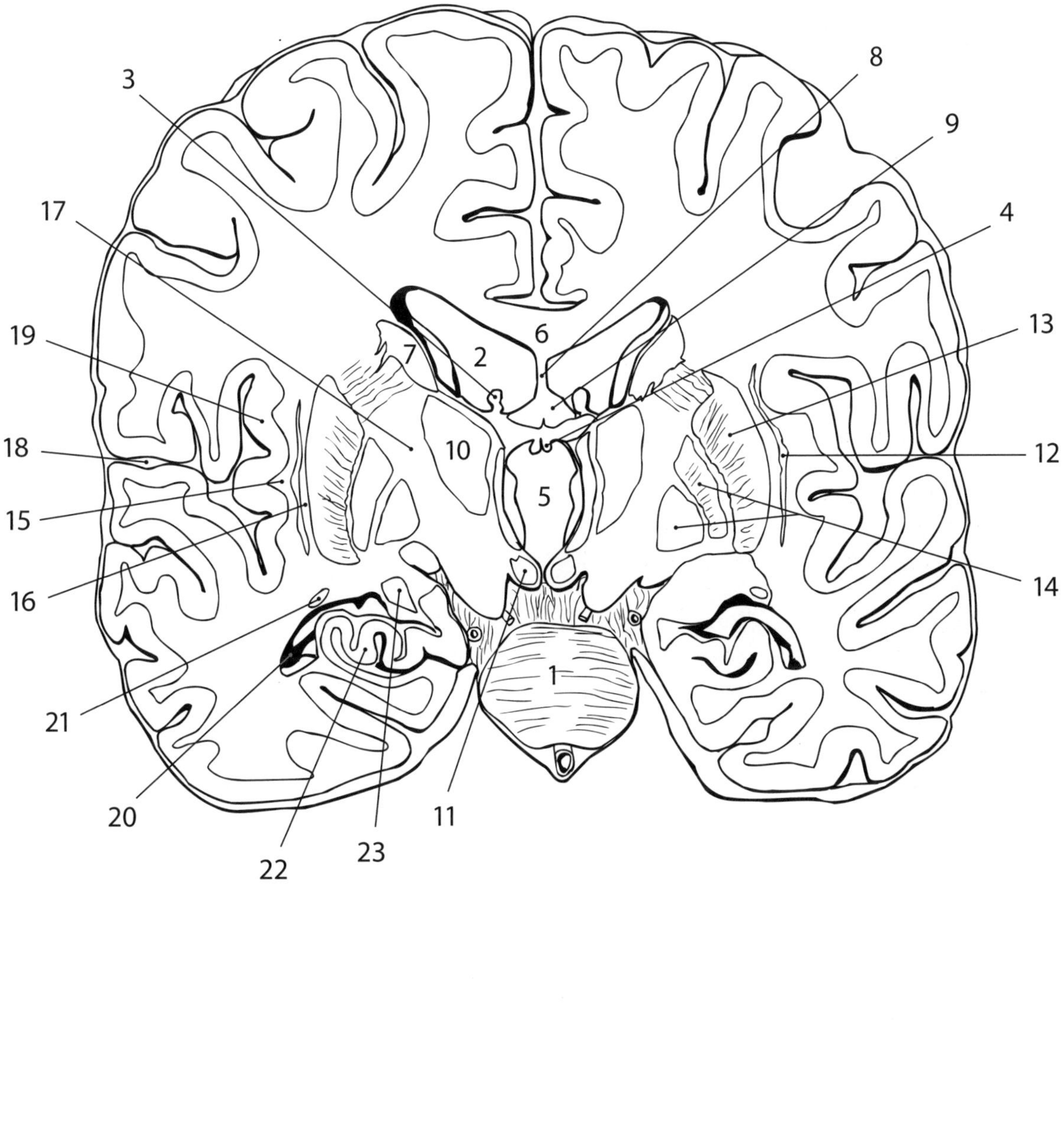

1
2
3
4
5
6
7
8
9
10
11
12
13
14
15
16
17
18
19
20
21
22
23

9.11 Frontalschnitt des Gehirns IV

Dieser Frontalschnitt liegt auf Höhe der **Glandula pinealis (Epiphyse, 1)** und des **4. Ventrikels (Ventriculus quartus, 2)**. Man schaut auf die dorsale Schnittfläche (siehe Orientierungsskizze) des **Splenium corporis callosi (3)**, des **Cerebellum (Kleinhirn, 4)** und der **Medulla oblongata** (**Myelencephalon, 5**).

Im Bereich des Cortex cerebri sind nun auch die **Gyri postcentralis (6), parietalis inferior** (7) und **supramarginalis** (8) angeschnitten.

Lateral des **Splenium corporis callosi** (3) liegt die **Pars centralis des Ventriculus lateralis** (9) mit dem **Plexus choroideus** (**10**). Der Plexus choroideus erstreckt sich bis in das **Cornu inferius** (**11**) des Seitenventrikels. Man erkennt die **Crura fornicis** (**12**), die ebenfalls lateral des Spleniums liegen. Sie wenden sich hier von der Mittellinie ab und ziehen im Bogen zum **Hippocampus** (**13**).

Unterhalb des Spleniums ist die **Glandula pinealis (Epiphyse, 1)** angeschnitten. Im Bereich der Epiphyse schaut man auf die äußere Oberfläche des Gehirns. Das **Pulvinar thalami** (**14**) ist hier mit seiner Oberfläche (links) und angeschnitten (rechts) zu erkennen. Unterhalb der Epiphyse blickt man von dorsal auf die **Colliculi superiores** (**15**) und **inferiores** (**16**) des Tectum mesencephali.

Das **Kleinhirn** (**Cerebellum, 4**) steht mit dem Hirnstamm über die **Pedunculi cerebellares superior** (**17**), **medius** (**18**) und **inferior** (**19**) in Verbindung. Vom Cerebellum sieht man hier neben den **Kleinhirnhemisphären** (**4a**) auch den in der Mittellinie gelegenen **Vermis cerebelli** (**4b**). Zwischen Cerebellum und Hirnstamm ist der Liquorraum des Rhombencephalons, der **4. Ventrikel** (**2**), angeschnitten.

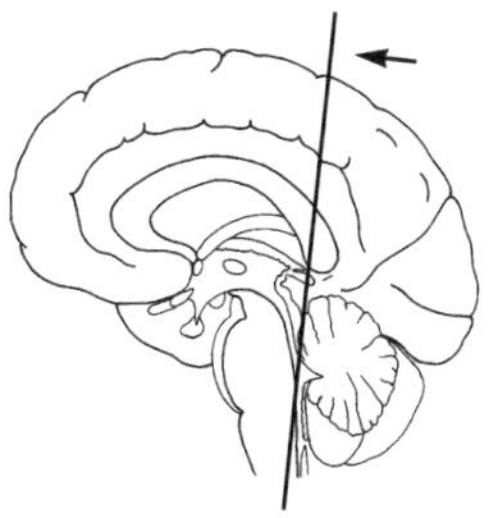

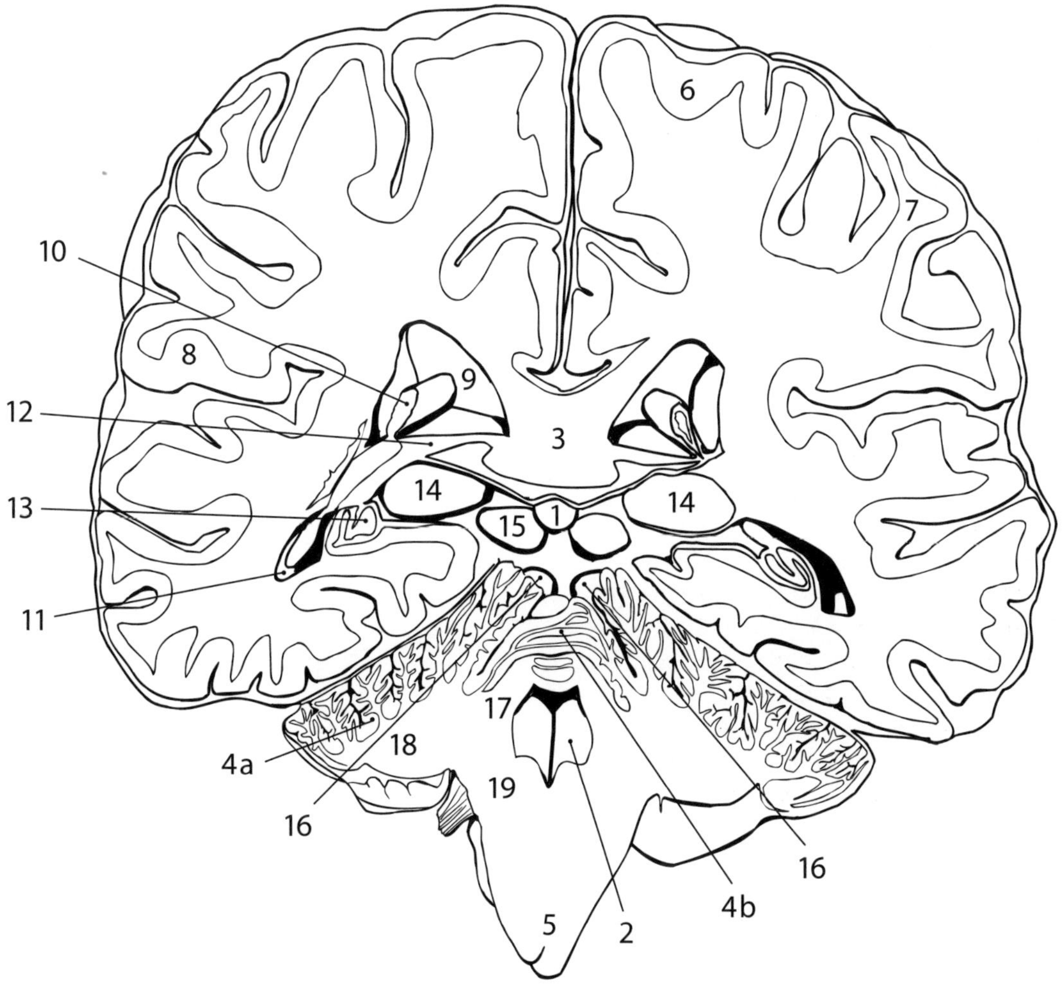

6
7
10
8
9
12
3
14
14
13
15
1
11
17
18
4a
19
16
16
4b
5
2

9.12 Wirbelkanal, Rückenmark und Spinalnerven

Die Wirbelsäule umgibt den **Wirbelkanal (Canalis vertebralis, 1)**. Der Wirbelkanal beinhaltet das **Rückenmark (A1 und 2)**, aus dem die **Spinalnerven** hervorgehen.

Wirbelkanal Das **Rückenmark (A1 und 2)** liegt im Wirbelkanal **(Canalis vertebralis, 1)**, der durch die Aufeinanderfolge der **Wirbel (B1–6)** gebildet wird. Die obere Abbildung zeigt exemplarisch einen Wirbel mit dem **Corpus vertebrae (B1)**, dem **Arcus vertebrae (B2)** sowie seinen Fortsätzen, den **Processus transversi (B3)**, **spinosus (B4)** und **articulares superior (B5)** und **inferior (B6)**. Die **Ligg. longitudinale anterius (2)** und **posterius (3)** verlaufen vor bzw. hinter dem Wirbelkörper. Zwischen den Wirbelkörpern liegen die faserknorpeligen **Disci intervertebrales (Bandscheiben, 4)**.

Rückenmark Die untere Abbildung eines Rückenmarksegments zeigt die oberflächlich gelegene, aus Bahnen bestehende **weiße Substanz (A1)** des Rückenmarks, die sich in einen **Vorderseitenstrang (A1.1)** und einen **Hinterstrang (A1.2)** gliedert. Die **graue Substanz (A2)** des Rückenmarks liegt in einer schmetterlingsförmigen Formation in der Tiefe. In ihr lassen sich ein plumpes **Cornu anterius (Vorderhorn, A2.1)** und ein schmaleres **Cornu posterius (Hinterhorn, A2.2)** unterscheiden.
Im Bereich des Vorderseitenstrangs verlassen Nervenfasern als **Radix anterior (5)** das Rückenmark, während im Bereich des Hinterhorns Nervenfasern als **Radix posterior (6)** in das Rückenmark eintreten. Diese Fasern repräsentieren somatosensible Afferenzen, deren Nervenzellkörper im **Ganglion spinale (Spinalganglion, 7)** liegen.

Spinalnerven Die Radices anterior und posterior eines jeden Rückenmarksegments vereinigen sich zum **N. spinalis (Spinalnerv, 8)**. So entstehen insgesamt 31 Spinalnervenpaare (8 Nn. cervicales, 12 Nn. thoracici, 5 Nn. lumbales, 5 Nn. sacrales, 1 N. coccygeus). Im Bereich der **Foramina intervertebralia (9)** teilen diese sich in fünf Äste:

- **R. anterior (10),**
- **R. posterior (11),**
- **R. meningeus recurrens (12),**
- **Rr. communicantes albus (13)** und **griseus (14).**

Die Rr. communicantes verbinden die Spinalnerven mit dem ventral auf den Wirbelkörpern gelegenen **Truncus sympathicus (Grenzstrang, 15)**.

Gefäßversorgung des Rückenmarks Das Rückenmark wird aus der **A. spinalis anterior (16)** und den beiden **Aa. spinales posteriores (17)** versorgt. Sie gehen von der A. vertebralis im Schädelinneren ab und verlaufen dann nach kaudal in der Fissura mediana anterior bzw. auf den Sulcus posterolateralis. Das kaudale Rückenmark (insbesondere in der nervenzellreichen und verdickten Intumescentia lumbosacralis) erhält aus den A. lumbales oder direkt aus der Aorta abdominalis über radikuläre Arterien einen zusätzlichen signifikanten Zufluss. Die größte dieser radikulären Arterien ist die **A. radicularis magna (Adamkiewicz-Arterie, 18)**.

Merke

Äste des Spinalnerven

- R. anterior (10),
- R. posterior (11),
- R. meningeus recurrens (12),
- Rr. communicantes albus (13) und griseus (14).

Klinik

Bei degenerativen Veränderungen der Disci intervertebrales kann deren gallertiger Nucleus pulposus prolabieren und den Spinalnerv oder dessen Wurzeln im Bereich des Foramen intervertebrale komprimieren **(Bandscheibenprolaps).** Es resultieren neben Schmerzen segmentale Ausfälle der Sensibilität und Motorik.

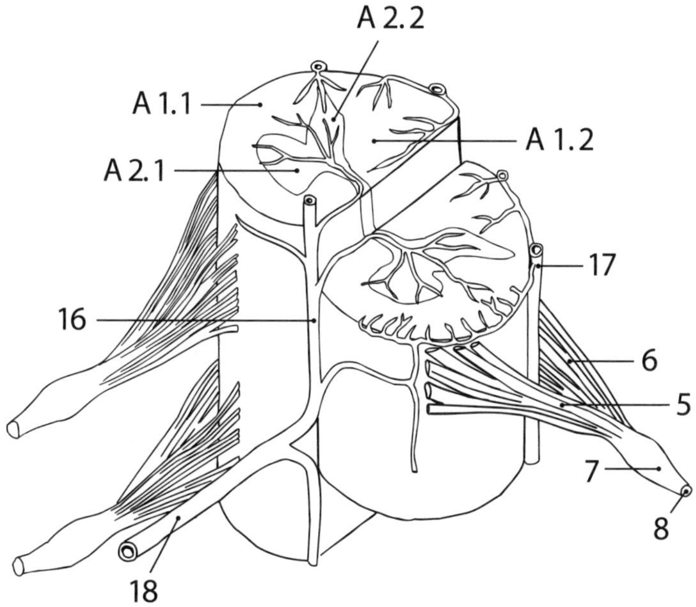
A 2.2
A 1.1
A 1.2
A 2.1
17
16
6
5
7
8
18

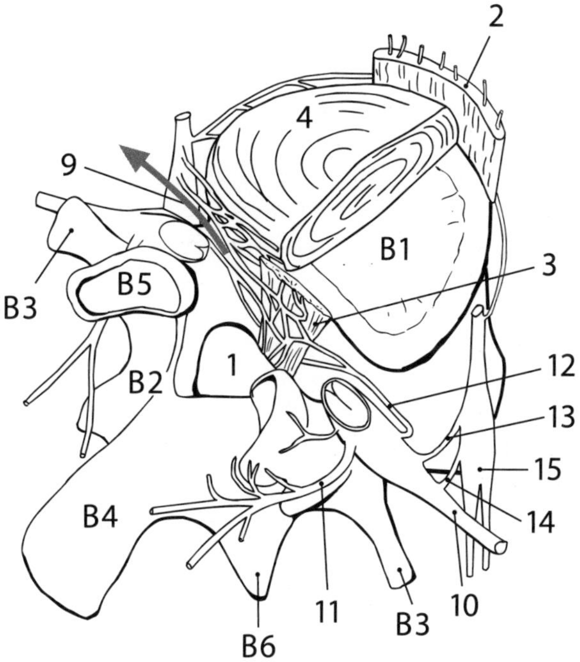
2
4
9
B1
B3
B5
3
1
12
B2
13
15
B4
14
11
B3
10
B6

Register

A

B

C

D

H

I

J

K

L

M

N

O

P

Q

R

S

T

U

V

W

Z